精神科护理教学案例分析

主　编　许冬梅　王绍礼

中国健康传媒集团
中国医药科技出版社

内容提要

本书以临床精神科病例为引导，通过对临床病例的分析帮助精神科护士建立临床思维，拓展护理决策能力，引导读者了解临床常见疾病及疑难病例的评估与护理，在疾病各个阶段运用临床思维能力解决护理问题。本书在编写过程中将理论知识和临床实践相结合，具有较强的专业性、实用性和可操作性，可供精神卫生专科医院或综合医院精神科护士参考学习。

图书在版编目（CIP）数据

精神科护理教学案例分析/许冬梅，王绍礼主编．—北京：中国医药科技出版社，2022.10（2024.10重印）

ISBN 978-7-5214-3450-7

Ⅰ.①精… Ⅱ.①许…②王… Ⅲ.①精神病学—护理学—教案（教育） Ⅳ.①R473.74

中国版本图书馆CIP数据核字（2022）第184978号

美术编辑 陈君杞
版式设计 诚达誉高

出版 **中国健康传媒集团** | 中国医药科技出版社
地址 北京市海淀区文慧园北路甲22号
邮编 100082
电话 发行：010-62227427 邮购：010-62236938
网址 www.cmstp.com
规格 710×1000mm 1/16
印张 21
字数 312千字
版次 2022年10月第1版
印次 2024年10月第2次印刷
印刷 北京印刷集团有限责任公司
经销 全国各地新华书店
书号 ISBN 978-7-5214-3450-7
定价 69.00元

举报电话：010-62228771

本社图书如存在印装质量问题请与本社联系调换

获取新书信息、投稿、为图书纠错，请扫码联系我们。

编委会

主　编　许冬梅　王绍礼
副主编　邵　静　李　洁
编　者　(以姓氏笔画为序)

王　晨（北京回龙观医院）
王绍礼（北京回龙观医院）
刘　娟（江西省精神卫生中心）
许冬梅（北京回龙观医院）
李　洁（沈阳静安精神卫生医院）
李春兰（新乡医学院第二附属医院）
李拴荣（新乡医学院第二附属医院）
李俊英（辽宁省精神卫生中心）
李莉辉（北京回龙观医院）
李梅枝［湖南省脑科医院（湖南省第二人民医院）］
杨　波（重庆市精神卫生中心）
肖爱祥（广州医科大学附属脑科医院）
张海娟（北京大学第六医院）
张燕红（南京医科大学附属脑科医院）
陈　晨（辽宁省精神卫生中心）
邵　静（北京回龙观医院）
孟宪东（四川大学华西医院）
赵静华（沈阳市安宁医院）
郝小宁（北京回龙观医院）
侯　影（辽宁省精神卫生中心）
骆伟娟（广西壮族自治区脑科医院）
钱志萍（江西省精神卫生中心）
钱瑞莲（南京医科大学附属脑科医院）
程俊香（山西医科大学第一医院）

秘　书　王　晨

前　言

为满足当下精神科临床护士能力提升需求，本书以精神科临床病例为引导，通过对临床病例的分析帮助精神科护士建立临床思维，拓展护理决策能力，引导其了解临床常见疾病及疑难病例的评估与护理，在疾病各个阶段运用临床思维能力解决护理问题，丰富精神科护理教学素材，贴近临床护理教学需求。本书深入浅出，将理论知识与临床实践相结合，具有丰富的案例选材，可为低年资精神科护士临床教学提供学习依据，同时扩充国内精神卫生临床护理教学案例，帮助精神科高年资护士提升教学能力，适用于精神卫生专科医院或综合医院精神科护士。

本书为精神科护理教学类专业书籍，编者均为全国精神卫生护理学界具有丰富临床经验及管理经验的护理专家，参阅了国内外大量文献并融入实践经验。书中部分案例采用临床真实案例，可满足全国精神科专业人员参考使用。该书以案例及案例分析的形式呈现，内容涵盖该种疾病护理过程中临床常见的问题，如病情观察、风险评估、用药监护、护理记录、健康教育与促进等，将前沿的知识融入临床实践经验，可规范临床护理技能，帮助建立精神科护士临床思维，提升决策能力。我们期望本书能够成为精神科护士临床工作与学习的有益参考书。

鉴于编者水平所限，书中难免存在不足之处，望读者指正。

编　者

2022 年 8 月

目　录

第一章　绪　论

第一节　护理教育的发展

一、护理教育理念

护理教育学是护理学与教育学相结合而形成的一个交叉学科，是为护理学科培养人才的专业教育活动，是研究护理领域内教育活动及其规律的应用性学科。

护理教育旨在培养具有扎实医学、人文学、护理学等知识，并为人类健康服务的护理专业技术人员，以开展护理科研、护理教学及服务社会为任务。现代主要的护理教育理念有：以人为本、全面发展、素质教育、创造性理念、主体性理念、个性化理念、开放性理念、多样化理念、生态和谐理念、系统性理念。

精神病学是临床医学的一个分支学科，是以研究各种精神疾病的病因、发病机制、临床特点、疾病的发展规律以及治疗和预防为目的的一门学科。精神科护理学是精神病学的一个重要组成部分，又是护理学的一个分支，是研究对精神疾病患者实施科学护理的一门学科。精神科临床教学工作中“以人为本”理念尤为重要，精神科临床教学应包含专业相关知识、对患者各种不良症状及疾病状态的感知、与精神疾病患者的沟通交流方式；教给学生如何解决问题，如何应对压力等。动态实时评估患者的心理状态和精神状况是精神科护士的必备能力，也是精神科护理学教学工作中的重点。

2019 年习近平总书记在学校思想政治理论课教师座谈会上指出，课程改革创新要坚持“八个相统一”“实现全员全程全方位育人”。同年，国务院办公厅印发《关于深化新时代学校思想政治理论课改革创新的若干意见》提出“把社会主义核心价值观贯穿国民教育全过程，推动各类课程与思政课建设形成协同效应”，对当前高校教育从思政课程到课程思政的转变提出了明确的要求。2020 年教育部印发的《高等学校课程思政建设指导纲要》指出，高校要结合各个专业学科特点分类推进课程思政建设，将课程思政融入教学建设全过程。由于目前护理本科专业课课程思政教学改革还处于初步发展阶段，尚未形成一套科学、可靠的评价标准，因此，对护理专业课课程思政的开展、实施效果评价等进行及时、有效的指导和评价尤为重要。护理专业在社会文化、政治及经济影响下不断发生变化，护理教育也需要作出适当的调整以适应这样的变化。护理教育事业关系到人类健康的今天和未来，护理教育的成功影响社会保健事业的进步与发展乃至人类的生活质量，因此，护理教育要不断探索创新，因材施教，选择新的护理教育方式、方法。

二、护理教学模式

临床教学强调“理论与实践相结合”，注重护生实践能力的提高。随着护理教育的发展，众多的护理教育者及管理者在建立科学的临床护理教学模式方面做了不少的探索与研究，推动与完善了临床护理教学工作。

1. 师徒带教模式　19 世纪末，护士培训多以学徒形式完成，南丁格尔创建了最早的护理教育。在她的教育模式中，医生是护理教育和实践的直接监督者，护士的医院培训完全由医生按照师徒带教的形式完成。目前，这种模式在临床仍然存在，极大地制约了护理学科的发展。

2. 教学老师带教模式　目前国内较多采用以临床护理职业为导向的教学模式，临床最常见的是教学老师带教模式，教学老师一般由各医院根据带教标准选拔出具有良好职业素养的临床护士担任，带教老师为学生制订各阶段的目标教学计划，以传授知识并提高护生的临床护理能力。因为精神科护理有一定的风险性，带教模式显得尤为重要，在带教老师的指导下进行临床实习可以很大程度地保证自身及患者安全。

3. 导师负责制模式　导师一般由资深护理专家担任，具备丰富的临床经验及科研教学能力，负责带教护理骨干（如高学历护士或专科护士），与学生共同制定个性化培养计划，并监督和指导计划的实施与落实，负责学生整体护理能力的提升。

三、护理教学方法

临床教学方法多种多样，每种方法都有一定的适用范围，临床护理教学工作中可以根据不同的教学目标、内容、环境以及学生的特点选择教学方法。

1. 经验学习法　是指从经验中获得知识的教学方法，本质上是通过积累经验从而达到学习目的，而非通过听别人讲述或自己阅读来学习知识。护理实践需要一定的临床经验积累，因此经验教学在临床护理教学中具有重要的意义。在进行经验学习的过程中，需要进行严谨的设计过程，对所经历的事件进行反思，包括回忆、体验感受、评价三个阶段。

2. 床旁讲授法　是实践结合理论的常用教学方法，在患者床旁针对性地讲授有关护理问题和解决问题的方法及护理学科的新技术、新业务、新进展以及边缘学科、相关学科的知识，拓宽护生的知识面，帮助其增长见识，以提高护生观察与操作能力，确保实习效果。

3. 以问题为导向的教学法　20 世纪 60 年代中期，以问题为导向的教学法（problem－based learning，PBL）应用于临床护理教学。PBL 是一种使护生通过临床问题进行自主学习，从而培养护生解决问题和提高临床实践能力的教学模式，在欧美等发达国家中广泛应用，是当代世界医学教育改革中最具广泛影响的教育模式之一。PBL 教学法的应用，正是把临床教学的重心从“教”转移到“学”，启发护生的主动学习思维，培养护生积极思考和解决问题的能力。其基本教学过程是：提出问题－建立假设－收集资料－论证假设－小组总结，共 5 个阶段；核心是以问题为导向、学生讨论为主张、教师为主导。将 PBL 教学法引入护理实习带教中可以提高学生的综合素质和获取新知识的主动性，分析问题、解决问题的能力也能够得到明显提高。

4. 案例教学法 帮助学生从临床护理案例中学习、理解和掌握一般规律、原则及方法，将感性认识上升到理性认识，激发护生的学习积极性和发现问题的能力，培养护生的临床思维能力。

5. 情景模拟教学法 是新兴的一种教学方法，是通过设置一种逼真的工作场景和管理系统，由被训练者按照一定的工作要求完成一个或一系列任务，从中锻炼或考察某方面工作能力和水平。

6. 综合实习教学法 是通过综合多临床科室的实习、多方的评价来进行实习带教。其中带教计划是以“病区”为单位，分别制定带教目标，根据各病区护理工作特点实施带教，结合小讲课及护理教学查房的形式，可以应用讨论法、角色扮演法、个案分析法、头脑风暴法等进行。

7. TPKCEE 复合型教学法 是以“T（Thinking 系统思维）- P（Problem 问题导向）- K（Key - points 重点串联）- C（Case 经典案例）- E（Experiment 实践助学）- E（Expansion 知识拓展）”为基本架构的新型理论教学方法。该方法根据实际教学中的重点、难点，整合案例教学法、PBL 教学法、情景模拟教学法等多种教学方法的优势与特色，契合护生的认知模式，旨在解决护理教学课程中教学形式单一的问题，从而取得较好的教学效果。

四、护理教学评价

1. 学生评价 教学评价能反映出护生的学习表现及教学质量等相关信息，从而客观真实地掌握临床教学状况。学生对于教学质量的评价可以客观地反映出学生对带教老师综合素质评价、临床教学质量评价、医院教学管理评价，提出在医院教学管理整体层面上应建立完整规范的教学体系及教学管理制度。教学管理制度对临床教学活动的组织、实施、评价、改进起到了全程监管的作用，以保证教学计划的顺利完成。用人本管理的方法提高教师综合素质，用带教老师资格考评机制提高学生实习质量。这种师生双向考评、动态评价、机动考评的方式，能客观真实地掌握临床教学状况，反映教与学双方的效果，对出现的问题及时做出相应调整，有效实现教与学的质量监控。

2. 考核学生 目前较多国家采用客观结构化临床考试（objective structured clinical examination，OSCE）对学生进行考核。OSCE是一种客观的、有序的、有组织的考核框架。医学机构或考试机构可以根据自己的教学大纲、考试大纲对相应考核内容与方法进行设定。它是通过模拟临床场景来考核护生的临床能力，让学生在规定的时间内完成事先设置的流程性考试内容，公平、客观、科学地评价学生的临床能力。OSCE考核点和考官统一，避免了传统考试的偶然性和变异性；考核标准的统一减少了主观性；考核结果更能直观反映考生真实能力。

目前，我国主要注重终末总结性评价，还应该加强过程管理，借鉴国外的教学质量评价标准，建立我国科学合理的教学评价体系，不断完善教学评价指标和评价方法。

五、中外护理教学的发展

1. 国外护理教学的发展 19世纪中叶南丁格尔在伦敦开设了第一所护士学校，由此开创了专业性的护理工作，直到1873年美国的琳达·理查兹女士主张精神病患者应和内科患者一样受到完善的照顾。1882年美国第一所培养精神科护士的学校在麻省的马克林医院成立，包括两年的护理课程，内容涉及保护患者及病房管理的技巧。19世纪末20世纪初克雷丕林将精神疾病进行了系统的描述和分类，从而创立了“描述性精神病学”，自此精神科护理工作由单纯的照顾患者的生活，保护患者的安全，拓展为协助医生观察患者的症状行为，并进行详细记录与描述，为医生诊断提供依据。20世纪初期，精神科护理开始将护理学的知识和技术应用于临床，协助治疗患者，在此阶段，苏联医生普普金撰写了《精神病护理》一书，详细地描述了精神疾病医院的组织管理，对精神疾病患者的基础护理，精神症状的护理方法等，并强调了要尊重患者的权利，从此开始了精神疾病患者的对症护理。

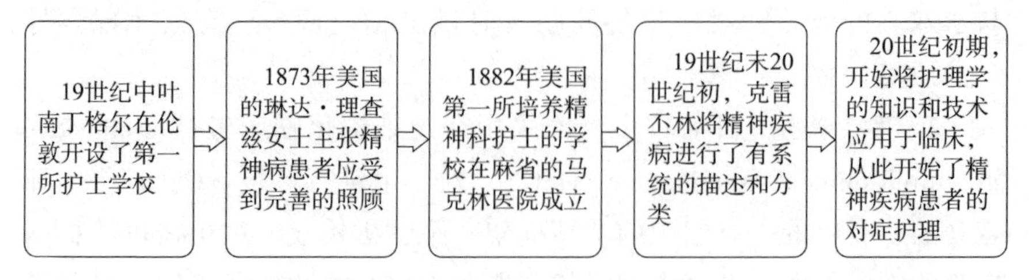

2. 中国精神科护理教学的发展 精神科护理学是研究对精神疾病患者实施护理的一门医学分支学科，是建立在护理学基础上的一门专科护理学。它与学习心理学、社会学、行为医学及相关的伦理宗教和法学等有着十分密切的关系，整体性强，独立性强。

新中国成立后，精神科护理事业日益受到重视，全国各级精神病医院先后建立，大量受过培训的护士壮大了精神科护理队伍。1984年，我国全面恢复高等护理教育。在良好的社会经济环境及政策支持下，护理教育发展迅速，规模扩大，层次提高。护理工作从基础到专科纵向发展，从社区到医院横向发展，角色功能日趋丰富，能力要求不断提高。中华护理学会于1990年成立了全国精神科护理专业委员会，促进了区域及国际间的学术交流，推动了我国精神科护理的发展，此后，各省也相继成立了省市的精神科护理专业委员会。进入21世纪以来，精神科护理学已成为护理专业的核心课程，想要成为一名合格的精神科护士，需要学习基础医学、内科学、外科学、心理学、哲学、社会学等多学科，但是因患者的特殊情况以及长期以来社会的传统观念、学科内容的抽象性以及教学手段相对单一化等多方面因素的影响，尤其是精神科的疾病复杂，专业术语繁多，理论深奥，使学生对于精神科护理学内容的掌握相对缺乏感性，且学生毕业后难以在第一时间有效地为患者进行高质量的护理。2004年，我国已形成了中专、专科、本科、硕士及博士的多层次、完整的护理教育体系，护理专业技术水平不断提高，护理服务不断改善，更加贴近社会和群众需求。2010年中华护理学会精神卫生专业委员会开展了第一期精神卫生专科护士培训班，至此大批专科护士参与精神科护理临床与管理工作，使精神科护理质量、业务水平、教学研究等都有了很大进步。2011 年，护理学成为一级学科，与临床医学并驾齐驱，成为独立学科。随着教学模式的不断改革，教师应寻找新的教学方法，以调整内容晦涩、课程难度较高的问题，以帮助学生能更好地掌握相关知识和技能。本书将采取案例教学法，以临床中典型和特殊性的案例为素材，将学生带入到特定的情境中，抓住学生的好奇心，增加学生对精神疾病的感性认识，对问题加以分析和解决，从案例中归纳出规律和原则，加深学生对于疾病的认识，帮助学生加强概念的理解。

第二节 护理教育的特点和意义

一、护理教育的特点

护理教育学是运用教育的基本原理及方法，研究护理教育活动的基本规律、教育现象，解释教育规律的应用学科。护理教育是专门培养护理人才的教育，包括专科教育、本科教育和研究生教育。护理教育的特点有以下几个方面。

1. 以培养各层次护理人才为教育目标 高等教育是把自然人转化成社会人的过程，护理教育是为护理学科培养具有医学、护理学、心理学、人文学、社会科学、预防保健学等知识，并能够为人类健康服务的护理高级专业人才的活动。护理教育具有教育的本质属性，它在教育学理论指导下，培养适应我国国情和卫生事业发展需要的护理人才，使其比较系统地掌握护理学和相关的基础理论、基本知识和基本技能，具有基本的临床护理能力，初步的教学能力、管理能力及科研能力，并具备终生学习能力和良好职业素养，能在各类医疗卫生保健机构从事护理工作的专业人才。今后护理队伍的建设引发我们更深的思考，注重培养护理界领军人才在护理教育中同样占有重要地位。

2. 以青年期和成年期人员为教育对象 护理教育学是在普通教育学基础上发展起来的一门学科，具有高度专业化的特点。护理教育学在教育学理论指导下，以护理教育这一特殊的教育形式为研究对象，从而揭示培养各类护理专门人才的教育规律、教学原则和教学方法，为社会培养专门的护理人才。这一时期的学生以初中毕业后的三年制护理学校或高中毕业后的四年制护理大学教育为主，教育对象基本以青年期和成年期人员为主。在护理教学过程中，要在方法上做到与时俱进，追求教学方法的科学性和艺术性，将现代信息技术全面、深入地融入护理教育中，进行多元化、混合式教学，以提升课堂教学效果和吸引力，注重和加强课堂上与学生的互动，在互动中激发学生的学习兴趣，实现教育理念和教育模式的创新。

3. 护理工作的对象是人，在教学方法的选择上具有特殊性 教育过程实质上是一个经验传递的双向活动，既有教育者，也有被教育者。教师的教和学生的学，二者缺一不可。

教学方法包括教师教的方法（教授法）和学生学的方法（学习方法）两个方面。在教学过程中，教授法占据主导地位，因此，教授法必须依据学习法，根据学习内容、学生特点合理安排多种教学方法，如以问题为基础的教学、案例教学、小组教学、讨论式、问题式、情景教学等启发式教学方法，开展研究性、探究性、自主性学习，同时辅以临床见习、临床实习，以培养学生在临床实践的过程中发现问题、解决问题的能力为宗旨，否则护理教育会缺乏针对性和可行性，无法达到预期的教学目的。

此外，应积极开展以教育对象为中心、以提高其自主学习能力和创新能力为目的的教学方法改革，关注教育对象人文关怀品质，注重评判性、创新性思维和自我发展能力的培养。

4. 护理教育的实现有赖于教学医院和社区相关部门的支持 护理教育不同于其他教育，具有很强的实践性，是需要护理院校与医院临床和社区密切结合、共同完成的教育。护理教育的任务是培养合格的护理人才，开展护理科学研究和护理教育研究，发展社会服务项目。教学医院应选择具有一定资质的护士作为带教老师，带教老师不仅要具备扎实的理论知识、丰富的带教经验和高度的责任心，能运用相应的教学方法对进修护士进行指导和教学，还要有良好的沟通和共情能力，可采取团队带教结合专人带教的方式。带教科室根据科室的特色以及学生应掌握的目标，制定带教计划。

二、护理教育的意义

护理教育的意义，其终极目的是培养学生在临床护理实际工作中解决各种问题的能力，如临床护理、护理科研、护理管理、护理教育等。

1. 解决护理人才紧缺问题 目前我国护士数量远不能满足护理工作需要，已成为最短缺的技能型人才之一。世界经济和全球化的发展也对护理人员的专业素养带来挑战。在国家卫生健康委员会印发《全国护理事业发展规划（2021－2025年）》中提出，到2025年全国护士总数达到550万人，每千人口注册护士数达到3.8人，护士队伍数量持续增加，结构进一步优化，素质和服务能力显著提升，基本适应经济社会和卫生健康事业发展的需要。要想达到这一目标，需要多方面的协作，大力发展护理教育是解决护理人才紧缺问题的重要手段及选择。

2. 完善护理教育对象的专业知识结构 护理教育包括在校期间的学习以及参加工作之后的继续教育。护理教育的内容涵盖面非常广，包括临床基础理论知识、疾病知识、护理管理、专科知识等各个方面。通过护理教育，使教育对象掌握基础知识、操作技能、仪器设备的使用、抢救配合等内容。在学习期间，教育者对教育对象进行评估、制定并实施教学计划，不断完善教育对象的专业知识结构。开展护理教育可以提高护理对象的理论知识，在临床护理教育中，帮助其提高临床实践技能，拓展护理工作范畴。

3. 满足广大人民群众医疗卫生保健的需求 随着社会经济的快速发展，疾病谱、死因谱的动态变化，医院已经不再是护士的唯一服务场所，人民群众对健康和卫生服务的需求不断增强。突发性公共卫生事件，不仅给患者带来了身体和心理的双重影响，也给普通民众带来了显著的心理冲击，其中焦虑和抑郁症状较为突出。当前护理服务不只是单纯的治病及护理，更是涵盖了预防、康复、公共卫生、保健等多维度内容，更需要关注民众的心理健康，做好心理护理。因此，护理教育需要培养适应社会快速发展的高素质技能型人才，以满足当下民众的需求。

4. 拓展护理教育对象各方面的能力 随着当代医学模式由生物医学模式向生物－心理－社会医学模式的转变，人们对健康和疾病的认识和观念也在不断地更新。当前的护理工作方式，已经从关注疾病转变到以关注整体人为中心的护理思维模式。因此，护理工作需要护士具备各方面的能力，如临床护理能力、组织管理能力、教育咨询能力、科研能力、人际沟通能力、敏锐的观察能力、评判性思维能力、专业发展能力、预见能力以及自我防护能力等，最终才能成为在各级各类医疗机构从事护理工作的应用型专业护理人才。开展护理教育，可以提高护理教育对象的护理学专业知识，同时拓展了护理教育对象人文、教育、科研、管理等各方面的知识和能力。培育临床护理骨干（专科护士），专家承担学科带头人的作用，工作在一线，能直接参与并指导临床护理，保证护理疑难问题得到解决。

5. 促进临床护理各层面的创新与发展 随着医疗服务改革的深入和护理服务领域的不断拓展，创新意识和创新思维显得尤为重要。在校学生、临床护士、专科护士等不同阶段的护士，均可以在临床护理工作中运用创新思维发现和解决临床实际问题。创新不仅可以服务于临床，还能创造经济价值，并进行专利转化，促进临床护理不断改革和进步。创新和发展是当前社会和医学发展对护理专业提出的必然要求，护理教育需结合现状，改变护士的角色，运用专业、敏锐的批判性思维，发现影响患者身心健康的问题，并提出持续性改进。护理服务模式不断创新能使护理工作更加贴近患者、贴近临床、贴近社会，使民众看病就医获得感进一步增强。

第三节 精神科护理教学组织与管理

精神科护理教学的目的是引导临床实习学生尽快适应医院临床护理工作，培养其责任心及慎独精神，完成从护生到临床护理人员的角色转换。

带教老师是护理教学工作中不可或缺的重要部分，护生是护理教学工作开展的主要对象，对学生的考核等是评价护理教学质量的手段，整体效果分析有利于进一步完善护理教学工作组织与管理。

一、带教老师资质

（1）带教老师要具有大专或以上学历，具有主管护师或以上任职资格。

（2）从事精神科护理工作五年以上，具有丰富的临床护理工作经验，无差错事故。

（3）护理年度理论考试、操作考试成绩优秀。

（4）能自觉遵守各项规章制度及护理操作规范。

（5）工作认真负责，能够以身作则，为人师表，廉洁行医。

二、带教老师管理要求

（1）具备临床带教资格。

（2）根据实习大纲及要求制定实习带教计划，合理安排学时及实习内容。

（3）在临床实习带教过程中，严格落实各项护理规章制度、各项护理技术操作规范。

（4）严格管理临床实习学生，保证临床实习教学质量。

三、精神科护生临床实习的组织办法

（1）护理部根据实习大纲与要求，制定实习计划，拟定实习病房，再由病房统一分配带教老师。

（2）带教老师应熟悉实习大纲、实习要求、学生心理特点、实习生管理规定等，根据护理部带教计划初步制定本病区实习带教计划。

（3）入科前，护理部对学生进行培训，介绍医院概况、说明实习要求及注意事项，后由护士长带领各组学生入病房。

（4）入科后，由护士长介绍学生的带教老师、病房特点及环境、病房管理制度和要求；由带教老师带领学生进入工作区，熟悉工作环境及要求。

(5) 在带教老师的指导下，学生由完成简单的辅助工作逐渐过渡到初级的护理工作，根据学生进展和理解程度，循序渐进实施各项护理工作，并安排知识讲座。

(6) 根据实习大纲要求安排理论知识、技能操作的培训及指导，安排护理教学查房。

(7) 出科前，及时安排出科考核，进行学生的综合评价、鉴定。

四、对学生的质量考核及工作标准

(1) 认真负责，热爱、尊重学生，严格执行实习生带教、管理等制度。

(2) 实习带教计划符合实习大纲要求、教学方法及方式得当、时间安排合理、准备充分、内容丰富。

(3) 注重培养学生责任心与慎独精神及分析问题、解决问题的能力，各种护理技术操作规范。

(4) 定期组织理论与操作培训及考核，安排知识讲座、教学查房。

(5) 及时安排出科并完成学生的综合评价及鉴定，同时由学生为带教老师满意度打分。

五、效果评价

(1) 按照临床实习带教计划完成带教内容。

(2) 能够调动学生学习积极性，良好掌握相关知识与技能。

(3) 学生平日及出科成绩纳入带教老师资格考评。

(4) 学生对于实习带教过程评价满意。

思考题

1. 谈谈精神科护理教育的特点。
2. 谈谈精神科护理教育的发展前景。

（郝小宁　赵静华）

第二章　精神分裂症患者的护理

第一节　精神分裂症

精神分裂症（schizophrenia）是一组病因未明的严重精神疾病。多起病于青壮年，常有感知觉、思维、情感和行为等方面的障碍，一般无意识及智能障碍。常缓慢起病，病程多迁延。反复发作恶化会导致精神残疾，给患者、家属及社会带来严重疾病负担。目前认为该疾病是脑功能失调的一种神经发育性障碍，复杂的遗传、生物及环境因素的相互作用导致了疾病的发生。精神分裂症是我国及全世界重点防治的精神疾病，其终生患病率约为0.66%，且致残率较高。精神分裂症的治疗率低、依从性差、复发率高、住院率高与致残率高是导致精神分裂症患者与家庭贫困和因病返贫的主要原因。

案例1

病程1　患者，男，30岁，高中文化，汉族，已婚。主诉：凭空闻声，疑心被害6年余，伴自杀行为、睡眠差。现病史：患者于23岁时开始无故发脾气，对亲属、同事态度冷淡，不爱打招呼，生活中从勤快逐步变得懒散，不爱也不注重个人仪表，注意力不能集中，对工作缺乏热情，常无故迟到，不遵守劳动纪律，有时候会有不明原因的焦虑、抑郁，家中未引起重视。

病程2　患者24岁开始无明显诱因出现担心害怕，怀疑有人监视他，不敢出门，不敢上班，在家中也觉得不安全。常独自发笑，有时自言自语，有时对空骂人。患者总能听见有人在他耳边说话，有时候是对他所做的事情进行评价，有时候是让他去打他的家人，有时候又会听见有人在争吵。觉得单位同事要迫害他，担心害怕，夜眠差，时睡时醒，每天带刀子上班，被单位辞退。家人曾带患者到其他医院住院治疗，诊断为偏执型精神分裂症，予氨磺必利 400mg/d，利培酮 6mg/d 治疗，住院约半年，好转出院。

病程 3 患者出院后拒绝服药，病情加重，表现基本同前，不能坚持工作。

病程 4 28 岁时患者整日担心有人监视他，要害他，听到有声音命令他去死，遂点燃自己房子想自杀，被家人发现，全身多处烧伤，送至医院治疗。

病程 5 29 岁时患者在家中常自笑，疑心重，并拒绝服药治疗，认为药物有毒，觉得家中的食物有毒，认为是自己母亲下的毒，跟母亲争吵，情绪不稳，经常发脾气，觉得家里不安全而要离家出走，父母不让其出门，便冲动砸门，家人无法照顾遂送我院住院治疗。入院后沿用之前的治疗方案，继续予氨磺必利 400mg/d，利培酮 6mg/d 治疗。患者近 2 周睡眠差，夜眠 3 ~ 4 小时，食欲减少，大、小便情况正常。患者拒绝进食，称是母亲联合医护人员一起陷害他，情绪不稳定，激动，认为自己没有病，不应该住院，踢打门窗，要求出院，工作人员劝说无效，在无其他可替代措施的情况下，遵医嘱予保护性约束。

临床诊断 偏执型精神分裂症。

案例分析

【问题一】病程 1

在出现典型的精神分裂症症状之前，往往会出现前驱症状。患者常常伴有异常的行为方式和态度变化，由于这种变化较为缓慢，并且不具有特异性，一般不会引起重视。最常见的前驱症状主要可以概括为以下几个方面：①个性改变，如案例中患者无故发脾气，对亲属、同事态度冷淡，不爱打招呼，生活中从勤快逐步变得懒散，也不注重个人仪表，不遵守劳动纪律等；②类神经改变，如案例中患者出现的注意力不能集中，对工作缺乏热情，有时候会有不明原因的焦虑、抑郁，都属于此方面。此外还包括以下方面：①言行古怪：有的患者可出现不可理解的言行，有的患者会突然做出一些出乎周围人意料的决定；②多疑、敌对及困惑感，有的患者可出现对周围环境的恐惧、害怕，虽然从理智上他自己也认为没有睡眠环境不妥，但就是感觉到对周围环境的恐惧和对某些人的不放心。由于前驱症状不具有特异性，往往会被忽略，错过最佳治疗期，影响预后。

【问题二】病程 2

1. 临床表现　精神分裂症的症状主要包括：①感知觉障碍；②思维障碍；③情感障碍；④意志与行为障碍；⑤其他精神症状等。

通过此案例可以分析出患者出现了幻听，幻听是感知觉障碍中的一种，精神分裂症最突出的感知觉障碍是幻觉，幻觉必须是在患者清醒的状态下出现，可有幻听、幻视、幻嗅和幻味，以言语性幻听最为常见。幻听内容可以是争论性的或评论性的，如案例中对他做的事情进行评价；也可以是命令性的，如让他去打他的家人。

案例中患者无明显诱因地出现担心害怕，怀疑有人监视他，认为家中也不安全，觉得单位同事要迫害他，担心害怕，夜眠差，时睡时醒，每天带刀子上班，被单位辞退。这是出现被害妄想。被害妄想是指患者坚信自己正在或将要被他人、某个组织或其他群体伤害、羞辱等，如案例中患者觉得单位同事要害他，担心害怕，带着刀子上班。妄想是思维障碍的一种。思维障碍是精神分裂症最主要、最本质的症状。

2. 护理评估

（1）患者生命体征、营养、进食、排泄、睡眠、大小便、皮肤、修饰、个人卫生是否正常。

（2）患者发病前有无明显诱因，对学习、工作的影响。

（3）感知觉评估：重点评估有无幻觉，尤其是命令性幻听，评估幻听出现的时间、频次、内容如何，患者对幻听内容的感受如何，会采取什么样的反应。

（4）思维障碍评估：有无思维内容障碍，如妄想等，如果存在妄想，评估妄想的种类、内容、性质、出现时间、涉及的范围是否固定，有无泛化以及对患者的影响。

3. 护理问题

（1）有暴力行为的危险：与幻觉、妄想有关。

（2）睡眠型态紊乱：与幻觉、妄想、兴奋、环境不适应、警惕性高及睡眠规律紊乱有关。

4. 护理措施

（1）对症护理

1）幻觉状态的护理：①密切观察病情：护士加强与患者沟通，建立信任关系，通过患者的言语、情绪和行为表现，掌握幻觉出现的次数、时间和规律。评估患者出现幻觉的类型和内容，评估幻觉对患者的影响，尤其是出现命令性幻听时，要加强护理，保证患者安全。②接触技巧：在与患者沟通时要注意方式方法，不要轻易批评患者的幻觉或向患者说明幻觉的不真实性，要鼓励患者说出幻觉的内容，从而预防意外的发生。③设法诱导，缓解症状：患者因幻觉而焦虑不安时，护士应主动询问，耐心帮助，指导患者应对的方法，如看电视、听收音机、转移注意力等。④病情稳定时：试着与患者讨论幻觉对其生活造成的困扰，帮助患者辨别虚幻与真实，提高患者对幻觉的识别能力。

2）妄想状态的护理：①接触技巧：护士要尊重、关心患者，让患者感受到病区的安全和温暖。对于新入院妄想顽固的患者，护士在与其接触的过程中，尽量不涉及妄想的内容，若患者主动提及，护士要耐心聆听，不要急于纠正或争辩，防止妄想加重，增加对护士的敌意。对于存在关系妄想的患者，在与患者接触时要注意用语和动作，更要注意不要在患者面前与他人低声交谈，以免引起患者猜疑。②掌握妄想内容，对症处理：对于不同妄想内容的患者，要根据症状特点，采取不同的措施。③妄想动摇期的护理：当患者妄想开始动摇时，护士要抓住时机与其进行治疗性沟通，启发患者进一步认识病态思维，帮助其分析病情，讨论妄想对生活的影响，使其逐步恢复自知力。

（2）保证充足睡眠：首先合理安排作息制度，督促患者遵守作息时间。白天参加康复活动，避免过多卧床。夜间给患者创造一个良好的睡眠环境，护士巡视病房时要做到“四轻”，即说话轻、走路轻、关门轻、操作轻，睡前让患者保持安静，避免饮用浓茶、咖啡等饮料。加强巡视观察，对于严重的睡眠障碍患者，如果经诱导无效，可通知医生给予处置。

【问题三】病程 3

研究表明，精神分裂症的复发率很高，首次发作的精神分裂症患者 5 年内的复发率超过 80%，中断药物治疗者的复发风险是持续药物治疗者的 5 倍。复发次数愈多，疾病所造成的精神缺损也越严重，给患者、家庭、社会造成的负担也就越大，因此在精神分裂症患者的护理中，预防疾病复发是非常重要的。具体措施包括：①彻底治疗，特别是首次治疗要听从医生的意见，足疗程治疗；②坚持服药，是目前认为减少复发最有效的办法；③正确对待自己的疾病，罹患精神病之后，要有乐观主义精神，要树立战胜疾病的信心；④保持和谐的家庭关系和良好的家庭气氛，多和家人沟通，适当地参加一些家务劳动；⑤注意复发的早期症状，如出现失眠、早醒、多梦等睡眠障碍；头痛、头晕、疲乏、心悸等；烦躁易怒、焦虑忧郁等情绪障碍时，及时到医院就诊，听从医生指导；⑥养成规律的生活和卫生习惯，戒除不良嗜好，适当参加社交活动，提高社会适应能力。

【问题四】病程 4

1. 临床表现　患者表现出明显的被害妄想症状，幻听以言语性幻听最为常见，内容多使人不愉快。命令性幻听常常使得患者做出伤害自己的行为，这种症状应该视为精神科的急诊症状，需给予积极的控制和治疗。

2. 护理评估

（1）患者的幻听内容，是否涉及工作人员或者同一病房的其他患者；幻听的性质，是评论性幻听、议论性幻听还是命令性幻听。

（2）患者的自伤自杀风险的严重程度。采用《自伤/自杀风险评估及护理干预记录表》评估患者的自杀风险，得分 12 分，为高风险。

3. 护理问题　有自杀的危险：与命令性幻听、被害妄想有关。

4. 护理措施

（1）自杀风险的评估：评估内容包括患者的一般人口学资料，是否有自杀自伤行为史，有无生活应激事件，疾病征兆的表现等。

（2）密切观察病情：对存在幻觉、妄想的患者，要对其症状类型、内容、频度等做到心中有数，密切观察患者的言语、情绪及行为表现；对有自杀病史、消极言行、情绪低落、自罪自责，以及有藏药史的患者，要时刻掌握其行动，应予以重点监护。对于具有自杀先兆的患者，护士应保证患者24小时不离视线。

（3）增加社会支持：引导患者关注周围及外界的事情，在有专人看护的情况下，鼓励参加集体活动，而不是单纯限制其活动。充分利用家庭资源，引导家属共同面对患者问题，调整家庭的适应能力。

【问题五】病程5

1. 临床表现 此时患者敏感多疑，被害妄想症状突出，而拒服药物又会加重精神症状，形成恶性循环。主要表现：①拒食，认为饭菜里有毒，可伴有幻嗅，觉得食物有异常的味道，随着营养摄入的减少，继而出现营养不良的症状；②外走，觉得家里或者医院不安全，甚至认为自己的亲人或者工作人员，要加害自己，从而出现外走流浪的行为；③暴力言行，情绪不稳，容易因为小事而与周围人员起冲突，从争吵、毁物到大打出手；④睡眠需求减少，有时出现昼夜颠倒。

2. 护理评估

（1）患者生命体征、营养、进食、排泄、睡眠、大小便、皮肤、修饰、个人卫生是否正常。

（2）评估患者的暴力风险的严重程度，采用《攻击风险因素评估量表》评估患者攻击风险为Ⅳ级，风险等级为高风险。

（3）评估患者的住院配合度，采用《外走危险因素筛查表》评估患者外走风险，分值为8分（有外走历史1分；寻找外走机会的临床表现2分；无自知力，拒绝住院2分；明显的精神症状如幻觉、妄想等2分；对治疗拒绝或不配合感到恐惧1分），风险等级为高风险。

3. 护理问题

（1）有暴力行为的危险：与幻觉、妄想、精神运动性兴奋及自知力缺乏等因素有关。

（2）有外走的危险：与幻觉、妄想和自知力缺乏等因素有关。

（3）营养失调：低于机体需要量。与幻觉、妄想所致摄入不足，极度兴奋、躁动，消耗量明显增加及违拗不合作有关。

（4）睡眠型态紊乱：与幻觉、妄想、兴奋、环境不适应、警惕性高及睡眠规律紊乱有关。

4. 护理措施

（1）生活护理：①饮食护理。针对不同原因进行个性化的护理，对于存在被害妄想的患者，可以让其首先选择食物，在耐心劝说无效的情况下，必要时遵医嘱给予肠内或者肠外的途径保证患者充足的营养摄入。同时要预防进食过程中出现的意外事件，加强巡视观察，保障患者的安全；②保证充足睡眠（详见问题二护理措施）。③个人卫生护理。对于实施保护性约束的患者，应有专人做好相应护理。生活可以自理的患者，在护士督促或协助下料理个人卫生，包括每日晨起洗漱、饭前饭后洗手、晚间洗漱，每周为患者剪指甲等。

（2）对症护理

1）攻击风险的护理：①全面评估，合理安置，了解、掌握处于兴奋状态患者的行为特点、规律和发生攻击行为的可能性，评估患者冲动行为发生的原因、诱发因素、持续时间等。掌握患者出现攻击行为的前驱症状，如言语挑衅、拳头紧握、来回踱步、激动不安等，提前做好防范，合理安置患者。对于有伤人、毁物行为的患者，安置于单间隔离室，房间内物品简单、安全，避免一切激惹因素。②有效控制。与患者保持有效的安全距离，尊重理解患者的心态，满足其合理需求，尽量给予适度的自主权，避免激惹患者。当精神症状导致患者对自己、他人或环境有伤害时，护理人员要沉着、冷静、机智、敏捷，有效地控制患者行为。一方面由患者信任的护理人员分散其注意力，其他人员从患者后面或侧面给予有效地控制，及时保护被攻击的目标，快速将患者进行保护性约束，避免危险行为的发生，保证患者及他人的安全。患者的危险行为停止后，要加强对患者的心理护理，帮助患者正确认识自身症状，指导患者学会正确表达自己的感情与想法，当激动、气愤难以自控时知道如何寻求帮助。

2）外走患者的护理：首先要做好防范。护士应详细评估患者外走的风险，及时发现患者外走的意图。当患者有外走的征兆时，如常在门口附近走动或观察病房的各项设施，或者患者出现焦虑、坐卧不安、失眠等表现，工作人员要提前预防，避免外出，加强巡视。若出现外走的意外事件，紧急处理，立即通知其他医务人员，并与家属联系，分析与判断患者外走的时间、方式、去向，立即组织人员寻找。找到后尽可能地消除患者的顾虑和恐惧心理，防止再次发生外走。

【问题六】精神分裂症的临床表现

（1）感知觉障碍：精神分裂症最突出的感知觉障碍是幻觉，幻觉必须是在患者清醒的状态下出现，可有幻听、幻视、幻嗅和幻味，以言语性幻听最为常见。精神分裂症的幻听内容可以是争论性的或评论性的，也可以是命令性的。若幻觉对象是具体、生动、鲜明，来自客观空间，并通过感官获得的，则为真性幻觉。若幻觉对象是模糊的、不鲜明、来自主观体验，并非通过感官获得的，如感觉声音从脑子里冒出来的，则为假性幻觉。

（2）思维障碍：思维障碍是最主要、最本质的症状，往往导致患者认知、情感、意志和行为等精神活动的不协调与脱离现实，即所谓“精神活动分裂”。思维障碍包括思维形式障碍和思维内容障碍。思维形式障碍又称联想障碍，主要表现为思维联想过程缺乏连贯性和逻辑性，与精神分裂症患者交谈多有难以理解和无法深入的感觉，这是精神分裂症最具特征性的症状。常见的思维形式障碍有：①思维散漫，表现为内容散漫、缺乏主题，话题转换缺乏必要的联系。②思维破裂，表现为言语或书写内容有完整结构的句子，但各句含义互不相关，变成语句堆积，整段内容令人不能理解。③思维贫乏，表现为联想概念和词汇贫乏，谈话时言语内容空洞单调或词穷，严重者回答问题都以“不知道”回应。④思维中断，表现为在无外界干扰的交谈中患者突然言语停顿，片刻后又能重新开始，但所谈主题已发生改变。⑤强制性思维，表现为突然涌现大量无现实意义且不属于自己的思维，又突然消失，像潮水般的来去。⑥思维被夺、思维插入，前者表现为患者感到自己思想被某种外力突然抽走，而后者表现为患者感到有种不属于自己的思想被强行塞入自己的脑中。⑦内向性思维，表现为终日沉湎于毫无现实意义的幻想、宏伟计划或理论探讨，不与外界接触，沉浸在自我的世界中。⑧象征性思维，表现为概念转换，患者以无关的具体概念替代某一抽象概念，不经患者本人解释，他人无法理解，如患者拿着镜子照其他人，表示“法网恢恢疏而不漏，冤屈终将雪昭”。⑨语词新作，表现为患者自创一些特殊的文字、符号、图形或语言并赋予特殊的意义，如“犻”代表狼心狗肺。

思维内容障碍主要是指妄想。精神分裂症的妄想往往荒谬离奇，易于泛化。常见的妄想有：①被害妄想，患者坚信自己正在或将要被他人、某个组织或其他群体伤害、羞辱等。②关系妄想，患者认为别人的眼神、动作、评论或其他环境因素都是直接针对他的。③夸大妄想，患者认为自己拥有非凡的才能、美貌、智慧、权利、地位等，表现为认定自己是国家领导人、大富豪、明星等。④罪恶妄想，患者毫无根据地认为自己犯了不可饶恕的罪，觉得自己死有余辜，如认为吃饭是浪费粮食而拒绝进食。⑤疑病妄想，患者毫无根据地坚信自己患了某种严重的躯体疾病或不治之症，因而到处求医，但检验及检查的验证仍不能纠正其妄想内容。⑥钟情妄想，患者坚信自己被某一异性或许多异性钟情，对方的一言一行都是对自己爱的表达。⑦嫉妒妄想，患者无中生有地坚信自己的配偶对自己不忠，另有外遇，从而常翻看配偶手机，跟踪配偶的行踪，检查配偶的物品，以寻觅其“婚外情”的证据。⑧非血统性妄想，患者毫无根据地坚信自己的父母不是亲生的，虽经反复解释和证实仍坚信不疑。⑨内心被揭露感，患者内心的所想的事情，虽未说出，也没有通过文字表达出来，但已被别人知道了。

（3）情感障碍：主要表现为情感淡漠及不协调。情感淡漠并不仅仅以表情呆板、缺乏变化为表现，患者同时还有自发动作减少、缺乏肢体语言。情感淡漠主要表现为缺乏对亲人的体贴，对同事的关心、同情，随着病情的加重，对生活、学习或者工作兴趣减少甚至对一切都无动于衷，丧失了与周围环境的情感联系。情感反应不协调可表现为面对自己周围亲人遭遇不幸却表现出高兴之情，如自己的母亲遭遇车祸却眉飞色舞地告诉邻居。

（4）意志行为异常：患者的活动减少，缺乏主动性，行为变得孤僻、被动、退缩（意志减退）。患者在工作、学业、料理家务等方面有很大困难，多对自己的前途毫不关心、无任何打算，或者虽有计划，却从不实施。典型症状如紧张综合征：因全身肌肉张力增高而命名，包括紧张性木僵和紧张性兴奋两种状态，两者可交替出现。木僵时以缄默、随意运动减少或缺失以及精神运动无反应为特征，紧张性兴奋时可以突然出现冲动行为。

（5）其他精神症状：自知力障碍、人格缺陷、强迫症状、生物学症状等。

【问题七】保护性约束的实施流程

（1）当患者发生或将要发生伤害他人或者自身、扰乱医疗秩序的行为时，反复给予劝说、安抚无效，在无其他可替代措施的情况下，通知执业医师。

（2）执业医师查看患者，经评估后符合实施保护性约束的条件，开保护性约束医嘱，护士实施保护性约束，医师电话告知监护人关于患者的病情及实施的保护性约束措施。

（3）实施保护性约束后，护士每半小时巡视一次患者，巡视时注意观察患者约束部位的松紧度、皮肤血运情况、关节的活动度等，协助患者做好生活护理。

（4）随时评估是否需要继续实施保护性约束，若病情好转，及时解除保护性约束。连续实施保护性约束超过 48 小时，需要医护人员共同评估，重新开具医嘱后再次实施保护性约束。

（5）如实书写护理记录，做好交接班。

【问题八】偏执型精神分裂症患者的护理原则

偏执型精神分裂症患者的护理原则：①安全护理，包括病房环境设施安全及患者自身安全；②生活护理，包括饮食、睡眠以及个人卫生；③心理护理；④特殊症状的护理，如自伤自杀、冲动伤人、幻觉、妄想等；⑤药物治疗的护理；⑥预防及健康指导。

知识拓展

DSM－5 根据精神分裂症临床症状的演变，将临床分型取消，取而代之的是发作的不同时期，分为：初次发作，目前在急性发作期；初次发作，目前为部分缓解；初次发作，目前为完全缓解；多次发作，目前在急性发作期；多次发作，目前为部分缓解；多次发作，目前为完全缓解。

第二节　分裂情感性障碍

根据 ICD－11 的定义，分裂情感性障碍（schizoaffective disorder，SAP）是一种在同一次疾病发作期内同时满足精神分裂症和心境障碍诊断要求的发作性疾病，精神分裂症症状和心境障碍症状可以同时出现或相隔几天出现。典型的精神分裂症症状（如妄想、幻觉、思维形式障碍及被动体验等）与典型的抑郁发作（如情绪低落、兴趣丧失、精力减退）或躁狂发作（如情绪高涨、躯体和精神活动的增加）或混合发作相伴出现。精神运动性障碍（包括紧张症状群）也可出现。症状必须持续至少 1 个月以上。

案例 2

病程 1　患者，女，40 岁，大专，汉族，工人，已婚。因失眠，乱语、行为紊乱 2 个月，加重半月就诊。患者于 2 月前由于工作压力大跟单位领导发生矛盾后逐渐出现精神异常，主要表现为失眠，疑心，别人说话则认为是在议论她，走在马路上感觉周围人都对她有意见。说有人在自己的饭菜里下毒，经常面对墙壁自言自语，有时听见外边有声音，认为是别人开始说她坏话。同时伴有活动增多，在家里东摸西搞，睡眠需要减少，每天仅睡 4 小时左右，白天仍表现精力旺盛，话多，讲话的速度比平时明显加快，言语急促。患者感觉有满脑子的话想要赶紧倾诉出来，讲话滔滔不绝，讲到声音嘶哑、口干舌燥仍不停歇。她称自己的智商超过爱因斯坦，要建立“泛相对论”理论，那些人就是嫉妒她的才能才迫害她。一周前，患者在家里拆解家里电视机，称要找到摄像头，家人劝说时她情绪激动，谩骂、推搡家人，扔家具。

病程 2　家人难以管理才将她送住院治疗。入院后患者表现言行紊乱，期间有脱衣露体，接触主动，言语多，称自己那么聪明，称自己没有病，自己还有很多事情要做，要求出院。一定要把那些整天在耳边骂自己的坏人揪出来。现自己有一个大计划，称要发明一台照妖镜，把那些想害她的人都照得明明白白。拒绝进食及服药，认为这些饭菜是主食，还下了毒，谩骂医护人员拿潲水来给她这个国家高尖人才吃，扔饭兜，踢桌子，要求出院，医护人员耐心劝说她也不听。在无其他替代措施的情况下予以保护性约束，予留置胃管进行注食注药。两天后患者病情得到控制，耐心解释能自行进食及服药，予解除保护性约束。

临床诊断 分裂情感性障碍（躁狂型）。

案例分析

【问题一】病程 1

症状识别：患者的病程 2 个月（符合超过 1 个月的病程要求）。①精神分裂症症状：主要表现为失眠，疑心，别人说话则认为是在议论她，走在马路上感觉周围人都对她有意见（关系妄想）。说有人在自己的饭菜里下毒（被害妄想），经常面对墙壁自言自语，有时听见外边有声音（言语性幻听），认为是别人开始说她坏话（关系妄想）；称自己的智商超过爱因斯坦，要建立“泛相对论”理论（夸大妄想）②心境障碍症状：活动增多，在家里东摸西搞（意志行为增强），睡眠需要减少，每天仅睡 4 小时左右，白天仍表现精力旺盛，话多，讲话的速度比平时明显加快，言语急促，患者感觉有满脑子的话想要赶紧倾诉出来，讲话滔滔不绝，讲到声音嘶哑、口干舌燥仍不停歇（思维奔逸）；且两种症状同时出现在一个疾病周期；符合分裂情感障碍的诊断。

【问题二】病程 2

1. 症状识别 患者入院后精神分裂症症状被害妄想严重，认为饭菜有人下毒，称要把那些想害他的人都用照妖镜照得明明白白的。心境障碍症状：意志行为增强（接触主动，言语多，称自己那么聪明，称自己没有病，自己还有很多事情要做，自我感觉良好，认为自己是国家高尖人才）。

2. 护理风险评估

（1）生理及躯体评估

①日常生活能力：采用《日常生活能力评定量表》评估患者日常

生活活动能力。患者得分为80分，属于轻度依赖。

②噎食风险：采用《噎食/窒息风险评估与预防记录单》评估患者噎食风险，暂无噎食风险。

③拒食风险：采用《拒食风险评估及护理干预记录单》评估患者拒食风险，患者风险评估为高风险。

④管路滑脱评估：采用《管路滑脱风险评估与预防记录单》评估患者脱管风险，患者风险评估为高风险。

⑤压力性损伤风险：采用《患者压力性损伤风险评估与预防记录表》评估患者的皮肤完整性，评分为18分，为低风险。

（2）精神科护理风险评估

①攻击风险：采用《攻击风险因素评估量表》评估患者攻击风险Ⅳ级（谩骂工作人员、扔饭兜、踢桌子），风险等级为高风险。

②自杀、自伤风险：采用《自伤/自杀风险评估及护理干预记录表》评估患者的自杀风险，得分6分，自伤、自杀风险为低风险。

③外走风险：采用《外走危险因素筛查表》评估患者外走风险，分值6分（自知力拒绝住院2分；明显的精神症状如幻觉、妄想等2分；对治疗拒绝或不配合感到恐惧2分），风险等级为高风险。

④有关症状：情感症状占优势者预后好于分裂症状占优势者。

3. 护理评估

（1）健康史：①评估患者的现病史，如有无脑血管病、甲状腺功能疾病、糖尿病、高血压等；②熟悉精神障碍的发生发展过程以及合并疾病的医治情况；③评估家族中有无其他精神障碍患者，有无药物过敏史；④熟知患者药物治疗的具体情况，如服药依从性、效果如何、有无不良反应等。

（2）生理状况：①评估患者的一般状况，包括患者生命体征、进食、体重、排泄、睡眠、大小便、皮肤、修饰、个人卫生是否正常；②患者意识状况如何：清晰度、意识范围、意识内容、定向力等；③生活自理能力。

（3）精神症状：①评估患者的意志活动情况，如增强、减弱、抑制等，情感活动情况，如恐惧、害怕、担心、愤怒等；②了解患者感知觉情况，是否存在感觉过敏或迟钝，是否存在幻听（命令性或指令性幻听）、幻视、幻嗅；③询问妄想类型和内容，如被害妄想、被控制体验；④危险性评估，是否存在冲动伤人或自伤自杀的风险；⑤患者人格是否有明显改变。

（4）心理和社会功能：①对此次住院的态度，患者病前性格特点；②支持系统，家庭成员对患者的照顾能力；③评估患者病前的社会交往能力如何，社会活动是否积极；④有无特殊的宗教信仰。

4. 护理问题

（1）不依从行为：与幻觉、妄想状态有关。

（2）有外走的风险：与幻觉、妄想所致的不安全有关。

（3）有对他人实施暴力的危险：与谩骂工作人员、扔饭兜有关。

（4）营养失调：低于机体需要量。与认为饭菜被下毒，拒绝进食有关。

5. 护理措施

（1）尊重、关心、爱护患者，与患者建立良好的护患关系。

（2）密切观察患者的病情，分辨患者目前的表现主要存在哪几方面的症状，分属于精神分裂症症状和心境障碍症状中的哪几种，然后根据不同的表现给予对应的护理。如案例中精神分裂症方面患者以妄想为突出症状，那么在护理患者的过程中要运用妄想状态的护理措施从接触技巧，掌握妄想内容、对症处理，妄想动摇期的护理这三方面进行护理。情境障碍方面患者以躁狂为主要表现。患者精力充沛，护士应安排患者参加娱疗活动，引导患者将旺盛的精力转移到正性的活动中。

（3）与患者接触时从患者言语、表情、动作来预判患者可能发生的冲动行为，如患者出现挑衅的言语、紧握拳头、来回踱步等，我们还要提前做好防范，合理安置患者。对于情绪波动较大的患者，安置在重点病室与其他兴奋患者分开，必要时请示医师处理。

（4）患者出现拒食、拒药等行为时，我们要分析什么原因导致了此种情况的发生。可以利用诱导进食、患者自行取餐、鼻饲等形式保证患者入量。也可以通过将药物研碎让患者暗服或者通过肌内注射治疗来保证患者的治疗效果。

【问题三】分裂情感性障碍的分型

1. SAP 躁狂型 在疾病的同一次发作中分裂性症状和躁狂症状均突出。心境异常的形式通常为情绪高涨，伴自我评价增高和夸大；有时以兴奋或易激惹更明显，且伴攻击性行为和被害观念。上述两种情况均存在精力旺盛、活动过多、注意力集中受损以及正常的社会约束力丧失。可存在关系、夸大或被害妄想，但需要其他更典型的精神分裂症症状方能确立诊断，例如，患者可能坚持认为他们的思维正被广播或正被干扰，异己的力量正试图控制自己，或诉说听到各种不同的说话声，或表露出不仅仅为夸大或被害内容的古怪妄想性观念。此型患者通常急性起病，症状鲜明，虽常有广泛的行为紊乱，但一般在数周内可完全缓解。

2. SAP 抑郁型 在疾病的同一次发作中分裂性症状和抑郁性症状均突出。抑郁心境表现为某些特征性抑郁症状或行为异常，如迟滞、失眠、无精力、食欲或体重下降、正常兴趣减少、注意力集中受损、内疚、无望感及自杀观念或行为。同时或在同一次发作中，存在其他典型的精神分裂症症状，如奇怪的妄想、第三人称幻听及各种被动体验等。此型患者的临床表现不如躁狂型鲜明和生动，但一般持续时间较长，而且预后较差。

3. SAP 混合型 在疾病的同一次发作中精神分裂症症状与混合型双相障碍同时存在。由于诊断概念和诊断标准的不确定性，此病的长期病程和预后难以确定。根据诊断标准的定义，此病可以表现为心境障碍类似的发作性病程，也可以表现为慢性精神分裂症样病程或介于两者之间的中间状态。在疾病发展过程中，如精神分裂症症状出现的增加则提示较差的预后。结局的好坏与患者占优势的症状有关，情感症状占优势者预后好于分裂症状占优势者。

【问题四】药物治疗的护理

（1）确保药物服下。针对患者藏药、拒服药的行为，护理人员双人发药，应一人发药，一人检查口腔，确保药物服下。对于拒不服药，且劝说无效者，应与医生协商，改用其他给药方式，如肌内注射长效针剂等。

（2）注意观察患者服药后的效果及不良反应。药物的不良反应严重影响了患者的服药依从性、生活质量及身体健康。精神分裂症患者往往缺乏主诉，所以密切观察患者用药后的效果，及时发现药物的不良反应，并予以恰当的处理是非常必要的。

（3）提高患者服药依从性。分析原因，做好针对性护理。精神分裂症患者服药依从性差，其原因主要为：①患者无自知力，认为自己没有病，不需要吃药，因而拒绝服药；②患者难以耐受药物不良反应；③患者受症状的支配而拒绝服药，如有的患者认为药物是别人用来毒害他的，或者听到声音告诉他不要吃药等；④患者未充分认识到坚持服药的重要性，有的患者认为自己的病已经好了，不需要再服药了，因而擅自停药；⑤患者因为经济或结婚生子等原因而停药。护理人员应帮助患者认识疾病发生的原因及服药对康复的作用，向患者及家属讲解有关精神分裂症的药物治疗知识，使其了解疾病的预后与药物治疗的关系，引导患者把病情好转与服用抗精神病药联系起来，使其领悟到药物治疗带来的好处，从而真正认识到抗精神病药的重要性。详细讲解药物知识、药物维持治疗与疾病预后的关系，同患者一起讨论评价维持治疗的重要作用，消除其对药物的错误认识和对不良反应的曲解，提高患者服药依从性。

【问题五】护理原则

分裂情感性障碍患者的护理原则：①保证患者及他人的安全，密切关注患者病情变化，通过动态评估患者各类风险，及时予以针对性护理措施；②针对不同的精神病性症状，如兴奋、幻觉、妄想等，落实护理措施；③人文关怀，加强基础护理，包括口腔、皮肤、大小便、饮食护理，提供优质护理服务。

知识链接

紧张综合征：因全身肌肉张力增高而命名，包括紧张性木僵和紧张性兴奋两种状态，两者可交替出现，是精神分裂症紧张型的典型表现。木僵是以缄默、随意运动减少或缺失以及精神运动无反应为特征。木僵患者有时可以突然出现冲动行为，即紧张性兴奋。

第三节　妄想性障碍

妄想性障碍（delusional disorder）又称偏执性障碍（paranoid disorder），是指一组病因未明，以发展成一种或一整套相互关联的系统妄想（妄想症状持续三个月及以上）为主要表现的精神疾病。妄想发作时没有抑郁、躁狂及混合发作的心境障碍，也没有其他精神分裂症的特征性症状（如持续性的听幻觉、思维障碍及隐性症状）。患者可以出现与妄想主题相一致的各种形式的感知觉障碍（如幻觉、错觉和身份认同障碍）以及情绪、态度和行为反应，但在不涉及妄想内容的情况下，其他方面的精神功能基本正常。大多起病年龄为中年期，平均发病年龄约为40岁，但发病的年龄范围可以是18岁到90多岁。女性略多于男性，男性以被害型多见，女性则以情爱型多见。大多数为已婚和有职业者。

案例3

患者，女，57岁，初中，离异，农民，因“猜疑受迫害、反复上访、滋事14年，加重2年”来院就诊。患者与丈夫于1985年结婚。婚后2年夫妻关系逐步发生裂痕，后丈夫有外遇，两人关系加剧恶化，从争吵到打架。1999年夫妻打架后数天患者出现左眼无光，经法医鉴定左眼视觉功能无异常，鉴定结论与外伤无关。2000年被法院判决离婚后，患者以虐待罪和故意伤害罪向县人民法院提出要求追究前夫刑事责任，并诉当年鉴定法医受贿作假，鉴定意见书系“公安局伪造的证据”，是“一场骗局，是有意包庇其前夫”。法官以其证据不足驳回，患者认为法官与丈夫同姓故有宗族关系，故意做圈套徇私包庇。此后，患者频繁以虐待罪及判决离婚不公要求公安机关追究前夫刑事责任。自2001年至今不断到各级公检法部门、纪委及信访部门上访，给各级领导写信，不断换用公用电话、手机拨打领导手机，有时一天数十次，甚至半夜打电话缠闹。上访时情绪激动、痛哭流涕、破口大骂，坚信其问题得不到解决是因前夫在基层有关系网，司法机关故意包庇他的罪行，并已形成黑势力关系网对其进行迫害。特别是近两年来共进京上访十余次，并到国家工作机关和首都一些著名景点寻衅滋事，严重扰乱了社会治安秩序。故在警察协助下强制入院，门诊拟以“妄想性障碍”收治入院。自起病以来，夜眠差，胃纳可，体重有所下降，大、小便无异常，有冲动言语，无冲动伤人、毁物行为，无消极言行。社会功能基本正常。

案例分析

【问题一】病程

1. 症状识别 患者存在明显的妄想症状，坚信自己左眼失明（妄想内容与事实不符，否定医生的检查结果），不相信法院的判决，怀疑公安机关被前夫收买，不断上访，严重扰乱社会公共秩序。患者在不涉及妄想的情况下，患者社会功能基本正常，没有明显的离奇或古怪行为。

2. 一般情况评估

（1）健康史：①评估患者的现病史，如有物质滥用史、脑外伤史、药物过敏史、性生活史等；②熟悉精神障碍的发生、发展过程；③评估家族中有无其他精神障碍患者；④熟知患者药物治疗的具体情况，如服药依从性、效果如何、有无不良反应等。

（2）生理状况：①评估患者的一般状况，包括患者生命体征、进食、体重、排泄、睡眠、大小便、皮肤、修饰、个人卫生是否正常；②患者意识状况如何，包括清晰度、意识范围、意识内容、定向力等；③生活自理能力。

（3）精神症状：①重点评估患者的思维情况，特别是了解其思维内容障碍情况，如被害妄想、钟情妄想、关系妄想、嫉妒妄想等；②了解患者感知觉情况，是否存在与妄想主题相一致的幻听、幻视、幻嗅；③评估由妄想症状所致的行为意志异常，如兴奋、激越、情绪高涨、违拗等；④危险性评估，是否存在私逃风险；⑤患者人格是否有明显改变。

（4）心理和社会功能：①对此次住院的态度，患者病前性格特点；②支持系统，家庭成员对患者的照顾能力；③评估患者病前的社会交往能力如何，社会活动是否积极；④有无特殊的宗教信仰。

（5）辅助检查：评估实验室及其他辅助检查，如血尿常规、生化检验、脑电图、脑地形图、胸部X光、头部MRI等检查指标是否正常。简明精神病性症状量表（brief psychiatric rating scale），精神症状的评估如阳性与阴性症状量表（positive and negative syndrome scale）。

3. 护理风险评估

（1）生理及躯体评估：采用《日常生活能力评定量表》评估患者日常生活活动能力。患者得分为100分，属于生活能自理。

（2）精神科护理风险评估

①攻击风险：采用《攻击风险因素评估量表》评估患者攻击风险，得分为Ⅲ级，风险等级为高风险。

②自杀自伤风险：采用《自伤/自杀风险评估及护理干预记录表》评估患者的自杀风险，得分3分，自伤自杀的风险较低。

③外走风险：采用《外走（擅自离院）风险评估及护理干预记录单》评估患者外走风险，分值为8分，风险等级为高风险。

4. 护理问题

（1）有外走的风险：与精神症状所致的被害妄想、无自知力有关。

（2）有暴力行为的危险（对他人）：与精神活动处于兴奋状态有关。

5. 护理措施　详见第一节精神分裂症问题五的护理措施。

【问题二】妄想性障碍患者的临床表现

此病表现形式多样。以被害妄想为表现者，坚信被人用一种或一些恶意的方式陷害，包括躯体、名誉和权力方面的受害。患者搜集证据、罗列事实或反复诉讼（诉讼狂），不屈不挠。以夸大妄想为表现者，体现在夸大自身价值、权力、知识、身份和地位，或坚信与神仙或名人有某些特殊关系等。以嫉妒、妄想为表现者主要怀疑配偶不贞，故常对配偶采取跟踪、检查、限制外出等方式而防止配偶出现“外遇”。钟情妄想女性多见，表现为坚信某异性对自己钟情。此外，有的患者表现为坚信自己有某一躯体缺陷或疾病状态的妄想，因而反复求医、检查，客观事实无法纠正其信念。

【问题三】妄想性障碍患者的护理原则

妄想性障碍护理原则：①全面了解病情，针对不同妄想的患者采取不同的护理措施。②若工作人员或其他患者是妄想对象时，不用过多解释，工作人员应尽可能不在患者面前与其他人低声说话或者将其他患者与其分开居住，避免意外发生。

知识链接

阳性与阴性症状量表（PANSS）是为评定不同类型精神分裂症症状的严重程度而设计的标准化评定量表。PANSS 主要用于评定精神症状的有无及各项症状的严重程度；区分以阳性症状为主的Ⅰ型和以阴性症状为主的Ⅱ型精神分裂症。PANSS 由阳性症状 7 项、阴性症状 7 项和一般精神病理症状 16 项（共 30 项）及 3 个补充项目（评定攻击危险性）组成。主要适用于成年人，由经过训练的精神科医师对患者做精神检查，综合临床检查和知情人提供的有关信息进行评定。评定的时间范围通常指定为评定前 1 周内的全部信息，整个评定需 30～50 分钟。项目定义和评分标准：PANSS 的每个项目都有定义和具体的 7 级操作性评分标准。评分为：①无；②很轻；③轻；④中度；⑤偏重；⑥重度；⑦极重。各项的 1 分均定义为无症状或定义不适用于该患者；2 分均定义为症状可疑，或可能是正常范围的上限。具体项目为：P1. 妄想，P2. 概念紊乱（联想散漫），P3. 幻觉行为，P4. 兴奋，P5. 夸大，P6. 猜疑/被害，P7. 敌对性，N1. 情感迟钝，N2. 情绪退缩，N3.（情感）交流障碍，N4. 被动/淡漠所致社交退缩，N5. 抽象思维困难，N6. 交谈缺乏自发性和流畅性，N7. 刻板思维，G1. 关注身体健康，G2. 焦虑，G3. 自罪感，G4. 紧张，G5. 装相/作态，G6. 抑郁，G7. 动作迟缓，G8. 不合作，G9. 不寻常思维内容，G10. 定向障碍，G11. 注意障碍，G12. 判断和自知力缺乏，G13. 意志障碍，G14. 冲动控制障碍，G15. 先占观念，G16. 主动回避社交。PANSS 兼顾了精神分裂症的阳性症状和阴性症状及一般精神病理症状，较全面地反映了精神病理全貌。但因 PANSS 的项目数较多，评分标准规定详细，在提高量表品质的同时，影响了临床应用的便利性，不如 BPRS 方便。

第四节　急性短暂性精神病性障碍

急性短暂性精神病性障碍（acute and transient psychotic disorder）是一

类急性发作、病程短暂的精神病性综合征。其特点是：既往精神状况正常的个体在没有任何前驱期症状的情况下急性起病，在两周内达到疾病的顶峰状态，并通常伴有社会和职业功能的急剧恶化。症状包括妄想、幻觉、思维形式和结构障碍、困惑或意识模糊及情感与心境障碍，也可出现紧张症性精神运动性障碍。症状的性质与强度通常在每天之间甚至一天之内都有快速、明显的变化。ICD－11 的诊断要求为病程不超过 3 个月，大多持续数天到 1 个月。完全缓解后，个体能恢复到病前功能水平。但一般认为此类疾病不常见，多发生于 20 岁到 30 多岁的年轻人，女性多于男性。部分患者在疾病发作前有应激源。最明确的应激源是指在类似环境下对该文化处境中的大多数人构成应激反应的事件，如亲人亡故；非预期性地失去工作或婚姻；或战争、恐怖主义和严刑所致的心理创伤等。

案例 4

吴某，男，20 岁，因“发热伴精神异常 5 天、1 天前自杀”而入院。患者于半月前出现低热，怀疑自己感染新冠肺炎，整夜不睡，胡言乱语。家人将其送入医院就诊。测体温为 37.2℃，取咽拭子进行核酸检测，同时进行胸部 CT 检查。CT 示“左肺小结节灶”。当时诊断“上呼吸道感染”，不考虑肺炎诊断。但患者坚信自己得了肺炎。中午又与家人前往另一医院发热门诊就诊。期间患者突发情绪激动、胡言乱语，说“为什么别人没有得肺炎，只有自己得了，一定是有人要害我”。患者之后不吃不喝，时而喊叫、骂人，扔东西，患者从六楼阳台跳下，因楼下雨棚及晾衣栏杆缓冲，患者生命体征平稳，之后家属送入院。入院后，完善血常规、血生化及胸部 CT 检查，并请呼吸科、感染科会诊。患者外周血检测结果提示肌酸激酶 1236U/L，余未见明显异常。胸部 CT 结果示“左肺小结节灶”。呼吸科、感染科会诊后排除肺炎诊断。

临床诊断　急性短暂性精神病性障碍。

案例分析

【问题一】病程

1. 症状识别　患者急性起病，病程为 5 天，病前没有物质滥用史及精神疾病发作史，起病前有应激源，曾前往有新冠确诊病例的中风险区，起病后存在明显的疑病妄想，坚信自己得了新冠肺炎，虽然到不同的医疗机构进行核酸检测结果均为阴性，但患者仍不相信。情绪激越，行为紊乱，不吃不喝，自语乱语，行为冲动，不计后果，从6楼跳下。

2. 一般情况评估

（1）健康史：①评估患者的现病史，如有无物质滥用史、脑外伤史、应激源等；②熟悉急性短暂性精神病性障碍的发生、发展过程；③评估家族中有无其他精神障碍患者；④熟知患者病前性格特点等。

（2）生理状况：①评估患者的一般状况，包括患者生命体征、进食、体重、排泄、睡眠、大小便、皮肤、修饰、个人卫生是否正常；②患者意识状况如何，包括清晰度、意识范围、意识内容、定向力等；③生活自理能力。

（3）精神症状：①重点评估患者的思维情况，特别是了解其思维内容的障碍情况，如被害妄想、疑病妄想等；②了解患者感知觉情况，是否存在幻听、幻视、幻嗅；③评估行为活动意志异常，如兴奋、激越、焦虑、抑郁、恐惧、行为紊乱等；④危险性评估，是否存在冲动、自伤自杀、私逃等风险。

（4）心理和社会功能：①患者病前性格特点：如焦虑、胆小、冲动等；②支持系统，家庭成员对患者的照顾能力；③评估患者病前的社会交往能力如何。

（5）辅助检查：评估实验室及其他辅助检查，如血尿常规、生化检验、胸部X光、头部MRI等检查指标是否正常。汉密尔顿抑郁量表17项版（Hamilton depression scale－17 item，HAMD－17），精神症状的评估如阳性与阴性症状量表（positive and negative syndrome scale），汉密尔顿焦虑量表（Hamilton anxiety scale，HAMA）。

3. 护理风险评估

（1）生理及躯体评估：采用《日常生活能力评定量表》评估患者日常生活活动能力。患者得分为90分，属于轻度依赖。

（2）精神科护理风险评估

①攻击风险：采用《攻击风险因素评估量表》评估患者攻击风险

Ⅳ级（骂人、扔东西、情绪激动），风险等级为高风险。

②自杀、自伤风险：采用《自伤/自杀风险评估及护理干预记录表》评估患者的自杀风险，得分11分，存在自伤、自杀的风险。

③外走风险：采用《外走风险因素筛查表》评估患者外走风险，暂无风险。

4. 护理问题

（1）有自伤、自杀的风险：与精神症状所致的应激有关。

（2）有暴力行为的危险：对他人，与精神活动处于兴奋状态有关。

5. 护理措施

（1）环境安全：清除病房周围的危险物品，保证病房设施安全，营造安静、舒适的休息环境，减少对患者的刺激。

（2）患者安全：患者情绪不稳，行为冲动，应减少患者与其他患者的接触，避免起冲突。保证药物服下，并观察服药后的疗效和不良反应。患者出现冲动、自杀或扰乱医疗秩序时，若通过耐心劝说无效，在无其他可替代措施的情况下，遵医嘱实施保护性约束。

（3）工作人员安全：接触患者时注意方法和技巧，动态评估其风险情况，如患者出现双拳紧握、表情警惕、威胁言语、易激惹等症状时，需运用缓和技巧避免激化矛盾，及时通知主管医生前来处理。

（4）落实基础护理，保证患者的营养摄入，协助其做好生活料理。

【问题二】急性短暂性精神障碍的临床表现

患者通常在2周内或更短时间内出现急性的精神病状态，症状多变，每天之间甚至一天之内都有明显变化。表现为片断的妄想或幻觉，妄想和幻觉形式多种多样。患者亦可表现为言语和行为紊乱。情绪可表现为淡漠、迷惑恍惚、焦虑激越等。特征性的症状包括情绪的反复无常、行为紊乱或怪异行为、缄默不语或尖叫以及近事记忆受损。

【问题三】急性短暂性精神障碍的护理原则

急性短暂性精神病性障碍护理原则：①密切观察病情，动态评估患者的各种风险，落实针对性的护理措施。②脱离应激源，给予患者支持性的心理治疗。③做好用药护理，观察服药后的疗效及不良反应。

知识链接

难治性精神分裂症（treatment resistant schizophrenia，TRS）的概念至今尚未统一，目前国内外相对广泛接受的定义由 Kane 于 1996 年提出：过去 5 年内对 3 种剂量（相当于氯丙嗪 600mg/d）和疗程（8 周）适当的抗精神病药（3 种药物至少有 2 种化学结构是不同的）的治疗反应不佳或不能耐受其不良反应；即使充分地维持治疗，病情仍然复发或恶化者，称为 TRS。难治性精神分裂症的处理原则：①重新审查诊断是否正确、是否共患其他疾病、是否有持续的心理－社会应激源；②血药浓度是否在治疗范围；③重新梳理用药史，针对目标症状群制定新的治疗方案，维持一种积极的治疗态度；④配合心理－社会干预，如认知行为治疗等。

思考题

一、A1 型题（从以下 5 个备选答案中选出最佳的一项）

1. 精神分裂症患者的幻觉中，按不同的感觉器官分为多种，临床上精神科最常见的是（　　）

A. 幻嗅　　B. 幻听　　C. 幻视

D. 幻味　　E. 幻触

2. 当患者诉说有声音命令他去做某事时，这种症状是（　　）

A. 评论性幻听　　B. 议论性幻听　　C. 命令性幻听

D. 功能性幻听　　E. 被控制感

3. 患者坚信配偶出轨、对自己不忠诚是属于何种妄想（　　）

A. 嫉妒妄想　　B. 被害妄想　　C. 影响妄想

D. 夸大妄想　　E. 钟情妄想

4. 紧张性精神分裂症出现运动迟滞的典型表现有（　　）

A. 紧张害怕、不停踱步

B. 蜡样屈曲、空气枕头

C. 高声歌唱、行为做作

D. 多问少答、反应平淡

E. 自言自语、不知所云

5. 精神分裂症突出的感知障碍是（　　）

A. 幻觉　　B. 错觉　　C. 妄想

D. 感觉减退　　E. 感觉增强

6. 患者把衣服反着穿，表示自己是坦坦荡荡，这是何种障碍（　　）

A. 病理性象征性思维

B. 逻辑倒错性思维

C. 语词新作

D. 思维破裂

E. 思维插入

7. 以下哪项描述是分裂情感性障碍的临床表现（　　）

A. 以妄想症状为主

B. 以情绪高涨为主，伴随着夸大妄想

C. 以情绪低落为主，伴随着自罪妄想

D. 以思维障碍为主，较少出现情感障碍

E. 幻觉、妄想、躁狂、抑郁几乎同时存在或交替发生

8. 根据 DSM－5 的诊断标准，急性短暂性精神病性障碍的病程标准为（　　）

A. 1 天以上，1 周以内

B. 1 天以上，2 周以内

C. 1 天以上，3 周以内

D. 1 天以上，1 个月以内

E. 1 天以上，3 个月以内

9. 患者以系统性妄想为主要表现，幻觉症状不典型且较少出现，则属于以下何种精神分裂症（　　）

A. 妄想性障碍

B. 青春型精神分裂症

C. 单纯型精神分裂症

D. 偏执型精神分裂症

E. 未分化型精神分裂症

10. 严重自伤自杀倾向的患者的护理要点是（　　）

A. 带患者外出散心，分散注意力

B. 指责患者不要过于悲观，要面对困难

C. 安排患者和病友一起活动，转移注意力

D. 实施保护性约束，确保患者不伤害自身

E. 安置于监护室，保证患者 24 小时不离视线

11. 精神分裂症最有效的维持治疗是（　　）

A. 坚持服药

B. 长期住院

C. 居家并自行调药

D. 参加工作并自行减药

E. 坚持服药并参加工作

12. 精神分裂症的治疗手段主要是（　　）

A. 心理治疗

B. 手术治疗

C. 电痉挛治疗

D. 精神药物治疗

E. 精神康复治疗

13. 下列何种症状是精神分裂症的阴性症状（　　）

A. 被控制体验　　B. 情感淡漠　　C. 思维破裂

D. 被害妄想　　E. 幻觉

14. 精神分裂症的情感障碍主要表现为（　　）

A. 情感不稳　　B. 情感脆弱　　C. 情感高涨

D. 情感低落　　E. 情感不协调

15. 偏执型精神分裂症的妄想主题多为（　　）

A. 被害妄想　　B. 夸大妄想　　C. 疑病妄想

D. 影响妄想　　E. 贫穷妄想

16. 在缺乏相应的客观因素下，患者出现忐忑惶恐，坐立不安，精神十分紧张。这个症状为（　　）

A. 恐惧　　B. 焦虑　　C. 易激惹

D. 情绪不稳　　E. 情感低落

17. 对诊断精神分裂症最有意义的一组症状是（　　）

A. 思维迟缓，情绪低落，企图自杀

B. 反复出现强迫观念及症状

C. 情绪高涨，思维活动加速

D. 思维散漫，思维破裂

E. 思维敏捷，动作增多

18. 注意增强常见于（　　）

A. 青春型精神分裂症

B. 偏执型精神分裂症

C. 单纯型精神分裂症

D. 紧张型精神分裂症

E. 未分化型精神分裂症

19. 父母双方都为精神分裂症的子女比父母一方为此病的子女同病率高（　　）倍左右。

A. 1　　B. 2　　C. 3

D. 4　　E. 5

20. 精神分裂症急性期精神症状得到控制后，至少应连续（　　）周使用治疗量，以巩固疗效。

A. 2 周　　B. 3 周　　C. 4 周

D. 5 周　　E. 6 周

二、A2 型题（根据以下病历，选出最佳的选项）

1. 患者，女，28 岁，渐起出现行为怪异，思维混乱，医生询问患者是哪里人，患者称武陵山烧飞机，神仙吃马桶，太阳下飞雪，一会儿哈哈大笑。患者的临床表现属于是（　　）

A. 思维破裂　　B. 思维插入　　C. 思维中断

D. 思维化声　　E. 思维逻辑倒错

2. 患者，男，40 岁，称单位领导用射线控制他的思维，自己已经忍受一段时间了但领导仍然不罢休，变本加厉地不间断地使用射线控制他的心跳。此患者最有可能的表现是（　　）

A. 疑病妄想　　B. 物理妄想　　C. 被害妄想

D. 被洞悉感　　E. 释义妄想

3. 患者，男，出现被害症状5年，称经常听到有声音在耳边骂他，上周患者母亲去世后，患者表现情绪低落，渐起出现不语不动，最后发展为无法进食，只是躺在床上流泪。此患者目前的表现为（　　）

A. 木僵　　B. 懒散　　C. 运动迟滞

D. 行为退缩　　E. 行为紊乱

4. 患者入院后，医生询问其几岁了，回答“不知道”，又问是哪里人，回答“不知道”，再问家里有多少人，仍回答“不知道”，请问患者目前的表现属于（　　）

A. 思维缓慢　　B. 思维中断　　C. 思维贫乏

D. 重复言语　　E. 思维松弛

5. 医生询问患者，你出院后有何计划，患者回答要回学校读书，完成写了一半的毕业论文。患者突然停顿下来，几秒钟后，又称家人已经答应要带他出国旅游。患者此时的表现属于（　　）

A. 思维不连贯　　B. 思维黏滞　　C. 思维插入

D. 思维中断　　E. 思维云集

6. 患者入院后出现不语不动，躺在床上两眼望着天花板，抽走枕头后仍保持头部悬空，此患者最首优的护理措施是以下哪项（　　）

A. 光线柔和、温度适宜，房间物品简洁

B. 做好晨晚间护理，保持皮肤清洁

C. 居住在普通病房，保持安静

D. 可以经常翻动肢体，评估症状

E. 保证足够的饮食及营养供给

7. 患者，男，自幼自尊心强，在公司年会上被领导批评后出现行为紊乱，称自己是上帝之子、能力超群，还对空谩骂。被家人送入住院治疗2天后恢复正常。此患者最可能属于以下哪种疾病？（　　）

A. 急性短暂性精神病性障碍

B. 偏执型精神分裂症

C. 青春型精神分裂症

D. 分裂情感性障碍

E. 妄想性障碍

8. 患者坐在病床里一会儿满脸笑容，一会儿破口大骂，护士查房时询问患者怎么了，他称有人在耳边不停地说他的优点和缺点。此患者最可能的临床表现是（ ）

A. 幻视 B. 幻听 C. 幻觉

D. 思维插入 E. 思维化声

9. 患者在大厅中突然谩骂病友，情绪很激动，护士问其原因，回答“他处处针对我，我不管做什么，他都用轻视的眼光瞄我，时不时咳两声叫我不要说话，我受够他了”，这属于何种症状（ ）

A. 被害妄想 B. 夸大妄想 C. 被洞悉感

D. 关系妄想 E. 影响妄想

10. 患者称常听到耳边有两个声音跟她评论她的行为，刚刚吃饭的时候，他们又在评论她，一个说她太瘦了，应该多吃点，一个又说她太胖了，要节制一下饮食。这种症状最可能属于（ ）

A. 被动体验 B. 思维被广播 C. 议论性幻听

D. 评论性幻听 E. 命令性幻听

11. 患者入院后，常听到儿子在楼下叫她，跟她说要接她出院去喝早茶。患者多次询问护士手续是否办妥了。此患者存在的最大风险是（ ）

A. 擅自离院 B. 自伤自杀 C. 冲动伤人

D. 跌倒 E. 噎食

12. 患者说听到女儿叫她回家，现在已经是到医院门口了，纠缠护士快点帮她办理出院手续。此时护士应该怎么应对（ ）

A. 耐心倾听并表示理解其感受

B. 告诉其声音是假的

C. 将其进行保护性约束

D. 将其进行单间隔离

E. 忽视其任何要求

13. 患者在突然表现情绪激动，踢打房门，要求护士立刻叫家人过来接他出院，耐心劝说不听。如果你是当班护士，优先选择的处置措施

是（　　）

A. 分开安置其余患者

B. 通知家属来院安抚

C. 等待充足的人力支援

D. 即可实施保护性约束

E. 安抚患者，适当满足其要求

14. 患者称自己小时候偷过同学的橡皮，考试作弊，自己犯下的罪行天理难容。此患者最可能属于（　　）

A. 钟情妄想　　B. 自罪妄想　　C. 关系妄想

D. 影响妄想　　E. 自卑

15. 患者在住院时，丈夫来探视她时说女儿高考失利了，没能考上大学。这时患者哈哈大笑，开心地跟旁边的病友说“我女儿没考上大学”。此时患者的表现最可能属于（　　）

A. 情感高涨　　B. 情感淡漠　　C. 言语夸大

D. 思维奔逸　　E. 情感倒错

16. 某患者有被害妄想，认为饭中有毒而拒食，此时护士的正确做法是（　　）

A. 强行喂食

B. 给予插胃管

C. 与其他人一起进食

D. 告诉其食物很安全

E. 不勉强进食，等饥饿再进食

17. 与某患者交谈时，患者回答到：“二十二，二月初二生，二八月乱穿衣，衣服脏了没人洗，洗衣机是我买的，我属猴”你认为这个回答说明患者有下列何种症状（　　）

A. 思维散漫　　B. 思维破裂　　C. 音联意联

D. 强制性思维　　E. 象征性思维

18. 患者，女，35 岁，3 天来不吃饭，只喝水，说有人一直在告诉她饭里有毒，要求家人陪同去派出所报案，该患者的症状是（　　）

A. 感觉障碍　　B. 知觉障碍　　C. 思维奔逸

D. 被控制感　　　　E. 强制性思维

19. 患者，男，31 岁，首次发作诊断为精神分裂症，经药物治疗后症状缓解，自知力部分恢复，家属询问继续服药时间是（　　）

A. 医生指导下长期治疗

B. 医生指导下不少于 1 年

C. 医生指导下不少于 2 年

D. 医生指导下不少于 3 年

E. 医生指导下不少于 5 年

20. 某运动员近来越来越易激惹、情绪不稳，曾两次殴打对手被罚，他常闻到一股臭鸡蛋味。感觉“在梦里一样”，而且常破口大骂，此现象称为（　　）

A. 错觉　　　　B. 幻想　　　　C. 错钩

D. 虚构　　　　E. 嗅幻觉

三、A3 型题（从以下选项中选出每道题最佳的答案）

（1 ~3 题共用题干）

患者，男，43 岁，10 年前出现失眠，疑心，说别人在议论他。后发展为称隔壁邻居是日本间谍，在家中安装了监视器，想掌握他的一言一行，曾几次去找邻居说理。家人劝说不听，称家人联合外人害自己，常和家人起争执，甚至动手打人。

1. 该患者最有可能的诊断是（　　）

A. 青春型精神分裂症

B. 偏执型精神分裂症

C. 双相情感障碍

D. 抑郁障碍

E. 强迫症

2. 当患者称同病房的病友是间谍派来监视他时，护士应（　　）

A. 安排两人加强交流

B. 斥驳其的不正确想法

C. 分开安置，密切观察病情

D. 耐心解释，极力澄清

E. 让其认识到其行为的异常

3. 当患者与病友发生争执时，护士应该怎么处理（　　）

A. 分开安置，询问原因，做好疏导

B. 让他们尽情去吵，吵够了就解决

C. 告知主管医生，让医生去处理

D. 威胁他们，再吵就都锁起来

E. 两个都批评，各打五十大板

（4～6题共用题干）

刘某，男，30岁，未婚，于10天前因恋爱失败后出现自言自语，讲话语无伦次，期间有哭泣，“你不要走，我会改的”，有脱衣露体行为，拒绝进食。叫父母赶紧去提亲，家人不满足其要求则神情激动，谩骂、殴打家人。入院后患者仍表现情绪激动，对护理治疗不合作，无理要求多，不满足即打砸物品，威胁工作人员。经过治疗3天后患者恢复正常。

4. 此患者最有可能的诊断是（　　）

A. 妄想性障碍

B. 躁狂障碍发作

C. 抑郁障碍发作

D. 偏执型精神分裂症

E. 急性短暂性精神病性障碍

5. 此患者目前最主要的护理问题是（　　）

A. 擅自离院

B. 自伤自杀

C. 冲动伤人

D. 生活自理能力差

E. 营养摄入量不足

6. 假如你是当班护士，你接待此患者应该如何护理（　　）

A. 给予安抚，按医嘱实施保护性约束及用药护理

B. 组织其他病友一起去约束患者，保证安全

C. 安排在单人房间里，让其自行平复心情

D. 安排家属去劝说，让他们自行解决

E. 威胁其再不听话就把他锁起来

（7～9 题共用题干）

陈某，退休后一直闷闷不乐，常称“活着没意思”。认为自己是家庭和社会的累赘，自己犯了滔天大罪，也不愿意和亲戚朋友来往，有时和家人无理取闹，一会儿要住养老院，一会儿要住子女家，夜间睡眠差，昨日患者在女儿家，一腿伸在阳台外，欲从六楼跳下，被家人制止。随后患者又跑到轻轨站，想卧轨自杀，还大声喊：“我有精神病”。家人及时赶到，将患者带回家。因管理困难，将患者送入院。

7. 患者目前最主要的护理问题是（　　）

A. 跌倒　　B. 外走　　C. 自伤自杀

D. 冲动伤人　　E. 生活自理能力差

8. 护理此患者时，以下哪个选项最合适（　　）

A. 安排护工带其外出活动

B. 安置在单人房间自行反思

C. 告知要看开点，不要再这样颓废

D. 落实防护措施，予以保护性约束

E. 做好风险评估，确保在护士视线内

9. 当患者的病情好转，准备出院时，下面哪项健康宣教不合适（　　）

A. 出院后可以停药

B. 按医嘱坚持服药

C. 养成规律良好的生活作息

D. 正确认识疾病，心态要乐观

E. 出现心情低落、失眠及时就医

四、A4 型题（从以下选项中选出每道题最佳的答案）

（1～3 题共用题干）

患者 3 年前无明显原因出现精神异常，主要表现自语、自笑，称有人追杀他，自己死了才能救家人，夜间无故走来走去。一周前病情加重，出现听到有声音叫他去跳楼、割颈，被父亲阻止，送入医院。

1. 根据题目该患者可能存在的精神科症状是（　　）

A. 命令性幻听　　B. 评论性幻听　　C. 关系妄想

D. 罪恶妄想　　E. 被控制感

2. 该患者有何风险？（　　）

A. 外走风险　　B. 攻击风险　　C. 自伤的风险

D. 噎食的风险　　E. 跌倒的风险

3. 针对患者的现阶段精神行为，护士应该怎么做？（　　）

A. 矫正其不良认知

B. 告知患者是幻觉

C. 患者可以随意活动

D. 评估患者风险，加强监管

E. 做好安抚工作，让其独处

（4～6题共用题干）

患者在一次会议上与领导发生口角，被领导批评后渐起凭空闻声，称一个人的时候听到领导跟他讲话。他性格变得多疑，认为领导处处针对他，只要自己有点小过错，领导看他的眼神都怪怪的，在他背后使“小辫子”。患者工作能力如常，与其他同事相处尚可，后因与领导难以相处而调离至其他部门，但仍觉得原部门领导针对他，只要工作不顺心就去找原部门领导吵架。在多次与原部门领导发生争执甚至肢体冲突后，被单位通知家属带患者入院治疗。

4. 此患者最可能的临床诊断是（　　）

A. 被害妄想　　B. 钟情妄想　　C. 关系妄想

D. 妄想性障碍　　E. 偏执型精神分裂症

5. 以下症状哪项是此疾病的临床特征（　　）

A. 妄想形式各异比较固定

B. 妄想形式各异不固定

C. 发展不符合逻辑

D. 没有现实基础

E. 内容荒谬离奇

6. 妄想症状的首优心理护理要点是（　　）

A. 安抚　　B. 解释　　C. 鼓励
D. 教育　　E. 共情

（7~9 题共用题干）

患者，女，于6年前由于离婚逐渐出现精神异常，主要表现为失眠，疑心，别人说话认为是在议论她，经常面对墙壁自言自语，有时听见外边有声音，认为是别人开始说她坏话。一周前，患者母亲去世后，出现心情低落，自言自语，担心害怕而不敢出门。进而出现四肢僵硬，生活不能自理，不语不动，骶尾部皮肤出现溃烂，进食差，夜间睡眠差，情绪悲观，称要随母亲而去。家属难以管理而送入医院治疗。

7. 患者此时最符合的临床表现是（　　）

A. 紧张性木僵　　B. 行为紊乱　　C. 焦虑
D. 紧张　　E. 抑郁

8. 护士应该如何护理此患者（　　）

A. 必要时可遵医嘱给予静脉输液或鼻饲治疗
B. 尽量单人居住或专人看护，环境应安全
C. 房间无危险物品，防止其他人干扰和伤害
D. 定时翻身，做好皮肤护理，保持皮肤清洁干燥
E. 以上措施都是

9. 使用《患者压力性损伤风险评估与预防记录》评估 Braden 分值为12分，作为当班护士，应该如何护理患者（　　）

A. 做好知情告知，有发生压力性损伤危险
B. 床头挂“防压力性损伤”警示标志
C. 每天定时检查皮肤，床旁交接班
D. 波浪床/水垫/翻身枕
E. 以上措施都是

参考答案

A1 型题

1. B　2. C　3. A　4. B　5. A　6. A　7. E　8. D　9. A　10. E　11. E　12. D　13. B　14. E　15. A　16. B　17. D　18. B　19. A　20. C

A2 型题

1. A　2. B　3. A　4. C　5. D　6. E　7. A　8. B　9. D　10. C　11. A　12. A　13. E　14. B　15. E　16. C　17. C　18. D　19. B　20. E

A3 型题

1. B　2. C　3. A　4. E　5. C　6. A　7. C　8. E　9. A

A4 型题

1. A　2. C　3. D　4. D　5. A　6. E　7. A　8. E　9. E

（肖爱祥　王绍礼　陈晨）

第三章　情感性精神障碍患者的护理

第一节　双相情感障碍，目前为不伴有精神病性症状的躁狂发作

双相障碍（bipolar disorder，BD）也称双相情感障碍，通常是指临床上既有躁狂或轻躁狂发作又有抑郁发作的一类心境障碍。临床特点是反复（至少两次）出现心境和活动水平的明显改变，有时表现为情绪低落、思维迟缓和意志活动减退，有时表现为情感高涨、思维奔逸和意志行为增强。最典型的形式是躁狂和抑郁交替发作，发作间期通常完全缓解。

双相障碍的亚型有：①目前为轻躁狂；②目前为不伴精神病性症状的躁狂发作；③目前为伴精神病性症状的躁狂发作；④目前为轻度或中度抑郁；⑤目前为不伴精神病性症状的重度抑郁发作；⑥目前为伴精神病性症状的重度抑郁发作；⑦目前为混合性发作；⑧目前为缓解状态。

双相情感障碍，目前为不伴精神病性症状的躁狂发作，是心境障碍的一种表现形式，是以情感高涨、思维奔逸和意志行为增强为主要症状，发作持续1周以上，既往有过一次（多次）其他情感（障碍）发作，但不伴有幻觉、妄想等精神病性症状。

案例1

病程1　患者，女，19岁，大专在读，1年前患者无明显诱因出现情绪低落，对周围事物提不起兴趣，不愿说话，感觉自己的脑子好像生锈的机器转得很慢，生活懒散，不注意个人仪表，不想上学，也不愿与同学、亲友等接触，未入院进行治疗渐好转。两周前患者因为谈恋爱的事情和父母吵了一架，近两周来，情绪异常愉悦，整天兴高采烈，喜

欢逛街购物，乱花钱，买些不实用的东西，打扮花哨一改以往。话多，讲话时语速快，语量比平时明显增多，滔滔不绝，对看见的每一件事都高谈阔论，自我感觉良好，认为自己才华横溢，称最近火爆的《独行月球》她是制片人、编导。她每天忙东忙西的，晚上忙忙碌碌到后半夜，每日睡眠约3小时，但第二天患者仍精力旺盛，仿佛有用不完的精力。家人感觉其与平常不一样而且难以管理遂将其送入院。

患者平时性格内向，否认既往有脑外伤、脑炎，否认患过其他重大躯体疾病。孕期及出生时无特殊。体格检查包括神经系统检查未见阳性体征。

病程2 患者服饰不整，进入病房后丝毫不当成是住院，说是来疗养的。蹦蹦跳跳地跑来跑去，很热情地与医生、护士打招呼。说话幽默，不时引起围观病友哈哈大笑。说自己家很富有，亲戚都“有钱有势”，自己将来想干什么就能干什么。自诉脑子特别灵活，心情特别愉快，头脑中有什么想法就要说出来，自感脑子与嘴巴在比赛。在病房指手画脚，频频提出不合理要求，因为别人动了她刷牙的杯子而大发脾气，拍桌子骂人。用餐时间说自己忙，没时间用餐，但有时抢夺他人食物；夜间睡眠很少，不停走动，称“自己马上就要出重大成果了，不能睡”。否认有病，称“不愿意来医院，是父母怕自己太出名了来这里避一避”。

实验室检查：入院时血常规、肝肾功能、心电图、脑电图及T_3、T_4结果均在正常范围内。

案例分析

【问题一】病程1

该患者1年前出现了典型的抑郁发作的“三低”症状：①情绪低落：对周围的任何事情都提不起兴趣，不愿说话。②思维迟缓：感觉自己的脑子好像生锈的机器转的很慢。③意志行为减退：生活懒散，不注意个人仪表，不想上学，也不愿与同学、亲友等接触。近两周出现了典型的躁狂“三高”症状：①情感高涨：情绪异常愉悦，整天兴高采烈。②思维奔逸：话多，讲话时语速快，语量比平时明显增多，滔滔不绝，对看见的每一件事都高谈阔论。③意志活动增强：忙东忙西的，每天晚上忙忙碌碌到后半夜，每日睡眠约 3 小时，但第二天患者仍精力旺盛，仿佛有用不完的精力；同时伴有自我感觉良好，自我评价高。从以上可以分析此患者符合双相情感障碍诊断。

【问题二】病程 2

1. 临床表现

（1）患者情绪高涨持续两周，到医院后蹦蹦跳跳，很热情地与医护人员打招呼，心情愉快；易激惹：在病房指手画脚，频频提出不合理要求，因为别人动了她刷牙的杯子而大发脾气，拍桌子骂人。

（2）思维奔逸：头脑中有什么想法就要说出来，自感脑子与嘴巴在比赛。

（3）意志活动增强：夜间睡眠很少，不停走动。

（4）自我评价过高或夸大：说自己家里富有，亲戚有钱有势，自己想干什么就能干成什么，认为自己很出名。

2. 护理评估

（1）生理及躯体评估

①日常生活能力：采用《Barthel 指数评定量表》评估患者日常生活活动能力。患者为轻度依赖。

②营养筛查：采用《住院患者营养风险筛查表》评估患者营养风险状况，患者不存在营养风险问题。

③跌倒风险：采用《Morse 跌倒风险评估量表》评估患者存在跌倒低度风险。

④压力性损伤：采用《Norton 压力性损伤风险评估量表》评估患者压力性损伤风险，无压力性损伤的风险。

⑤噎食风险：采用《住院精神疾病患者噎食风险评估表》评估患者噎食风险，患者表现兴奋、话多、抢夺别人食物，评估有轻度噎食风险。

（2）精神科护理风险评估

①攻击风险：采用《攻击风险因素评估表》评估患者攻击风险Ⅲ级（双相障碍患者，骂人，拍桌子）。

②外走风险：采用《外走危险因素筛查表》评估患者出走风险，风险等级为轻度。

③自杀自伤风险：采用《护士用自杀风险评估量表》评估患者的自杀风险，为低风险。

3. 护理问题/诊断

（1）有暴力行为的危险：与情绪不稳、易激惹有关。

（2）有外走的风险：与患者否认有病不安心住院有关。

（3）睡眠型态紊乱：与疾病影响导致睡眠需求减少有关。

（4）有受伤的危险：与服用抗精神病药物有关。

（5）不合作：与无自知力、否认有病有关。

（6）知识缺乏：与未受过相关教育有关。

4. 护理措施

（1）一般护理：保证足够的营养、休息和卫生；减少外界刺激因素，保护患者避免破坏性的行为伤害自己或他人；有效控制患者的冲动行为；维持患者的身心完整；提高患者的社会支持；指导患者学习有关药物知识。

（2）生理护理：①提供一个安静的病室环境。室内物品力求简单，注意室内物品颜色淡雅、整洁，可帮助患者安定情绪。②保证足够营养和水分。患者活动增加，体力消耗大，容易造成水分和营养的不足，因此补充水和营养，加强个人卫生，保证充分休息是非常必要的。为患者提供高热量、高营养、易消化的食物，定时、定量督促患者饮水。③保证休息与睡眠。患者活动过度，睡眠需要减少，对环境又很敏感，常常入睡困难。因此护士需为患者提供安静的环境，适当陪伴患者，遵医嘱给予适当的镇静药物。④协助患者料理个人卫生，保持衣着整洁。

（3）治疗护理：患者常不承认有病，拒绝服药。有的过度兴奋，对治疗不合作，护士需督促和保证药物治疗的顺利完成，并对患者进行用药知识健康宣教，并观察药物疗效及不良反应。教会患者常见不良反应的应对措施。

（4）心理护理：①建立良好的护患关系：尊重、关心患者是建立良好关系的基础，护理人员应以平静、温和、诚恳、稳重以及坚定的态度接纳患者。②分析患者合理与不合理的要求，适当满足合理要求，应用叙事护理技术看到患者不合理要求背后合理的一面，给予心理疏导。③不采取强制性语言和措施，对其过激言行不辩论，应因势利导，鼓励患者按可控制和可接受的方式表达与宣泄激动和愤怒。引导患者参与他喜爱的活动，如简单的手工操作、文体活动、整理居室等，并给予恰当的肯定和鼓励，既增强患者的自尊，又使患者过盛的精力得以自然疏泄。④观察患者的情绪变化，识别攻击行为先兆，恰当使用缓和激化技术进行化解。一旦发生冲动攻击行为，应尽快控制场面，当难以制止冲动时，可遵医嘱使用隔离或保护约束措施，并做好约束后护理。

（5）安全护理：服药后要密切观察患者有无药物副作用，为患者宣教预防跌倒，嘱患者掌握并落实起床的三个“半分钟”，穿合适的裤子和鞋，预防跌倒的发生。及时与患者沟通，了解患者的心理动态，外出检查前做好外走风险评估，若处于高风险，可暂缓外出检查或采用合适的转运工具，做好人力安排，确保患者外出安全。

【问题三】临床表现

1. 情感高涨　躁狂发作的主要原发症状为心境或情感高涨。最特征的表现是患者自我感觉良好，情绪高涨，整日兴高采烈，不知疲倦，常自觉非常愉快，具有感染力。

2. 情绪易激惹　表现为对周围的人充满敌意，往往因为一件小事而大发雷霆，甚至出现攻击行为。症状较轻时不易被识别，因此患者身边的亲人应当多加警惕。

3. 思维奔逸　躁狂发作的患者联想速度加快，才思如泉涌，内容丰富多变，自觉头脑变得聪明，反应敏捷。表现在语言活动上的症状为语量增多，语速加快并且会出现信口开河，讲话时手舞足蹈、夸夸其谈。但患者思维易受到环境影响而转移，导致讲话主题会很快转变，即出现“意念飘忽”。

4. 意志行为增强　患者可出现精神运动性兴奋，且多为行为与外界相协调。患者精力充沛，自觉有用不完的精力，因而出现活动量增多。患者还自觉精力旺盛，无疲倦感；兴趣范围广，关心的事物变多，整日忙碌但多虎头蛇尾。随着病情加重，患者的自控能力可能会下降，甚至出现破坏性或攻击性行为。

5. 夸大观念及夸大妄想 在躁狂发作时、患者在心境高涨的背景上常出现夸大观念，可以表现在患者生活中的财富、身份、地位、学识等各个方面，严重时可以达到妄想的程度。

6. 生物学症状 可有睡眠需求减少、无困倦感、食欲增强、性欲亢进等。

【问题四】护理评估

1. 一般情况评估

（1）健康史：①评估患者的现病史，如有无其他躯体疾病；②评估家族中有无其他精神障碍患者；③了解既往史及身体发育状况；④熟知患者既往药物治疗的具体情况，如有无不良反应等。

（2）生理状况：评估患者的一般状况，包括患者生命体征、营养、进食、排泄、睡眠、大小便、皮肤、修饰、个人卫生是否正常。

2. 精神症状评估

（1）评估患者感知觉有无障碍。

（2）评估有无思维内容障碍，如妄想等。

（3）评估记忆力、注意力、自知力的情况。

（4）评估计算能力、智能障碍程度。

（5）患者人格是否有明显改变。

（6）情感活动和行为是否异常，如激惹、欣快等。

3. 心理和社会功能评估

（1）评估患者的个性特征、兴趣爱好、生活方式、学习、工作、社交能力，对自身患病的态度，病前有无发生严重的生活事件，患者的反应如何。

（2）评估患者家庭经济状况及支持系统，家属的护理能力和照顾患者的意愿，家属情绪状况等。

（3）评估患者社会功能，如职业、工作环境等，社区防治机构的具体情况。

4. 辅助检查 评估实验室及其他辅助检查，如脑电图检查、头部

MRI、胸部 CT、心电图、血常规、尿常规、便常规、血生化、头颅 CT、腹部彩超、心脏彩超、甲亢检查指标是否正常。

【问题五】诊断标准

（1）情感明显高涨，兴高采烈，易激惹，对个体来讲已属肯定的异常。此种情感变化必须突出且至少持续 1 周（若严重到需要住院则不受此限）。

（2）至少具有以下三条（如果情感仅表现为易激惹，则需有四条），导致对日常个人功能的严重影响。①活动增多或坐立不安。②言语增多。③观念飘忽或思想奔逸的主观体验。④正常的社会约束力丧失，以致行为与环境不协调和行为出格。⑤睡眠需要减少。⑥自我评价过高或夸大。⑦随情境转移或活动和计划不断改变。⑧愚蠢鲁莽的行为，如挥霍、愚蠢的打算、鲁莽的开车，或者不认识这些行为的危险性。⑨明显的性功能亢进或性行为失检点。

（3）无幻觉或妄想，但可能发生感知觉障碍，如过分敏感、感到色彩格外鲜艳等。

（4）发作不是由于酒精或药物滥用、内分泌障碍、药物治疗或任何器质性精神障碍所致。

【问题六】药物治疗原则

护士应了解该病的药物治疗原则，以便对患者进行药物知识的宣教。双相障碍的治疗应遵循以下原则。

1. 综合治疗原则　应采取精神药物治疗、物理治疗（电休克治疗或改良电休克治疗）、心理治疗（包括家庭治疗）和危机干预等，其目的在于提高疗效、改善依从性、预防复发和自杀、改善社会功能及更好提高患者生活质量。

2. 个体化治疗原则　个体对精神药物治疗的反应存在很大差异，制订治疗方案时需要考虑患者性别、年龄、主要症状、躯体情况、是否合并使用药物、首发或复发、既往治疗史等多方面因素，选择合适的药物。同时，治疗过程中需要密切观察治疗反应、不良反应以及可能出现的药物相互作用等，并及时调整，提高患者的耐受性和依从性。

3. 长期治疗原则　双相障碍几乎终生以循环方式反复发作，应坚持长期治疗原则。治疗可分为三个阶段，即急性治疗期、巩固治疗期和维持治疗期。

4. 心境稳定剂为基础治疗原则 不论双相障碍为何种临床类型，都必须以心境稳定剂为主要治疗药物。双相障碍抑郁发作时，在使用心境稳定剂的基础上可谨慎使用抗抑郁药物，特别是具有同时作用于5-HT和NE的药物。

5. 联合用药治疗原则 根据病情需要可及时联合用药。药物联用方式有两种或多种，心境稳定剂联合使用，心境稳定剂与苯二氮䓬类药物、抗精神病药物、抗抑郁药物联合使用。在联合用药时应密切观察药物不良反应、药物相互作用，并进行血药浓度监测。

6. 定期检测血药浓度原则 锂盐的治疗剂量和中毒剂量接近，应定期对血锂进行动态监测。

知识扩展

血锂浓度与锂盐过量、中毒

由于锂盐的治疗量和中毒量较接近，应对锂盐浓度进行监测。急性期治疗的血锂浓度为0.6～1.2mmol/L，维持治疗的血锂浓度为0.5～0.8mmol/L。1.4mmol/L视为有效浓度的上限，老年患者的治疗血锂浓度以不超过1.0mmol/L为宜。锂盐过量中毒指当血锂浓度达到或超过1.5mmol/L时所出现的程度不等的中毒症状。早期表现为不良反应加重，如频发的呕吐和腹泻、无力、淡漠，肢体震颤由细小变得粗大，反射亢进。血锂浓度2.0mmol/L以上可出现严重中毒，表现为意识模糊、共济失调、吐字不清、癫痫发作乃至昏迷，应立即停药，清除过多的锂，如洗胃、输液，矫正脱水，维持适当体液和电解质平衡。严重中毒可用血液透析。

第二节 双相情感障碍，目前为伴有精神病性症状的躁狂发作

双相情感障碍，目前为伴有精神病性症状的躁狂发作，是心境障碍

的一种表现形式，是以情感高涨、意志行为增强及思维奔逸为主要症状，发作持续1周以上，既往有过一次（多次）其他情感（障碍）发作，同时伴有不典型的幻觉和妄想等精神病性症状的疾病。

案例2

汪某，女，32岁，已婚，干部。平素内向，做事稳重得体，与同事、领导相处关系好。一年前与家人生气后表现情绪低、觉得活着没意思，未治疗自行好转。20天前与领导吵架后突然话多、兴奋，晚上睡眠时间减少。半个月前，彻夜不眠，认为自己能力非凡，说领导故意排挤她，有人要害她，现在自己已经失去了自由，有人在家里装了监视器，感到恐惧、害怕。家人认为其有精神病，要求其去就诊。患者自认为没病，认为家人是受了他人的指使，自己不得已而为之，摔东西发泄情绪。入院后体格检查：未见明显异常。精神检查：主动与医生交谈，检查基本合作，坚信家里已经有人监视，诉有人要害她，认为自己未来能干大事，情感高涨，言语多，兴奋，并且说“三十八，人要发”，今日住院“儿子以后也会一辈子顺利”，做事不顾后果，行为冲动，不服从管理，无自知力。

案例分析

【问题一】病程

1. 症状识别 患者意识清楚，定向力完成，接触交谈尚合作。存在如下症状：①夸大妄想、被害妄想等精神病性症状，如“认为自己能力非凡，未来能干大事。向中央纪委写信说单位领导有经济问题，说领导故意排挤她，有人要害她，自己已经失去了自由，有人在家里装了监视器，坚信家里已经有人监视，感到恐惧、害怕”等。睡眠障碍：如“兴奋，晚上睡眠时间减少，半个月前彻夜不眠”。②情感高涨：精神运动性兴奋、话多；③思维奔逸，并出现音联、意联，说“三十八，人要发”，“今日住院，儿子以后也会一辈子顺利”等。④意志活动增强，做事不顾后果，行为冲动，摔东西发泄情绪，不服从管理，无自知力。一年前曾有抑郁表现，如情绪低、消极悲观，觉得活着没意思等。

2. 护理评估

（1）攻击风险：Ⅲ级（易激惹，毁物史，非自愿住院）。

（2）自伤自杀风险：1分，轻度（存在被害妄想）。

（3）外走风险：3分，存在外走风险（受妄想症状支配，无自知力）。

（4）其他：自理缺陷无，噎食风险无，压力性损伤风险无，跌倒风险无。

3. 护理问题/诊断

（1）有暴力行为的危险：与情绪不稳、易激惹，存在关系及被害妄想有关。

（2）有自伤自杀的危险：与存在被害妄想、缺乏疾病应对方式有关。

（3）有走失的风险：与无自知力有关。

（4）睡眠型态紊乱：与疾病影响导致睡眠需求减少有关。

（5）个人应对无效：与存在关系及被害妄想影响有关。

（6）知识缺乏：与缺乏相关疾病知识有关。

4. 护理措施

（1）一般护理：保证充足的营养、休息和卫生，做好生活护理；减少外界刺激因素，保护患者避免破坏性的行为伤害自己或他人；有效控制患者的冲动行为；维持患者良好的身心状态；提高患者的社会支持；指导患者学习有关药物知识。

（2）睡眠护理：保证患者充足的睡眠，为患者提供安静的睡眠环境，按时按量服药，做好睡眠健康教育，必要时遵医嘱给予适当的镇静催眠药物。

（3）预防攻击行为：患者情感高涨，情绪易激惹，行为冲动，应做好预防措施。①与患者建立良好的信任关系，接触患者要态度和蔼、耐心。②评估患者的精神症状及对患者的影响，明确风险程度，安置于重点病室，床头悬挂警示标识。③加强危险物品管理，与其他冲动或易激惹的患者分开安置。④注意言语沟通技巧，不用刺激性言语激惹患者，当患者言语辱骂其他患者时要及时制止，应用缓和激化技术化解矛盾，并做好其他患者安抚工作。⑤掌握患者冲动行为发生的征兆，加以预防。一旦发生冲动行为，及时控制场面，在无可替代措施的情况下，遵医嘱实施保护性约束。做好约束后护理。

（4）预防出走行为：患者无自知力，否认有病，存在外走风险，应进行预防。①严密监护患者，外出检查、治疗、活动时要有护士陪同。②了解患者心理变化，严格交接班。③讲解住院治疗的必要性和私自离院的危害。④丰富患者住院生活，加强对疾病健康宣教，做好心理护理。

（5）预防自杀自伤：①严格交接班，随时清除危险物品。②向患者讲解疾病知识，指导其学会正确的应对方式。③做好心理护理，发现患者兴趣爱好，增强其自信心。

（6）预防受伤：患者服用抗精神病及抗躁狂药物，可能出现头晕、嗜睡、锥体外系等不良反应，应采取措施预防跌倒及受伤。①观察服药后不良反应，嘱患者服药后勿剧烈活动，一旦出现头晕等不适应就地扶物站立或坐下，并立即呼叫工作人员。患者夜间如厕时是跌倒的高风险时段，护士应特别关注。②保持地面干燥、防滑、无障碍物。③教会患者保护自己，防止受伤的方法。

（7）治疗护理：患者常不承认有病，拒绝服药。有的过度兴奋，对治疗不合作，护士需督促和保证药物治疗的顺利完成。了解患者所服药物的名称及剂量，并观察药物疗效及不良反应。

（8）心理护理：①建立良好的护患关系：尊重、关心患者是建立良好关系的基础，护理人员应以平静、温和、诚恳、稳重以及坚定的态度接纳患者。②分析患者合理与不合理要求，适当满足合理要求。应用叙事护理技术看到患者不合理要求背后合理的一面，给予心理疏导。③不采取强制性语言和措施，对其过激言行不辩论，应因势利导，鼓励患者按可控制和可接受的方式表达与宣泄激动和愤怒。引导患者参与他喜爱的活动，如简单的手工操作、文体活动、整理居室等，并给予恰当的肯定和鼓励，既增强患者的自尊，又使患者过盛的精力得以自然疏泄。④观察患者的情绪变化，识别攻击行为先兆，恰当使用缓和激化技术进行化解。一旦发生冲动攻击行为，应尽快控制场面，当难以制止冲动时，可遵医嘱使用隔离或保护约束措施，并做好约束后护理。

【问题二】临床表现

躁狂发作（manic attack）以出现情绪显著而持久的高涨为基本临

床表现，伴有相应的思维和行为改变，有反复发作的倾向，间歇期完全缓解。大多数为急性或亚急性起病，好发季节为春末夏初。典型躁狂发作的临床特征是患者情绪高涨，与所处的境遇不相称。严重者可出现与情绪协调的幻觉、妄想等精神病性症状。病程至少持续 1 周。

临床表现以情感高涨、思维奔逸、意志行为增强“三高”症状为特征外，还伴随有以下表现。

1. 生理症状 表现为睡眠减少或根本不睡觉，而患者仍然会感到已经休息好了。而睡眠减少或不睡又可加重躁狂症状。睡眠减少有可能是躁狂发作的前兆。患者可有交感神经功能兴奋症状，如面色红润，双眼炯炯有神，心率加快，瞳孔扩大等。食欲亢进，甚至暴饮暴食，或因过于忙碌而进食不规则，加上过度消耗引起体重下降。不过患者由于自我感觉良好而较少诉说躯体不适。

2. 精神病性症状 躁狂患者伴精神病性症状，常见的有夸大妄想、被害妄想及关系妄想等，幻觉相对少且短暂。妄想的内容与情绪状态一致，患者往往自我评价过高，一般为夸大妄想和被害妄想。患者的思维内容是情绪高涨的反映，表现出自我评价过高和野心勃勃，对自己的能力、健康或社会地位估计过高。患者夸大的特点可具有妄想的性质，坚信自己拥有超人的健康，正在执行某些特殊的使命，是皇室的后裔，是著名领袖、政治家、宗教领袖甚至神灵等，或者自己与这些伟人有不同寻常的关系。

3. 其他症状 躁狂发作时，患者的主动和被动注意力均有增强，但均不能持久，思维和行为容易被噪声等外界环境的变化所干扰。在急性发作期，这种随境转移的症状最为明显。患者的随境转移可引起遗忘，因此而怀疑别人拿走自己的东西等。在发作极为严重时，患者呈极度的兴奋躁动状态，可有短暂、片段的幻听，行为紊乱而毫无目的指向，并伴有冲动行为。患者还可出现意识障碍，同时有错觉、幻觉及思维不连贯等症状，此时称为谵妄性躁狂（delirious mania）。

老年躁狂患者表现为典型情绪高涨的较少，主要表现为易激惹，狂妄自大，有夸大观念及妄想，言语增多，常较啰唆，可有攻击行为，但意念飘忽和性欲亢进等症状较为少见，病程较为迁延。

【问题三】护理评估

1. 一般情况评估

（1）健康史：①评估患者的现病史，如有其他躯体疾病；②熟悉原发疾病的进展情况及精神障碍的伴发情况；评估患者的生长发育史；③评估家族中有无其他精神障碍患者；④熟知患者药物治疗的具体情况，如效果如何、有无不良反应等。

（2）生理状况：①评估患者的一般状况，包括患者生命体征、营养、进食、排泄、睡眠、大小便、皮肤、修饰、个人卫生是否正常；②患者意识状况，如清晰度、意识范围、意识内容、定向力等；③自理活动是否受限，步态及行走方式等。

2. 精神症状评估

（1）评估患者有无定向力障碍或自知力缺损。

（2）有无幻觉、妄想等精神症状。

（3）有无情绪不稳、言行异常等行为。

（4）情感活动和行为是否异常，如情绪的波动、激惹、欣快、焦虑、抑郁睡眠障碍等。

（5）患者人格是否有明显改变。

3. 心理和社会功能评估

（1）评估患者的个性特征、兴趣爱好、生活方式、学习、工作、社交能力，对自身患病的态度，病前有无发生严重的生活事件，患者的反应如何。

（2）评估患者家庭经济状况及支持系统，家属的护理能力和照顾患者的意愿，家属情绪状况等。

（3）评估患者社会功能，如职业、工作环境等，社区防治机构的具体情况。

4. 辅助检查　评估实验室及其他辅助检查，如给予心电图、脑电图、甲亢、血常规、尿常规、便常规、血生化、头颅CT、腹部彩超、心脏彩超、胸部正侧位片等，了解各项指标有无异常。心理学检查如躁狂量表、阳性症状量表评定对双相情感障碍，目前为伴有精神病性症状的躁狂发作的评估具有特异性。

【问题四】诊断标准

双相情感障碍，目前为伴有精神病性症状的躁狂发作诊断要点如下所述。

（1）目前发作必须符合伴精神病性症状的躁狂发作的标准；以及过去必须至少有一次其他情感发作（轻躁狂、躁狂、抑郁或混合性）。

（2）发作不同时符合精神分裂症或分裂情感障碍躁狂型的标准。存在妄想和幻觉，但不应有典型精神分裂症的幻觉和妄想（即不包括完全不可能或与文化不相应的妄想，不包括对患者进行跟踪性评论的幻听或第三人称的幻听）。

（3）除外：发作不是由于精神活性物质使用或任何器质性情感障碍所致。

【问题六】药物治疗原则

护士应了解该病的药物治疗原则，以便对患者进行药物知识的宣教。双相障碍的治疗应遵循以下原则。

1. 安全原则 药物治疗必须在保证患者安全的情况下进行。

2. 共同参与原则 双相情感障碍治疗的成功，既需要精神科医师、护士、心理治疗师、临床药师等专业人士的通力合作，也需要患者、患者家属的配合。在患者同意的基础上，让双方共同参与治疗过程，可以取得更好效果。

3. 联合用药原则 对严重兴奋、激惹、攻击或伴有精神病性症状的急性躁狂患者：治疗早期可短期联用抗精神病药物，对伴有精神病性症状的急性躁狂患者需要较长时间连用抗精神病药物。第一代抗精神病药物氯丙嗪和氟哌啶醇，能较快地控制精神运动性兴奋和精神病性症状，疗效较好，但有诱发抑郁发作的可能，应尽量选择第二代抗精神病药物。第二代抗精神病药物喹硫平、奥氮平、利培酮、氯氮平等均能有效地控制躁狂发作，疗效较好。在所有抗精神病药物应用于急性躁狂发作的研究中，奥氮平治疗躁狂及混合发作的疗效优于安慰剂，与锂盐、氟哌啶醇、丙戊酸钠疗效相当，而奥氮平联合锂盐或丙戊酸盐的疗效更佳。但要注意过度镇静、体位性低血压、体重增加和糖脂代谢异常等问题。其他第二代抗精神病药物，如齐拉西酮、阿立哌唑等也能有效地控制躁狂发作的兴奋症状。氯氮平虽对急性躁狂发作的疗效显著，但由于易发生严重不良事件（如粒细胞缺乏、抽搐发作等），氯氮平和碳酸锂合并治疗可用于难治性躁狂发作。

第三节　双相情感障碍，目前为不伴有精神病性症状的抑郁发作

双相情感障碍（bipolar disorder，BPD）指既有躁狂或轻躁狂发作，又有抑郁发作的一类心境障碍。常见合并焦虑相关症状及合并物质滥用，也可出现幻觉、妄想、紧张症状等精神病性症状。抑郁发作以显著而持久的情感低落为主要表现，伴有兴趣缺乏、快感缺失、思维迟缓、意志活动减少、精神运动性迟滞或激越、自责自罪、自杀观念和行为、早醒、食欲减退、体重下降、性欲减退、抑郁心境晨重晚轻的节律改变等。多数患者的思维和行为异常与高涨或低落的心境相协调。

案例3

病程1　患者，男，18岁，高三学生。2017年10月无明显诱因出现兴奋话多，睡眠减少，自感能力强，持续3天后出现心情差，睡眠多，生活懒散，持续约2月，间断上学。找心理医生疏导，考虑为抑郁情绪所致，当时未治疗，心情不稳定，有时话多兴奋，最长持续1周，其余时间多心情低落、少言懒动，心情差时有过自杀想法，想过跳楼、割腕等方式。2018年12月至某精神专科医院诊治，考虑“双相情感障碍抑郁发作”，给予丙戊酸镁、喹硫平治疗，心情仍低落，夜间睡眠差，服药后感脖子发硬，予苯海索治疗后好转。后坚持门诊调整药物，期间有两个月的时间情绪基本缓解，能正常生活、上学。

病程2　2020年1月患者在家里大声发笑，约同学请客吃饭，花钱挥霍，感觉脑子转得很快，自感能力强、要贷款创业，门诊调整药物治疗，具体不详，疗效欠佳。同年7月上述症状加重，在家不穿衣服，有时心急烦躁，易激惹，外走。遂住院治疗，诊断“双相情感障

碍，目前为不伴有精神病性症状的躁狂发作”，予喹硫平、丙戊酸钠、奥沙西泮治疗3周好转出院。

病程3 患者出院1月后再次出现心情差、悲观，觉得活着没有意义，提不起兴趣，注意力难以集中，记忆力差，感觉服药后困倦乏力，曾出现嗜食、排尿困难等不适。于2020年11月4日入院治疗。诊断：双相情感障碍，目前为不伴有精神病性症状的抑郁发作。予丙戊酸镁250mg/日、喹硫平500mg/日治疗。近3月患者食欲一般，睡眠多，精神尚可，小便正常，四天未解大便，体重无明显变化。既往史：无特殊。

案例分析

【问题一】病程1

1. 临床表现 抑郁发作概括为情绪低落、思维迟缓、意志活动减退的“三低”症状，但这些重度抑郁发作时的典型症状不一定出现在所有的抑郁障碍患者中。目前认为，抑郁发作的表现可分为核心症状、心理症状群和躯体症状群。核心症状包括心境或情绪低落，兴趣缺乏以及乐趣丧失；心理症状群可分为心理学伴随症状（焦虑、自责自罪、精神病性症状、认知症状以及自杀观念和行为、自知力等）和精神运动性症状（精神运动性兴奋与精神运动性激越等）；躯体症状包括睡眠紊乱、食欲紊乱、性功能减退、精力丧失，非特异性躯体症状如疼痛、周身不适、自主神经功能紊乱等。发作应至少持续2周，并且不同程度地损害社会功能，或给本人造成痛苦或不良后果。

2. 护理评估

（1）生理评估：健康史、营养状况与体重变化、睡眠情况、排泄情况、生活自理程度、有无自杀自伤或暴力行为所致躯体损伤等。

（2）心理社会评估：人际关系、社交能力、家庭环境、经济状况、工作环境、受教育情况以及社会支持系统等。

（3）精神状况评估：①认知方面，评估患者的思维过程及内容改变情况，注意力是否集中，对疾病有无自知力，应对压力的能力及所使用的防御机制。②情感方面，评估患者的情绪状态，情感表达是否合适，情绪波动有无规律。③意志行为方面，重点评估患者有无自杀企图和行为，特别是自杀先兆症状。

3. 护理问题

（1）有自杀、自伤的危险：与抑郁、自我评价低、悲观绝望等情绪有关。

（2）卫生/穿着/进食自理缺陷：与精神运动迟滞、兴趣减低、无力照顾自己有关。

（3）睡眠型态紊乱：早醒、入睡困难。与情绪低落、沮丧、绝望等因素有关。

（4）有受外伤的危险：与药物不良反应所致的颈部僵硬等因素有关。

4. 护理措施

（1）安全护理：专人照护，鼓励引导患者倾诉内心感受，表达其不良情绪、自伤、自杀的冲动和想法。密切观察患者的情绪变化，识别自杀企图及可能采取的方式，及时采取有效的阻止措施，防止意外发生。房间陈设简单、清洁。患者使用的各种生活物品要保证安全。

（2）生活护理：保证患者营养摄入。白天尽量避免卧床，鼓励患者适当活动，尽量维持作息规律。督促、协助患者完成个人卫生料理。

（3）对症护理：密切观察患者用药后反应，出现颈部不适等药物反应时，及时遵医嘱用药对症处理，安抚患者情绪。

【问题二】病程 2

此阶段患者转为躁狂状态。请参考双向情感障碍，不伴精神病性症状的躁狂发作的护理。

【问题三】病程 3

此阶段患者抑郁发作，入院治疗。

1. 一般情况评估

（1）健康史：①评估患者的现病史，有无严重躯体疾病。该患者既往体健，无其他躯体疾病。②熟悉原发疾病或特殊躯体疾病与精神疾病的伴发情况。该患者无特殊躯体疾病。③熟知患者原发疾病或躯体疾病药物治疗的具体情况，如效果、不良反应等。

（2）生理状况：评估患者的营养状态、睡眠状态、排泄情况、卫生习惯、身体特征等。该患者进食量可，无营养不良及水、电解质、酸碱平衡紊乱，体重无改变；患者发病后因服用药物睡眠较发病前增多；大便便秘，3～4 天/次；生活懒散需督促，可自理，衣着清爽；无躯体疾病和自杀、自伤所致的躯体损伤；服药后曾出现吞咽困难、排尿困难。

（3）精神症状：①认知方面：评估患者思维过程及内容改变情况。患者说话的速度是否过于缓慢，能否有效沟通；注意力是否集中，以及患者对疾病有无自知力（包括患者对住院的态度和对治疗的合作程度）、应对压力的能力和所使用的防御机制。该患者意志行为稍减退，语速可，语量少，对答切题；自觉注意力难以集中，很难坚持做完一件事情；自知力部分。②情感方面：评估患者情绪状态，有无强烈的自杀企图和自杀行为，特别要注意评估患者有无自杀先兆症状（如焦虑不安、失眠、沉默寡言、忧郁烦躁、拒食、卧床不起或情绪、行为的反常状态等）。该患者目前存在轻生观念，但无具体的计划。

（4）心理和社会功能：评估患者的年龄、人际关系、社交能力、家庭环境、家庭支持情况、学业情况、受教育情况、社会支持系统等。

（5）辅助检查：评估实验室及其他辅助检查，如血尿常规、生化检查、脑电图检查、心理学量表评估等。

2. 护理风险评估

（1）生理及躯体评估：①日常生活能力：采用 Barthel 指数评估患者日常生活活动能力，患者得分为 85 分，为轻度依赖。②跌倒风险：采用《Morse 跌倒风险评估量表》，评估患者是否存在跌倒的风险。患者得分为 35 分，是跌倒中危险人群。③压力性损伤：采用《Norton 压力性损伤风险评估量表》评估患者压力性损伤风险得分，患者得分 19 分，不属于危险人群。④噎食风险：采用《住院精神疾病患者噎食风险评估表》，评估患者噎食风险，患者存在锥体外系反应且极度兴奋，有两种以上风险因素为噎食高风险。

3. 精神科护理风险评估

（1）自杀自伤风险：采用《自杀危险因素评估表》，评估患者的自杀风险，得分20分，为危险。

（2）冲动及暴力风险：采用《攻击风险因素评估表》评估患者攻击风险，风险等级为Ⅱ级。

（3）外走风险：采用《外走风险因素筛查表》评估患者外走风险，得分6分，风险等级为高风险。

4. 护理问题

（1）有噎食的风险：与服用精神科药物有关。

（2）有自杀、自伤的风险：与情感低落、悲观绝望、自我评价低、自责自罪有关。

（3）有外走的风险：与不愿住封闭病房、对治疗无望有关。

（4）睡眠型态紊乱：与严重抑郁造成入睡困难或早醒有关。

（5）记忆力下降：与患者情绪低落、兴趣减退、精力体力下降有关。

（6）便秘：与服用精神科药物有关。

5. 护理措施

（1）患者噎食高风险：进食时观察是什么原因导致患者发生噎食，以便请示医师给予对症处理。在患者餐桌上贴严防噎食标识，将食物捣碎后看护患者进食，专人看护下进食，嘱患者小口缓慢进食。噎食风险极高时，让患者进食流质饮食保证患者的安全及入量。

（2）安全护理：保持安全的治疗环境。把患者安置在合适的房间，抑郁情绪严重者需安排在易观察的大房间，房间陈设简单、清洁，满足患者生活的基本需要；患者使用的各种生活物品要保证安全；躁狂发作的患者与冲动、易激惹的患者分开安置。加强巡视重点患者做到心中有数，按规定动态地巡查患者的情况。

（3）防外走护理措施：动态观察患者病情，对不安心住院有外走风险的患者，加强沟通取得患者信任，介绍医院的环境和周围的人员，帮助患者适应医院环境，消除不适感；严格执行病区安全管理制度，评估门锁的完好性；做好风险识别，住院患者佩戴腕带；外走风险高的患者，活动范围应在工作人员视线范围内，班班交接；重点环节的安全管理，患者外出活动或做检查要专人陪伴，探视时做好家属的安全宣教；保证治疗的有效执行，缓解患者外走的意念；了解其想法和原因，给予安慰和解释，力求消除患者外走的风险。

（4）药物护理：①服药依从性：了解患者对药物治疗的态度，提高患者服药依从性和安全性，每次给药，需确保患者的药物已服下。②药物不良反应：观察患者用药后的不适症状，积极处理药物带来的不良反应。指导患者了解药物知识，如药物的性质、作用和可能出现的不良反应，以及对策，增加患者承受药物不良反应的心理能力，使患者及家属了解坚持药物治疗是防止疾病复发的重要手段。

（5）基础护理：①维持患者营养代谢的平衡，确保患者的入量。②保证患者睡眠质量，观察患者睡眠变化，因睡眠质量可反映患者病情的缓解或加重。③督促患者自己完成日常生活料理，观察患者大、小便情况。鼓励患者多饮水，多食蔬菜、水果，适当活动，三日无大便的患者，遵医嘱给予恰当处理，预防肠梗阻、肠麻痹的发生。排尿困难的患者，可先热敷腹部、听流水声等进行诱导排尿，如无效可遵医嘱给予药物治疗，必要时导尿。

（6）心理护理：①心理支持：主动与患者沟通，建立良好的护患关系，取得患者的信任和配合，指导患者保持积极的心态，减少焦虑、恐惧和消极的情绪。②心理疏导：重视患者的心理感受，耐心倾听并鼓励患者诉说自己的想法，使患者的情感得到宣泄，帮助患者纠正负性认知，指导患者建立与维护良好的人际关系，通过心理治疗和团体干预方法，促进患者的成长。

知识拓展

抑郁症应用器械的物理疗法

（1）重复经颅磁刺激疗法（rTMS）：主要用于轻度至中度抑郁发作，是目前最活跃的物理疗法。它是利用特殊设计的磁线圈，将其放在头部附近，通过产生快速变化的磁场，在大脑某一特定皮质部位给予重复的磁刺激，从而在颅内形成的恒定的立体叠加电场，作用于脑微循环系统，对大脑进行电刺激，干预脑内生物电活动，激活处于抑制状态的脑细胞，从而影响脑神经细胞的功能以达到治疗目的。rTMS 在美国已经通过 FDA 的认证，是得到公认的高效、安全、无痛、无创的治疗方法，抑郁症的治愈率为 20%，治疗有效率可高达 100%。

（2）经颅微电流刺激疗法（CES）：是一种微观生物电流，可将独特设计的波形和频率直接通过踝关节传递到大脑。刺激体内啡肽、乙酰胆碱、5－羟色胺的释放，改善异常脑电波并使之回归正常，降低应激激素分泌并改善心律、血压等生理信号，从而有效地调节情绪状态。哈佛大学公共卫生学院所做的统计分析证实了 CES 的有效性，统计结果表明，CES 对焦虑、抑郁、失眠都有 90% 左右的治疗有效性，99% 以上的人没有任何不良反应，这说明它也是一种十分安全有效的治疗方法。

（3）电针疗法：在我国是中西医结合的产物，它是通过电流刺激代替针刺，并根据电流大小调节针刺强度。电针疗法结合西医诊断与中医的辩证分型，在针灸治疗的基础上，选用不同穴位进行治疗，在抑郁症的治疗方面取得了一定的效果。研究表明，电针疗法结合心理疏导有 99% 以上的治疗有效性。也有明确的动物研究证明，电针疗法可以减少海马神经元的损伤并促使其再生。不过目前针对人类的电针治疗研究还是相对较少，所以不能轻易地判断电针对抑郁症治疗的有效性，这还需要进一步的研究。

（4）无抽搐电休克治疗（MECT）：是重度抑郁症的首选物理治疗方法，是电休克疗法的改进。首先，给患者注射适量的肌肉松弛剂，然后在短时间内，将适量的电流通过患者的大脑，使患者的意识丧失但不产生癫痫发作，这种办法对有强烈的自杀意图的患者非常有效。但相对于其他物理治疗，MECT 有禁忌证并常伴有短暂的意识浑浊和记忆丧失，虽然绝大部分患者在 6 个月后可恢复至最初的认知水平，但是在治疗过程中的记忆损害是毫无疑问的。

（5）计算机认知矫正疗法（CCRT）：是一种计算机化治疗，由服务器和多个治疗终端组成。它充分利用计算机技术在多媒体演示、信息存储、逻辑判断等方面的优势，并通过高度自动化和智能化的程序模拟逼真的现实处理场景。它通过计划适应、脚手架培训、语音增强、无差错学习、信息处理策略、积极强化和其他认知纠正技术，可以根据患者的认知水平和治疗进度自动调整治疗方案，真正实现个性化治疗，从而最大限度地发挥治疗效果，让每位患者在治疗中获益。此外，一个功能强大的数据库，用于整体监测和记录患者的一般状况和治疗信息，可以全面分析和评估患者的治疗过程、治疗反应和疗效。CCRT 治疗对患者的工作记忆、学习能力和执行功能有显著影响。至今的研究结果没有发现不良反应。

第四节　双相情感障碍，目前为伴有精神病性症状的抑郁发作

双相情感障碍指既有躁狂或轻躁狂发作，又有抑郁发作的一类心境障碍。常见合并焦虑相关症状及合并物质滥用，也可出现幻觉、妄想、紧张症状等精神病性症状。抑郁发作以显著而持久的情感低落为主要表现，伴有兴趣缺乏、快感缺失、思维迟缓、意志活动减少、精神运动性迟滞或激越、自责自罪、自杀观念和行为、早醒、食欲减退、体重下降、性欲减退、抑郁心境晨重晚轻的节律改变等。多数患者的思维和行为异常与高涨或低落的心境相协调。

案例 4

病程 1　患者，女，33 岁，职员。患者于 2003 年突发话多、夜眠差、激动爱哭，于我院门诊就诊，诊断为“躁狂”，服用丙戊酸钠缓释片、碳酸锂（具体剂量不详）治疗，服药半年后痊愈，自行停药。休学 4 年后参加高考，顺利毕业、工作、结婚、生子。

病程 2　2014 年产后出现情绪差，不愿照顾孩子，约半年自行缓解，未就诊。

病程 3　2020 年 9 月无明确诱因担心公司裁员，恐惧，认为被

追债，怀疑丈夫有外遇；反应迟缓，听不懂家人讲话；健忘，不记得手机和银行卡密码。10月14日于某精神专科医院住院，诊断为“双相情感障碍，目前为伴有精神病性症状的抑郁发作”，予利培酮3mg/日、度洛西汀20mg/日，稍有好转，仍明显迟缓。11月中旬出现身体发抖、没有尿意，排尿需督促和辅助。在安静时可听到很多人批评她，说她“什么也没做好”，曾听到声音让她出去，她出去后发现外面没有人，幻听多在安静时出现。12月3日就诊我院门诊，考虑“双相情感障碍，抑郁发作”，建议住院，阿立哌唑减量至10mg/日，加用苯海索2mg/日。入院后精神检查，常重复医生的话，如“害怕什么，害怕什么，害怕什么……好像什么都害怕”“是个罪人，是个罪人……”。存在自罪妄想，认为自己犯了罪，需要被法律惩罚；怀疑丈夫有外遇，虽然没有证据，但是却信有七八成。自患病来，可在督促下进食约半份，规律睡眠，大、小便入院时正常，本次发病以来，体重下降约5kg。

案例分析

【问题1】病程1

患者此阶段为躁狂发作，请参考双向情感障碍，不伴精神病性症状的躁狂发作的护理。

【问题2】病程2

患者此阶段抑郁发作，自行缓解。

【问题3】病程3

1. 临床表现　患者有抑郁发作的表现，并且存在妄想、嫉妒妄想、幻觉或抑郁性木僵。妄想一般涉及自罪、贫穷或灾难性的迫在眉睫的观念，患者自认对灾难降临负有责任。听幻觉常为诋毁或指责性的声音；嗅幻觉多为污物腐肉的气味。严重的精神运动迟滞可发展为木僵。

2. 一般情况评估

（1）健康史：①评估患者的现病史，既往史。②熟悉原发疾病或特殊躯体疾病与精神疾病的伴发情况。③熟知患者原发疾病或躯体疾病药物治疗的具体情况，如效果、不良反应等。

（2）生理状况：评估患者的营养状态、睡眠状态、排泄情况、卫生习惯、身体特征等。该患者院外进食较差，体重下降约5kg。患者发病后因服用药物睡眠较发病前增多；每日大小便正常；生活懒散需督促，可自理，衣着清爽；无躯体疾病和自杀、自伤所致的躯体损伤。

（3）精神症状

①认知方面：评估患者思维过程及内容改变情况。患者说话的速度是否过于缓慢，能否有效沟通；注意力是否集中，以及患者对疾病有无自知力（包括患者对住院的态度和对治疗的合作程度）、应对压力的能力和所使用的防御机制。该患者存在言语评论性幻听和命令性幻听，在安静时可听到很多人批评自己，说自己“什么也没做好”，曾听到声音让自己出去，自己出去后发现外面没有人，幻听多在安静时出现。未查及感知综合障碍。患者接触被动，语速慢，语音低。回答切题，但反应迟缓，存在刻板言语，多次重复医生问话，如“害怕什么，害怕什么，害怕什么……好像什么都害怕”“是个罪人，是个罪人……”。存在自罪妄想，认为自己犯了罪，需要被法律惩罚；怀疑丈夫有外遇，虽然没有证据，但是却信有七八成。交谈时注意力集中困难，需要医生重复问话。记忆力减退，经常忘了文字和数字内容，无法回忆自己末次月经时间，经常忘记手机和银行卡密码。智商正常。自知力部分存在。

②情感方面：评估患者情绪状态，有无强烈的自杀企图和自杀行为，特别要注意评估患者有无自杀先兆症状（如焦虑不安、失眠、沉默寡言、忧郁烦躁、拒食、卧床不起或情绪、行为的反常状态等）。该患者存在持续性情绪低落、兴趣减退、精力体力下降，自责，认为自己一事无成、没有价值，既往曾有过自杀观念，否认目前存在自杀观念和计划，诉自己要好好活着。

（4）心理社会功能：评估患者的人际关系、社交能力、家庭环境、家庭支持情况、受教育情况、社会支持系统等。

（5）辅助检查：评估实验室及其他辅助检查，如血尿常规、生化检查、脑电图检查、心理学量表评估等。该患者血常规：血红蛋白测定104g/L，平均红细胞体积76fl，平均血红蛋白量24.7pg，血小板计数

$360 \times 10^9/L$，红细胞压积32%，余基本正常。

3. 护理风险评估

（1）生理及躯体评估：①日常生活能力：采用Barthel指数评估患者日常生活活动能力。患者得分为80分，为轻度功能缺陷。②跌倒风险：采用《Morse跌倒风险评估量表》，评估患者是否存在跌倒的风险。患者得分35分，为跌倒中危人群。③压力性损伤：采用《Norton压力性损伤风险评估量表》评估患者压力性损伤风险得分，患者得分19分，不属于危险人群。④噎食风险：采用《住院精神疾病患者噎食风险评估表》，评估患者噎食风险。该患者服用阿立哌唑后出现双上肢抖动情况，可作为风险因素之一，为噎食中风险者。

（2）自杀自伤风险：采用《自杀危险因素评估表》，评估患者的自杀风险。患者得分为22分，为高度自杀风险。

（3）冲动及暴力风险：采用《攻击风险因素评估表》评估患者攻击风险。患者风险等级为I级，为低风险。

（4）外走风险：可采用《外走风险因素筛查表》评估患者外走风险，患者得分为2分，为低风险。

4. 护理问题

（1）尿潴留：与药物不良反应有关。

（2）有自杀、自伤的风险：与情感低落、悲观绝望、自我评价低、自责自罪，以及幻觉、妄想精神病性症状有关。

（3）营养失调：低于机体需要量。与抑郁情绪导致的食欲减退及自责自罪等精神症状有关。

（4）记忆力下降：与患者情绪低落、兴趣减退、精力体力下降有关。

5. 护理措施

（1）尿潴留的护理：给予患者心理护理，使患者放松心情，同时为患者安排一个相对安静隐私的环境来完成排尿，并告知患者按摩膀胱区或热敷下腹部等方法以促进排尿，同时备好一次性导尿管，以便及时辅助排尿。

（2）幻觉妄想症状护理：护士应根据患者妄想的内容，有针对性地护理，特别是妄想对象为工作人员及同室病友的患者要引起高度重视，及时采取相应措施。对妄想伴有幻觉的患者，要密切观察患者言语、情绪和行为的表现，掌握患者出现的幻觉次数、内容和时间。掌握患者对症状的应对方式并采取相应的护理措施。肯定患者的感受，不直接否定、批判患者的幻觉妄想感受。

(3) 其他护理措施：同第三节。

知识拓展

多吃鱼可以改善抑郁情绪

近年来的研究发现，ω-3多不饱和脂肪酸与抑郁症可能有着密切的关系。在摄入ω-3多不饱和脂肪酸较多的群体中抑郁的发生率显著降低，而抑郁症患者外周血清及红细胞膜中ω-3脂肪酸含量明显降低。在动物实验中也证实了ω-3多不饱和脂肪酸可能具有抗抑郁的效果。ω-3脂肪酸不能在人体内自身合成，必须从食物中获得，因此，多摄入一些鱼类如凤尾鱼、鲑鱼、沙丁鱼、金枪鱼等，对改善抑郁情绪有一定作用。

第五节　复发性抑郁障碍，目前为不伴有精神病性症状的重度发作

抑郁障碍以显著而持久的心境低落为主要临床特征，临床表现可从闷闷不乐到悲痛欲绝，多数病例有反复发作的倾向，每次发作大多数可以缓解，部分可有残留症状或转为慢性。ICD-10中复发性抑郁障碍的诊断标准为：既往曾有至少一次抑郁发作，持续至少2周，与本次发作之间至少有2个月的时间无任何明显的情感障碍；既往从来没有符合轻躁狂或躁狂发作标准的轻躁狂或躁狂发作；不是由于精神活性物质或器质性精神障碍所致。

案例5

病程1　患者，女，50岁。24年前分娩后逐渐出现失眠，入睡

困难，零点左右入睡，凌晨1点转醒，醒来后大多数情况下辗转反侧直到4、5点方能再次入睡，凌晨6点再次醒来后不能再次入睡，上述表现约1次/周。期间觉得丈夫对自己不够关心、婆媳关系紧张，后出现心烦、不安、情绪差，觉得活着没意思，有时有掐死儿子的冲动，自知不合理，可以自行打消这种念头。期间患者社会功能尚可，未就医，儿子上幼儿园后患者情绪自行好转，但仍存在失眠，症状时好时坏，院外予阿普唑仑改善失眠，起初睡眠有所改善，间断服药近1年后疗效欠佳，曾自行加量，仍觉得疗效不佳故自行停药。12年前患者工作调动，压力大，再次出现情绪差、不安等表现，失眠加重（严重时每天都有入睡困难、早醒，持续近1周），院外予西酞普兰，规律服药2周左右患者情绪渐好转，门诊继续治疗两年后自行停药，期间社会功能良好，仍存在失眠，较前无明显变化。

病程2　3个月前患者因在单位“评职称落选”一事愤愤不平，再次出现情绪差，觉得有很多年资、能力都不如自己的同事受到了提拔，自诉“心理不平衡”，1周前失眠加重，连续4天几乎彻夜无眠，和朋友电话说“不想活了”，并自觉脑子糊涂、记忆力下降。觉得丈夫对自己的关心不够。在家属陪同下一周前来我院就诊，门诊予以艾司西酞普兰10mg/d、氯硝西泮1mg/d进行治疗。患者情绪有所好转，睡眠有所改善，入睡较前早1小时左右，夜间不再醒来，早6点左右醒，近2日入睡困难再次加重，今为进一步治疗以“抑郁状态”收入院。

患者自3个月前发病以来饮食可，睡眠如前所述，二便可，体重无明显变化。否认敏感多疑、凭空闻语，否认高热、意识障碍等病史。既往史：8年前体检发现甲状腺功能减退，目前规律服用优甲乐150μg/d治疗。

案例分析

【问题1】病程1

临床表现：睡眠紊乱是抑郁状态最常伴随的症状之一，也是不少患者的主诉。表现为早段失眠、中段失眠、末段失眠、睡眠感缺失等。其中以早段失眠最为多见，以早醒最具有特征性。

【问题2】病程2

1. 临床表现 因“评职称落选”，患者再次出现抑郁发作，如情绪差，不想活，失眠等。经住院治疗后睡眠略有改善。

2. 一般情况评估

（1）健康史：①评估患者的现病史，有无严重躯体疾病。该患者8年前诊断甲状腺功能减退，目前规律服用优甲乐150μg/天治疗。②熟悉原发疾病或特殊躯体疾病与精神疾病的伴发情况。③熟知患者原发疾病或躯体疾病药物治疗的具体情况，如效果、不良反应等。

（2）生理状况：评估患者的营养状态、睡眠状态、排泄情况、卫生习惯、身体特征等。该患者院外饮食可。患者近3个月再次出现失眠，1周前失眠加重，连续4天彻夜未眠；每日大小便正常；生活可自理，衣着干净整洁；无躯体疾病和自杀、自伤所致的躯体损伤。

（3）精神症状：①认知方面：评估患者思维过程及内容改变情况。患者说话的速度是否过于缓慢，能否有效沟通；注意力是否集中，以及患者对疾病有无自知力（包括患者对住院的态度和对治疗的合作程度）和应对压力的能力及所使用的防御机制。未查及该患者感知觉异常，接触主动，谈笑自如；语量大、语速快，回答切题，讲话条理可。患者存在大量负面认知，自觉脑子糊涂，记忆力下降，如偶尔记不清自己是否服药、日期等，但生活和工作未受影响。觉得自己成了家人的“累赘”，觉得失眠给自己带来了巨大的痛苦和影响，往后的生活和工作也会受到重大影响，意志力被疾病削弱，快要失去生的希望了。24年前分娩后哺乳期间，曾有掐死孩子的冲动，自觉不合理，可自行打消此念头。否认被控制、被害妄想、嫉妒妄想等思维内容障碍。交谈时注意力集中。智商正常。自知力部分存在，承认自己存在情绪差、失眠等症状，认为要是失眠治好了，情绪也会好起来，求治欲望强烈。②情感方面：评估患者情绪状态，有无强烈的自杀企图和自杀行为，特别要注意评估患者有无自杀先兆症状（如焦虑不安、失眠、沉默寡言、忧郁烦躁、拒食、卧床不起或情绪、行为的反常状态等）。该患者交谈时表情愁苦，可查及心境低落、兴趣减退、精力体力下降为核心的抑郁综合征体验。情感反应协调。就诊前 1 周曾存在持续的自杀观念，无具体的计划和手段，门诊就诊后情绪差、失眠稍好转，最近 2 日没有此类想法。

（4）心理社会功能：评估患者的人际关系、社交能力、家庭环境、家庭支持情况、受教育情况、社会支持系统等。

（5）辅助检查：评估实验室及其他辅助检查，如血尿常规、生化检查、脑电图检查、心理学量表评估等。

3. 生理及躯体护理风险评估

（1）日常生活能力：采用《Barthel 指数评估量表》评估患者日常生活活动能力，患者得分为 100 分，自理。

（2）跌倒风险：采用《Morse 跌倒风险评估量表》，评估患者是否存在跌倒的风险。患者得分为 0 分，是跌倒低危人群。

（3）压力性损伤评估：采用《Norton 压力性损伤风险评估量表》评估患者压力性损伤风险得分，患者得分 19 分，不属于危险人群。

4. 精神科护理风险评估

（1）自杀自伤风险：采用《自杀危险因素评估表》，评估患者的自杀风险，得分 20 分，为危险。

（2）冲动及暴力风险：采用《攻击风险因素评估表》评估患者攻击风险，风险等级为 II 级。

（3）外走风险：采用《外走风险因素筛查表》评估患者外走风险，得分 6 分，风险等级为高风险。

5. 护理问题

（1）有自杀、自伤的风险：与情感低落、悲观绝望、自我评价低、自责自罪以及幻觉妄想精神病性症状有关。

（2）睡眠型态紊乱：失眠。与抑郁症状有关。

（3）营养失调：低于机体需要量。与抑郁情绪导致的食欲减退及自责自罪等精神症状有关。

（4）记忆力下降：与患者情绪低落、兴趣减退、精力体力下降有关。

6. 护理措施　同第四节。

知识拓展

1. 难治性抑郁症及其药物治疗 难治性抑郁症的概念目前尚无统一的标准，较严谨的标准是：首先应符合 ICD－10 抑都发作的诊断标准；并且用现有的两种或两种以上不同化学结构的抗抑郁药，经足够剂量（治疗量上限，必要时测血药水平）、足够疗程（6 周以上）治疗，无效或收效甚微者。难治性抑郁症占抑郁症患者的 10%－20%。

2. 难治性抑郁症的治疗策略

（1）增加抗抑郁药物的剂量：增加原用抗抑郁药的剂量，至最大治疗剂量的上限。在增量过程中应注意药物不良反应，有条件的应监测血药浓度。对 TCAs 的加量应持慎重态度，应严密观察心血管的不良反应，避免过量中毒。

（2）抗抑郁药物合并增效剂：具体方案可以合并使用锂盐、甲状腺素、5HT1A 受体拮抗剂（如丁螺环酮、坦度螺酮）、苯二氮䓬类药物、第二代抗精神病药物、抗癫痫药物等。

（3）两种不同类型或不同药理作用机制的抗抑郁药物的联合使用，此时应特别预防 5－HT 综合征的出现。

思考题

一、A1 型题（从以下 5 个备选答案中选出最佳的一项）

1. 关于躁狂症的临床表现，你认为哪项说法正确（　　）

A. 没有幻觉、妄想

B. 患者的生活不受病情影响

C. 患者的生活能力明显下降

D. 是一种强烈而持久的喜悦与兴奋

E. 伴有幻觉，但不随情感的好转而消失

2. 碳酸锂中毒的严重表现是（　　）

A. 癫痫大发作

B. 发热、定向障碍

C. 头晕、呕吐、腹泻

D. 厌食、恶心、呕吐等

E. 共济失调、嗜睡、昏迷

3. 关于心境障碍的血缘关系与发病率的关系，下面哪种说法正确（　　）

A. 血缘关系不会致病

B. 血缘关系一定会致病

C. 血缘关系与发病率高低无关

D. 血缘关系越远，发病率越高

E. 血缘关系越近，发病率越高

4. 心境障碍的 5 – 羟色胺假说认为（　　）

A. 没有任何趋向性变化

B. 抑郁发作有 5 – 羟色胺升高

C. 躁狂发作有 5 – 羟色胺升高

D. 躁狂发作有 5 – 羟色胺升高和降低

E. 抑郁发作有 5 – 羟色胺升高和降低

5. 关于心境障碍的临床表现，下列说法正确的是（　　）

A. 没有幻觉

B. 没有妄想

C. 没有思维散漫

D. 伴有情感反应不协调

E. 可伴有幻觉、妄想和思维散漫

6. 活动增多表现为（　　）

A. 精力不足　　B. 睡眠增多　　C. 被动注意增强

D. 主动注意增强　　E. 对行为能正确判断

7. 老年抑郁症患者除抑郁心境外，另一种突出的情绪是（　　）

A. 焦虑　　B. 易激惹　　C. 情绪不稳

D. 情感倒错　　E. 情感淡漠

8. 躁狂发作的诊断时间标准是（　　）

A. >1W 即可诊断　　B. >2W 即可诊断　　C. >3W 即可诊断

D. >4W 即可诊断　　E. >5W 即可诊断

9. 以下哪项是躁狂发作的核心症状（　　）

A. 情感高涨　　B. 思维迟缓　　C. 活动减少
D. 意志活动减退　　E. 精神病性症状

10. 锂盐是治疗（　　）的首选药
A. 强迫症　　B. 躁狂发作　　C. 抑郁发作
D. 精神分裂症　　E. 神经官能症

11. 躁狂发作睡眠障碍的特点是（　　）
A. 清晨早醒　　B. 夜间多梦　　C. 入睡困难
D. 睡眠需要减少　　E. 睡眠需要增多

12. 抑郁发作睡眠障碍的特点是（　　）
A. 多梦　　B. 早醒　　C. 入睡困难
D. 睡眠过多　　E. 睡眠需要减少

13. 当前广泛提倡的新的医学模式是（　　）
A. 生物医学模式　　B. 整体平衡模式　　C. 心理社会模式
D. 社会文化模式　　E. 现代医学模式

14. 心境障碍一般具有以下特点（　　）
A. 不会反复发作
B. 一次发作，永久缓解
C. 反复发作，从无缓解期
D. 反复发作，大多数能缓解
E. 反复发作有残留阴性症状

15. 有关心境障碍的混合发作是指（　　）
A. 抑郁发作和躁狂发作交替出现
B. 既往有抑郁发作，本次为躁狂发作
C. 既往有躁狂发作，本次为抑郁发作
D. 在抑郁和躁狂发作之间的快速转换
E. 躁狂和抑郁在一次发作中同时出现

16. 兴奋躁动患者的护理，首优的是（　　）
A. 鼓励患者与其他患者共同进餐
B. 交谈中多讲提高患者兴趣的话题
C. 安置在光线明亮、色彩鲜艳的病室内

D. 鼓励患者积极参加所有的工娱体活动

E. 夜间做好安睡处理，确保睡眠时间

17. 对于情绪抑郁、有自杀企图的患者，以下哪种问话方式欠妥（　　）

A. 你有过轻生的念头吗

B. 你真想死吗，开玩笑吧

C. 你觉得人活得有意义吗

D. 你觉得有生不如死的感觉吗

E. 你觉得生活过得不如以前吗

18. 躁狂症的思维表现常见（　　）

A. 思维中断　　B. 思维奔逸　　C. 思维贫乏

D. 思维破裂　　E. 思维散漫

19. 双相情感障碍都具备的临床表现是（　　）

A. 木僵状态　　B. 睡眠障碍　　C. 心境高涨

D. 行为增多　　E. 自杀行为

20. 情感性精神障碍是以下列哪项表现为主的一组精神障碍（　　）

A. 发作性情感障碍

B. 分裂情感性障碍

C. 极端偶尔的情绪高涨或低落

D. 明显而持久的心境高涨或低落

E. 明显而短暂的心境高涨或低落

21. 抑郁发作患者的房间安置应（　　）

A. 安置于单人房间

B. 病房最里面的病房

C. 离护士站近的多人房间

D. 有家属 24 小时陪护的房间

E. 离护士站较远的多人房间

22. 抑郁发作最危险的症状是（　　）

A. 失眠　　B. 噎食　　C. 冲动

D. 妄想　　E. 自杀

23. 属于抑郁状态的意志障碍是（　　）

A. 意志减退　　B. 意志缺乏　　C. 矛盾意向
D. 意向倒错　　E. 意志增强

24. 抑郁症患者的哪种睡眠障碍最具特征性（　　）

A. 早醒　　B. 入睡困难　　C. 眠浅易醒
D. 睡眠感觉缺失　　E. 睡眠需要减少

25. 抑郁症患者的哪种睡眠障碍最多见（　　）

A. 早醒　　B. 入睡困难　　C. 眠浅易醒
D. 睡眠感觉缺失　　E. 睡眠需要减少

26. 抑郁发作的“三无”症状是（　　）

A. 无助、无力、无望
B. 无用、无助、无望
C. 无望、无用、无自知力
D. 无望、无力、无自知力
E. 无用、无助、无自知力

27. 碳酸锂中毒的早期表现是（　　）

A. 意识障碍
B. 黏液性水肿
C. 癫痫大发作
D. 震颤、共济失调
E. 恶心、呕吐等反应

28. 抑郁发作的核心症状，描述正确的是（　　）

A. 情绪淡漠、兴趣减退、思维迟缓
B. 情绪低落、兴趣减退、言语贫乏
C. 情绪低落、兴趣减退、快感缺失
D. 情绪低落、兴趣减退、思维迟缓
E. 情绪低落、思维迟缓、意志消沉

29. 抑郁障碍患者诉：“脑子像生锈的机器一样”，这一症状是（　　）

A. 焦虑　　B. 自责自罪　　C. 兴趣减退
D. 思维迟缓　　E. 无自知力

30. 属于抗抑郁剂的是（ ）

A. 氯氮平　B. 碳酸锂　C. 氟哌啶醇

D. 丙戊酸钠　E. 艾司西酞普兰

31. 患者采取各种方式均未找到证据，但坚信丈夫有外遇。这一症状是（ ）

A. 关系妄想　B. 被害妄想　C. 嫉妒妄想

D. 钟情妄想　E. 特殊意义妄想

32. 关于情感障碍的描述，正确的是（ ）

A. 预后较差

B. 又称心境障碍

C. 治愈后不会复发

D. 以抑郁相为主要表现

E. 以躁狂相为主要表现

33. 抑郁发作最典型的情感障碍是（ ）

A. 情感低落　B. 情感淡漠　C. 情感脆弱

D. 情感迟钝　E. 情感暴发

34. 抑郁状态最常伴随的症状是（ ）

A. 食欲紊乱　B. 睡眠紊乱　C. 体重下降

D. 自责自罪　E. 性功能减退

35. 躁狂的典型症状（ ）

A. 情感低落、思维贫乏、活动增加

B. 情感高涨、思维奔逸、活动减少

C. 心境低落、兴趣缺乏、思维奔逸

D. 情感高涨、思维奔逸、活动增多

E. 情感高涨、思维迟缓、自杀观念

二、A2 型题（根据以下病历，选出最佳的选项）

1. 患者，女，衣着整洁，合作有礼，表情轻松愉快，不时高歌，众病友为之鼓掌喝彩，患者更加手舞足蹈，唱个不停。主动向医生详细叙述病情，滔滔不绝，难以打断。刚才不愉快的情绪烟消云散。整日忙忙碌碌，无暇吃饭、喝水，睡眠少，但无倦容。目前最主要的护理问题

是（　　）

A. 便秘　　B. 营养失调　　C. 知识缺乏

D. 有冲动危险　　E. 睡眠型态紊乱

2. 患者，女，20 岁，因话多、行为紊乱 2 周入院。2 周前与男友分手后出现话多，与医生交谈时喋喋不休，不能打断，注意力不集中，听到外面有声音唱流行歌曲，患者则开始唱流行歌曲，在病房跟着医生查患者，帮工人搞卫生，忙碌不停。此患者最可能的诊断是（　　）

A. 躁狂发作　　B. 精神分裂症　　C. 心因性反应

D. 急性应激障碍　　E. 分裂样精神病

3. 患者，男，27 岁，建筑工人，情绪兴奋与低落反复交替发作半年，最近兴奋话多一月，自我感觉良好，喜管闲事，不认为有病，但可配合治疗，应首选治疗（　　）

A. 舍曲林　　B. 碳酸锂　　C. 喹硫平

D. 利培酮　　E. 电抽搐治疗

4. 患者，女，22 岁，3 个月前因工作上的疏忽被总经理批评后曾经出现情绪低，感觉自己无用，未进行治疗，近一周出现兴奋话多，不停地给同事打电话，乱发短信给单位同事，家人送其入院，诊断为双相情感障碍，目前为不伴精神病性症状的躁狂发作。该疾病的病程特点是（　　）

A. 只有抑郁发作

B. 只有躁狂发作

C. 伴有精神病性症状

D. 躁狂、抑郁交替发作

E. 以幻觉、妄想为主要表现

5. 患者，男，27 岁，近 2 周来兴奋，话多，情绪高，称自己有超人的能力，用不完的精力，但仍在上班，做事无头绪。最佳的药物选择是（　　）

A. 氯丙嗪　　B. 利培酮　　C. 碳酸锂

D. 普萘洛尔　　E. 氯硝安定

6. 患者，男，32 岁，未婚。近半月来自觉聪明过人，能力非凡，精力旺盛，逢人打招呼，整天喜气洋洋。每天早起出门，很晚回家。乱买东西送人，喜欢唱歌、跳舞，喜欢结交朋友，尤其喜欢接近异性。交谈时，滔滔不绝，自觉思维加快，脑子里一个念头接一个念头出现，写文章一挥而就。好管闲事，做事虎头蛇尾，举止轻浮，不顾后果，情绪不稳，常为小事而勃然大怒，入院治疗，经碳酸锂 1.5mg/d 维持治疗 3 个月后，出现轻度恶心感、口干、手指震颤等表现。此时应做哪些处理（　　）

A. 不需处理

B. 查血锂浓度

C. 复查肝、肾功能

D. 立即停用碳酸锂

E. 减少碳酸锂剂量观察

7. 患者，女，32 岁，未婚。躁狂发作时自觉脑子特别灵，反应特别快，好像机器加了“润滑油”那样，不假思索即可出口成章，请问该症状是（　　）

A. 思维破裂　　B. 思维奔逸　　C. 思维散漫

D. 强制性思维　　E. 思维不连贯

8. 某躁狂患者在读报的时候，当读到“祖国在我心中”时，患者不是继续读报纸的内容，而是说“中国，中间，闹钟”，此现象属于（　　）

A. 音联　　B. 意联　　C. 思维破裂

D. 逻辑倒错　　E. 思维奔逸

9. 患者，女，20 岁，反复出现情绪不稳定 2 年半。患者在 2 年半前无明显诱因出现情绪不稳定，有一段时间自觉精力下降，话少，自信心不足，对前途悲观，失眠，不愿与人交往，有一段时间自觉精力增加，活动增多，自我感觉很好，思维灵敏，比平时更善言辞，与别人相处时更合群，过分乐观，睡眠需要减少，上述情况反复出现，心境完全正常的时间不超过 1 个月。患者一直坚持工作。该患者最合适的治疗是（　　）

A. 心理治疗

B. 心境稳定剂

C. 心境稳定剂和心理治疗

D. 心境稳定剂和抗抑郁药

E. 心境稳定剂和抗精神病药

10. 患者，女，20岁，因兴奋话多、冲动住院。服用碳酸锂1.5g/d和氯氮平200mg/d治疗2天后出现恶心、呕吐，食欲减退，患者仍表现易激惹，此时合适的处理是（　　）

A. 将碳酸锂加量，维持水、电解质平衡

B. 将氯氮平加量，维持水、电解质平衡

C. 将碳酸锂减量，维持水、电解质平衡

D. 将氯氮平减量，维持水、电解质平衡

E. 两种药物同时减量，维持水、电解质平衡

11. 患者，女，20岁，因兴奋话多2周入院。体查发现患者甲状腺Ⅰ度肿大，甲状腺功能检查示FT_3和FT_4升高，TSH降低。精神状况检查发现患者话多，兴奋，爱管闲事，易激惹，自述心情高兴。该患者首选的心境稳定剂是（　　）

A. 碳酸锂　　B. 奥氮平　　C. 卡马西平

D. 苯妥英钠　　E. 丙戊酸钠

12. 患者，女，15岁，学生，患者出现兴奋，话多，不停地打电话给许多同学，甚至一些平时不联系的同学，喜欢外走，见到乞丐就给钱。入院后护士首先应该注意的问题是（　　）

A. 外走的风险

B. 攻击的风险

C. 睡眠与休息状况

D. 躯体的营养状况

E. 家庭的支持情况

13. 患者，女，28岁，情绪低落与情感高涨交替出现7年，最近2天表现言语夸大，思维奔逸，自我评价高，睡眠时间减少。根据病情，该患者最有可能的诊断是（　　）

A. 抑郁障碍　　B. 精神分裂症　　C. 转换性障碍

D. 急性应激障碍　　E. 双相情感障碍

14. 患者，男，30岁，之前情绪低落，思维迟缓，兴趣缺乏，夜眠差，服药后好转，后出现情绪高涨，言语夸大，敏感多疑，觉得周围人都要害他。此患者最有可能的诊断是（　　）

A. 躁狂发作

B. 精神分裂症

C. 癔症性精神病

D. 目前为伴有精神病性症状的躁狂发作

E. 目前为不伴有精神病性症状的躁狂发作

15. 患者，男，32岁，未婚。近半月来自觉聪明过人，能力非凡，精力旺盛，逢人打招呼。交谈时滔滔不绝，自觉思维加快，好管闲事，做事虎头蛇尾，情绪不稳，常为小事而勃然大怒，打砸东西。此患者最首优的护理问题是（　　）

A. 相关知识缺乏

B. 睡眠型态紊乱

C. 有自伤自杀的危险

D. 有暴力行为的危险

E. 低于机体的营养失调

16. 某青少年男性，15岁，家人诉其近2年来逐渐变得少语少动，认为有人要害自己，不安全，不与人交往，孤僻离群，对亲人冷淡，不讲究个人卫生，常独自发呆自笑。此患者最可能的诊断是（　　）

A. 抑郁症　　B. 孤独症　　C. 人格障碍

D. 心境障碍　　E. 精神分裂症

17. 男性，35岁，每年有情绪低落1～2月。情绪低落严重时有厌世及自杀行为。近年来又出现明显的情绪低落，对该患者主要防止（　　）

A. 攻击行为　　B. 毁物　　C. 自杀

D. 伤人　　E. 出走

18. 一名女性躁狂患者，有暴力倾向，在护理过程中哪项措施不合理（　　）

A. 避免伤人、自伤

B. 保证其饮食、睡眠

C. 安排在较安静的地方

D. 满足患者的合理需求

E. 鼓励其多与其他患者交往

19. 一名男性患者，近一月出现幻听，此患者最不可能的诊断是（　　）

A. 神经衰弱

B. 精神分裂症

C. 慢性酒精中毒

D. 器质性精神障碍

E. 偏执性精神障碍

20. 一名男性患者，长期服用碳酸锂，最近出现不适，以下哪项是碳酸锂中毒的早期表现（　　）

A. 癫痫大发作

B. 震颤、共济失调

C. 下肢水肿、多尿

D. 发热、定向障碍

E. 恶心、呕吐等胃肠道反应

21. 问患者几岁时，患者答："三十三，三月初三生，三月桃花开，开花结果给猴吃，我是属猴的。"这个回答说明患者有何症状（　　）

A. 虚构　　B. 音联意联　　C. 思维散漫

D. 强制性思维　　E. 病理性象征性思维

22. 患者，男，以躁狂发作诊断入院，急性期为尽快控制病情，首选（　　）

A. 碳酸锂　　B. 氯氮平　　C. 卡马西平

D. 丙戊酸钠　　E. 氟哌啶醇注射

23. 双相和单相心境障碍比较（　　）

A. 两者无明显不同

B. 单相发作持续时间短

C. 单相比双相易于复发

D. 单向发作持续时间长

E. 双相间歇比单相时间长

24. 对轻、中度抑郁发作治疗一般首选（ ）

A. MAOIs B. 锂盐 C. SSRIs

D. 抗精神病药 E. 电休克治疗

25. 碳酸锂重度中毒时治疗措施不正确的是（ ）

A. 利尿 B. 透析 C. 补液

D. 停用碳酸锂 E. 减少碳酸锂剂量

26. 患者，女，29 岁，近 3 周来无明显诱因出现情绪低落，晨重夕轻，兴趣缺乏，精力减退，动作迟缓，自觉脑子笨，觉得前途黯淡，食欲减退，便秘，自责自罪，多次自杀未遂。该患者最可能的诊断是（ ）

A. 神经衰弱

B. 抑郁发作

C. 抑郁性神经症

D. 反应性精神障碍

E. 隐匿性抑郁发作

27. 患者，女，35 岁，诊断为双相情感障碍，目前为伴有精神病性症状的躁狂发作，护理该患者的措施是（ ）

A. 满足基本生理需求

B. 满足患者一切需求

C. 相似患者安置在一起

D. 可以随时随意地活动

E. 告知患者出院后可以停药

28. 患者，男，32 岁，未婚。近半月来自觉聪明过人，能力非凡，精力旺盛，逢人打招呼，整天喜气洋洋，每天早起出门，很晚回家。乱买东西送人，喜欢唱歌、跳舞，喜欢结交朋友，尤其喜欢接近异性，认为女邻居和女同事都喜欢自己。交谈时，滔滔不绝，自觉思维加快，脑子里一个念头接一个念头出现，写文章一挥而就。好管闲事，做事虎头

蛇尾，举止轻浮，不顾后果，情绪不稳，常为小事而勃然大怒。该患者思维内容障碍表现为（ ）

A. 思维奔逸　　B. 持续言语　　C. 钟情妄想
D. 嫉妒妄想　　E. 倒错性思维

29. 患者，女，30岁，3个月来工作较累，近3周出现兴趣缺乏，易疲劳，言语少，动作迟缓，自觉脑子笨，没有以前聪明，早醒，食欲减退，腹胀，便秘，全身酸痛，有时感心慌气急。总觉自己患了不治之症，给家庭带来许多麻烦。你认为该患者最可能的诊断是（ ）

A. 焦虑障碍　　B. 疑病障碍　　C. 抑郁障碍
D. 失眠障碍　　E. 神经衰弱

30. 抑郁症患者，女，50岁。认为自己有罪，对不起人民，是家人的累赘，拒绝进食、进水，要求接受审判。该患者目前最主要的护理问题是（ ）

A. 睡眠护理　　B. 营养失调　　C. 自伤自杀
D. 住院依从性　　E. 药物不良反应

31. 患者，男，22岁。3月前因工作失误，出现入睡困难、早醒，情绪低落，对什么事情都不感兴趣，没有食欲。认为自己没用，对不起单位，犯了严重的错误，应该被判刑。该患者最可能的风险（ ）

A. 外走　　B. 失眠　　C. 自杀
D. 冲动　　E. 营养失调

32. 患者，男，35岁，每年有情绪低落1～2个月。情绪低落严重时有厌世及自杀行为。近2个月出现情绪高涨，自觉脑子转动特别快，能够写出媲美《西游记》的大作，睡眠需求减少，每日只睡3～4个小时，想去中南海与国家领导人谈论国家大事。护理重点观察（ ）

A. 心境变化　　B. 饮食问题　　C. 行为问题
D. 睡眠问题　　E. 与病友的关系

33. 患者，女，45岁，由于失业对生活失去信心，近1月出现情绪低落，晨重夜轻，兴趣丧失，自觉精力减退，易疲劳，脑子反应慢，失眠，早醒，诉“活着就是受罪，死了才是解脱”，有度日如年的感觉，多次想自杀，首要的护理措施是（ ）

A. 与患者交流　　B. 评估风险　　C. 基础护理

D. 保证入量　　E. 参加活动

34. 患者，男，45 岁。抑郁症病史 20 年，不规律服药。1 月前，因家庭矛盾，出现入睡困难、早醒，高兴不起来，每日愁眉苦脸，没有兴趣，胸闷、憋气，不能坚持上班，多卧床。健康教育的内容为（　　）

A. 保证按时服药

B. 与家人搞好关系

C. 症状缓解可以停药

D. 出现不良反应可以减药

E. 告知所有表现是疾病所致

35. 患者，男，65 岁。双相情感障碍病史 40 年。3 日前，写好遗书，服用 50 片碳酸锂自杀。被家人及时发现，送至急诊抢救，今日入住精神科。该患者最适宜的治疗是（　　）

A. 碳酸锂

B. 丙戊酸钠

C. 心理治疗

D. 经颅磁刺激疗法

E. 无抽搐电休克治疗

36. 患者，女，29 岁。2 日前跳湖自杀未遂入院。作为责任护士应将该患者安排在（　　）

A. 抢救室

B. 单人房间

C. 隔离房间

D. 离护士站近的房间

E. 病区尽头安静的房间

37. 患者，女，62 岁。近 5 个月来出现心情不好，觉得干什么都没意思，还觉得乏力，浑身难受，没精神，不愿出门，觉得活着没意思，食欲下降，记忆力下降、入睡困难，早醒。患者的核心症状是（　　）

A. 动作减少　　B. 入睡困难　　C. 紧张焦虑

D. 快感缺失　　E. 食欲下降

38. 患者，女，45 岁，已婚。近 1 年来无明显诱因出现情绪低落，兴趣缺乏，精力下降，工作能力下降，认为前途灰暗，活着没意思，给家人添麻烦，失眠，食欲减退，自责，想与孩子一起跳楼。该患者的症状是（　　）

A. 自杀意念　　B. 自杀行为　　C. 冲动性自杀

D. 扩大性自杀　　E. 非自杀性自伤

三、A3 型题（从以下选项中选出每道题最佳的答案）

（1 ~3 题共用题干）

患者，男，20 岁。因兴奋话多与少语少动交替发作 10 月余。患者在 10 个月前无明显诱因第 1 次出现兴奋话多，讲话滔滔不绝，不让他做的事情偏要做，别人阻止他时，他却说在做好事，自己在纸上写了数字就变成了支票，可以拿去给别人治病。近日因与女友吵架后出现不愿说话，不愿上班，家人反映变懒了，在当地医院给予丙米嗪治疗半月后恢复正常。住院前半月，患者变得话多，易激惹，容易发脾气，讲自己能当公司总裁，工作能力强，将来可以组建一个跨国公司。

1. 此患者最可能的诊断是（　　）

A. 精神分裂症

B. 复发性躁狂症

C. 反应性精神病

D. 双相障碍躁狂发作

E. 双相障碍快速循环型

2. 丙咪嗪是（　　）

A. 肾上腺素受体阻滞剂

B. 第一代抗精神病药

C. 第二代抗精神病药

D. 单胺氧化酶抑制剂

E. 三环类抗抑郁药

3. 患者经碳酸锂和奥氮平治疗后，兴奋症状渐控制，在住院后 20 天出现了少语少动、心情不好，此时最可能的诊断为（　　）

A. 复发性抑郁症

B. 环性心境障碍

C. 双相障碍抑郁发作

D. 双相障碍躁狂发作

E. 双相障碍快速循环型

(4～6 题共用题干)

患者，男，26 岁，一个月来，兴高采烈，话多，自觉思维敏捷“脑子特别快”“自己有超常才能”，整日忙碌不停，精力旺盛，爱表现自己，举止轻浮，好接近异性，食欲亢进，体重减轻，睡眠量减少，无疲倦感。

4. 其主要的意志障碍是（　　）

A. 意志减退　B. 意志缺乏　C. 意志增强

D. 矛盾意向　E. 模仿动作

5. 该病主要心境是（　　）

A. 焦虑　B. 恐惧　C. 高涨

D. 低落　E. 贫乏

6. 该患者的护理要点是（　　）

A. 关注情绪　B. 健康教育　C. 保证入量

D. 限制活动　E. 管理病友

(7～9 题共用题干)

患者，女，25 岁，工人。一月前因工作失误受到领导当众批评，感到委屈，不光彩，出现失眠、早醒，觉得自己前途黯淡，整日闷闷不乐，不愿与人交往，怀疑同事会看不起自己、在背后议论她。近一周来，患者兴奋话多，自我感觉良好，自我评价高，说自己能力大，购买多种复习资料要考北大，通宵看书，说要把失去的时间补回来；说领导批评她是嫉妒她的才能，不认为自己有病，说单位送她到医院住院是让她来疗养。

7. 此患者最可能的诊断是（　　）

A. 双相情感障碍

B. 分裂样精神病

C. 反应性精神障碍

D. 癔症性精神障碍

E. 分裂情感性精神障碍

8. 此患者目前较合理的治疗方案是（ ）

A. 支持性心理治疗

B. 安定睡前口服

C. 氯丙嗪治疗

D. 利培酮治疗

E. 碳酸锂治疗

9. 患者目前首优的护理措施是（ ）

A. 房间的布置应简单、清雅

B. 尽量放些节奏舒缓的音乐

C. 可采用引导、转移注意力

D. 严密观察患者的情绪变化

E. 态度要和蔼、亲切，有耐心

（10～12 题共用题干）

患者，女，35 岁，3 年前无明显诱因出现情绪低落，存在自卑，有消极观念，但无行为，后自愈；近 2 月因家务事逐渐出现精神异常，情绪不稳，易激惹，家人必须顺从自己，否则就大发脾气，自我感觉良好，存在夸大言语，怀疑老公出轨背叛自己，存在挥霍，乱买东西，夜眠差，白天精力充沛，饮食夜眠欠佳，病史中曾有消极言语，但无行为，有冲动言行。

10. 该患者最有可能的诊断是（ ）

A. 躁狂发作

B. 精神分裂症

C. 癔症性精神病

D. 伴有精神病性症状的躁狂发作

E. 不伴有精神病性症状的躁狂发作

11. 对患者进行护理时，护士应（ ）

A. 不去理睬患者

B. 直接否认患者的需求

C. 让患者多参加娱乐活动

D. 对家属进行相关知识指导

E. 注意说话态度，不激惹患者

12. 该患者最终康复的目标和方向为（　　）

A. 减少复发　　B. 全面康复　　C. 重返社会

D. 功能训练　　E. 生活自理

（13～15 题共用题干）

患者，女，21 岁，再婚，农民，7 年前因在学校被打后逐渐出现发呆，少语少动，不愿出门，不与人交流，情绪低落，饮食、夜眠差，未正规治疗过，后患者自行缓解，工作、生活如常人，4 年前病情复发，出现情绪不稳，易激惹，不顺心就打骂他人，言语量增多，夜眠需求减少，精力充沛，喜欢到处乱跑，存在轻度挥霍，喜欢乱买衣服，讲话滔滔不绝，认为自己能力强，别人都不如自己，情绪不稳，易激惹，经治疗，恢复可，近几日与家人生气后表现情绪不稳，易激惹，发脾气，说别人对不起自己，不顺心时发脾气，摔东西，与家人发生冲突，吃饭少，睡眠减少。

13. 该患者的情绪表现是（　　）

A. 情绪倒错　　B. 情绪不稳　　C. 情感矛盾

D. 情感低落　　E. 易激惹

14. 患者的睡眠障碍特点是（　　）

A. 早醒　　B. 多梦　　C. 易惊醒

D. 入睡困难　　E. 睡眠需求减少

15. 以下哪项是护理患者时需要首位防护的（　　）

A. 防跌倒　　B. 防外走　　C. 照顾生活

D. 防暴力行为　　E. 防自伤行为

（16～18 题共用题干）

患者，女，30 岁，文职人员，3 年前无明显诱因出现情绪低落，存在自卑，有消极观念，但无行为，后自愈；近 2 个月因家务事逐渐出现精神异常，情绪不稳，易激惹，家人必须顺从自己，否则就大发脾气，自我感觉良好，存在夸大言语，认为自己工作机会多，单位领导都需要依靠她，存在挥霍，乱买东西，夜眠差，白天精力充沛。

16. 该患者目前的情绪状态是（　　）

A. 木僵状态　　B. 情感爆发　　C. 情感淡漠

D. 情绪低落　　E. 情感高涨

17. 心境障碍躁狂发作患者护理措施正确的是（　　）

A. 安置于安静的单人房间

B. 鼓励多卧床以保证充足睡眠

C. 精力旺盛的不必限制其活动

D. 鼓励其多饮水，以防止发生脱水

E. 傍晚是护理人员巡视的重点时段

18. 患者发作的临床特征有（　　）

A. 木僵状态　　B. 思维迟缓　　C. 思维被洞悉感

D. 意志活动减退　　E. 自我感觉良好

（19～21 题共用题干）

患者，女，58 岁，退休工人。半年前丈夫有病住院，曾陪床较累，情绪低、眠差，后丈夫康复出院，患者自行缓解。近一个月来出现心情不好，觉得干什么都没意思，还觉得乏力，浑身难受，怀疑自己得了绝症，轻生想法强烈。另外，自感心慌、尿急、尿频，食欲下降，记忆力下降、反应迟钝、脑子不好使伴失眠早醒。

19. 首先考虑的诊断是（　　）

A. 疑病妄想　　B. 焦虑障碍　　C. 惊恐障碍

D. 抑郁障碍　　E. 躯体形式障碍

20. 该类患者最可能发生自杀、自伤的时期是（　　）

A. 疾病初期　　B. 疾病严重期　　C. 病愈出院后

D. 症状减轻时　　E. 症状完全消除

21. 对本病自知力的描述正确的是（　　）

A. 少数自知力完整

B. 大多数自知力完整

C. 没有自杀观念的有自知力

D. 伴精神病症状的自知力完整

E. 有明显自杀倾向的有自知力

（22～24题共用题干）

患者张某，女，29岁，已婚。近3周来无明显诱因出现情绪低落，晨重夕轻，兴趣缺乏，自觉脑子笨，觉得前途暗淡，悲观失望，早醒，食欲减退，便秘，性欲减退，自责，自罪，多次自杀未遂。

22. 该患者的躯体症状群是（　　）

A. 兴趣缺乏　　B. 晨重夕轻　　C. 悲观失望

D. 进食紊乱　　E. 自责自罪

23. 对该患者进行护理评估，以下正确的是（　　）

A. 年轻患者不用评估跌倒风险

B. 不能主动问其关于自杀的问题

C. 年轻患者日常生活能力不用评估

D. 应评估生理和精神科风险两方面

E. 对患者的精神科护理风险进行评估

24. 该患者目前最主要的护理风险是（　　）

A. 自杀　　B. 外走　　C. 冲动

D. 噎食　　E. 跌倒

（25～27题共用题干）

患者，女，33岁。5年来间歇性情绪低落，经常说自己心情不好，高兴不起来，对前途感到失望，认为自己无出路，对任何事物都缺乏兴趣，每天都唉声叹气，觉得活着意思。

25. 评估该患者时，特别要注意（　　）

A. 患者的情绪状态

B. 患者的思维过程

C. 患者的人际关系

D. 患者有无自杀先兆

E. 患者有无冲动先兆

26. 该患者的首选治疗药物为（　　）

A. SSRIs　　B. 碳酸锂　　C. 利培酮

D. 氯硝西泮　　E. 三环类抗抑郁药

27. 该患者的诊断为（　　）

A. 焦虑症

B. 躁狂发作

C. 抑郁发作

D. 精神分裂症

E. 偏执性精神障碍

四、A4 型题（从以下选项中选出每道题最佳的答案）

（1～3 题共用题干）

患者，女，28 岁，半年前由于失恋，出现失眠，早醒，觉得自己高兴不起来，整天闷闷不乐，不愿意出门。两月前，患者出现兴奋话多，自我感觉好，自我评价高，说自己能力大，疯狂购物。说自己的才华无限大，不认为自己有病。认为住院就是疗养。入院治疗两个月痊愈出院。近日，认为自己成了家庭和社会的累赘，“成了废物”，有胸闷、心悸、心慌的症状，自认为有严重心脏病，不能治愈。主动性言语及活动明显减少，生活被动，愿独处。曾多次自杀未遂，睡眠不好，早醒。

1. 支持性的心理治疗是（　　）

A. 识别认知错误

B. 真实性检验

C. 支持性心理治疗

D. 识别自动性思维

E. 人际心理治疗

2. 该患者的思维表现为（　　）

A. 自责自罪观念　　B. 思维贫乏　　C. 思维中断

D. 思维云集　　E. 象征性思维

3. 该患者首要注意的问题是防止（　　）

A. 自杀行为　　B. 冲动伤人　　C. 睡眠紊乱

D. 拒食致营养不良　　E. 引起合并感染

（4～6 题共用题干）

某女，20 岁，大学生，新学期开始后被同学发现其过分地爱说话，上课时喋喋不休，下课后忙于参加所有活动，但每次都是有头无尾，一项未完成便转向另一项，令合作者很尴尬，喜欢接近男同学，整日非常忙碌，睡觉时间仍在高谈阔论，使同宿舍同学难以忍受。

4. 最可能的诊断为（　　）

A. 抑郁发作　　B. 躁狂发作　　C. 精神分裂症

D. 表演型人格障碍　　E. 反社会型人格障碍

5. 患者发作的临床特征有（　　）

A. 木僵状态　　B. 思维迟缓　　C. 思维被洞悉感

D. 意志活动减退　　E. 心境高涨，自我感觉好

6. 患者的睡眠障碍特点是（　　）

A. 多梦　　B. 早醒　　C. 入睡困难

D. 睡眠感缺失　　E. 睡眠需求减少

（7～9 题共用题干）

患者，女，42 岁，诊断为双相情感障碍，目前为伴有精神病性症状的躁狂发作。精神检查：意识清晰，兴奋，情绪不稳，夜间不眠，称能听到有人骂她的声音，凭空对骂。

7. 根据题目该患者可能存在的精神症状为（　　）

A. 幻听　　B. 幻视　　C. 关系妄想

D. 嫉妒妄想　　E. 夸大妄想

8. 该患者哪项风险最高（　　）

A. 攻击风险　　B. 跌倒风险　　C. 自伤风险

D. 噎食风险　　E. 外走风险

9. 对患者进行护理时，错误的护理措施是（　　）

A. 满足合理需求

B. 与其争辩其精神症状

C. 安置合理的居住环境

D. 做好基础护理，保证营养

E. 参加娱乐活动，转移注意力

（10～12 题共用题干）

患者，女，24 岁，诊断为双相情感障碍，目前为伴有精神病性症状的躁狂发作。精神检查：意识清晰，情绪不稳，易激惹，觉得周围人都在议论她。

10. 根据题目该患者可能存在的精神症状为（　　）

A. 幻听　　B. 幻视　　C. 被害妄想

D. 嫉妒妄想　　E. 关系妄想

11. 与患者接触时，正确的做法是（　　）

A. 试图与患者争辩

B. 耐心地听患者诉说

C. 防止患者伤害自己

D. 满足患者的一切需求

E. 不满足患者的任何需求

12. 对患者进行健康宣教时，正确的是（　　）

A. 只需要药物治疗

B. 疾病不具有复发性

C. 出院以后不用再复查

D. 需要坚持服药，定期复查

E. 治疗好以后可不用继续服药

（13～15 题共用题干）

患者，女，38 岁，诊断为双相情感障碍，目前为不伴有精神病性症状的抑郁发作。精神检查：意识清晰，情绪低落，悲观消极，精力减退，思维迟缓，记忆力下降，夜眠差。

13. 该患者心理功能方面需要处理的问题是（　　）

A. 抑郁　　B. 冲动　　C. 焦虑

D. 易激惹　　E. 焦虑与抑郁

14. 以下不是影响患者复发的因素有（　　）

A. 社会适应不良

B. 心理、生理应激

C. 有心境障碍家族史

D. 抑郁发作时的严重程度

E. 药物剂量或时间不足

15. 当患者思维迟缓而很难形成有效的护患交流时，护理人员应该（　　）

A. 替其表达
B. 中断与其的交谈
C. 不断督促快点回答问题
D. 以迫切的语气表达对话题的关切
E. 以缓慢的语句示意将对话题继续

(16～18 题共用题干)

患者，女，33 岁。情绪低落伴自杀观念与情感高涨、易激惹反复发作 5 年。近 2 周情绪低落，常哭泣，认为自己一无是处，不能坚持上班，两天前割腕自杀，被家人发现，急诊处理伤口后，精神科就诊。

16. 该患者最可能的诊断是（　　）
A. 双相情感障碍　B. 精神分裂症　C. 抑郁症
D. 焦虑症　E. 强迫症

17. 患者入院后进行无抽搐电休克治疗，治疗前护士应对患者进行的教育是（　　）
A. 在患者床头进行治疗
B. 治疗期间勿吸烟、饮酒
C. 治疗前 2 小时禁食、禁水
D. 治疗过程中患者意识清晰
E. 治疗期间每周测量生命体征

18. 患者住院 3 周后，此时护理评估正确的是（　　）
A. 重点评估自杀风险
B. 评估患者的躯体情况
C. 不进行护理风险评估
D. 仅评估生理的风险
E. 不能和其谈自杀的问题

(19～21 题共用题干)

患者，男，29 岁，职员。一月前因工作变动，开始情绪低、不愿出门、不能坚持工作，对既往喜欢的活动均失去兴趣，入睡困难，食欲差。近一周认为因工作得罪了领导、同事，可能有人监视跟踪自己，感到害怕。跳楼、割腕自杀未遂。

19. 患者目前最主要的护理问题是（　　）

A. 自杀观念及企图

B. 情绪低落

C. 饮食问题

D. 睡眠问题

E. 妄想症状

20. 根据上述病情信息，患者 2 年前曾有一个月话多、活动多、言语夸大、透支信用卡盲目购物。该患者最可能的诊断是（　　）

A. 双相情感障碍　B. 精神分裂症　C. 抑郁症

D. 焦虑症　E. 强迫症

21. 该患者应采取哪种非药物治疗方法（　　）

A. 电针疗法

B. 无抽搐电休克治疗

C. 重复经颅磁刺激疗法

D. 经颅微电流刺激疗法

E. 计算机认知矫正疗法

（22～24 题共用题干）

患者，女，36 岁。2 月来情绪不好，经常哭泣，做什么事都不感兴趣，不愿上班，入睡困难，早醒。3 天前家属发现患者写好的遗书及大量药品。询问病史，患者情绪低落反复发作 15 年，未予治疗。

22. 患者自杀先兆是（　　）

A. 没有感兴趣　B. 入睡困难　C. 存大量药

D. 经常哭泣　E. 情绪低落

23. 根据上述病情信息，护理评估的重点是（　　）

A. 自杀风险评估

B. 外走风险评估

C. 噎食风险评估

D. 跌倒风险评估

E. 服药依从性评估

24. 根据上述病情信息，医嘱无抽搐电休克治疗，治疗后的饮食护

理正确的是（　　）

A. 服用营养液

B. 静脉补充营养

C. 尽早进食，补充能量

D. 意识清楚后，进普食

E. 意识清楚，进半流质饮食

参考答案

A1 型题

1. D　2. E　3. E　4. C　5. E　6. C　7. A　8. A　9. A　10. B　11. D　12. B　13. E　14. D　15. E　16. E　17. B　18. B　19. B　20. D　21. C　22. E　23. A　24. A　25. B　26. B　27. E　28. C　29. D　30. E　31. C　32. A　33. A　34. B　35. D

A2 型题

1. B　2. A　3. B　4. D　5. C　6. B　7. B　8. A　9. C　10. E　11. E　12. A　13. E　14. D　15. B　16. E　17. C　18. E　19. A　20. E　21. B　22. E　23. D　24. C　25. E　26. B　27. A　28. A　29. C　30. B　31. C　32. A　33. C　34. A　35. E　36. D　37. D　38. D

A3 型题

1. D　2. E　3. E　4. C　5. C　6. C　7. A　8. E　9. D　10. D　11. E　12. C　13. E　14. E　15. D　16. E　17. D　18. E　19. D　20. D　21. B　22. D　23. E　24. A　25. D　26. A　27. C

A4 型题

1. C　2. A　3. A　4. B　5. E　6. E　7. A　8. A　9. B　10. E　11. B　12. D　13. A　14. D　15. E　16. A　17. B　18. A　19. A　20. B　21. B　22. C　23. A　24. E

（李拴荣　李春兰　张海娟）

第四章　器质性精神障碍患者的护理

器质性精神障碍是一组由人体组织形态学改变（如创伤、感染、肿瘤、癫痫等）所致的精神障碍。器质性精神障碍在临床上主要表现为痴呆、谵妄及遗忘综合征三种最常见的临床综合征。

第一节　痴　呆

痴呆（dementia）是指较严重的、持续的认知障碍，以缓慢出现的智能减退为临床表现，如记忆、理解、判断推理、计算和抽象思维多种功能减退，可伴有幻觉、妄想、行为紊乱和人格改变，但没有意识障碍。痴呆的评估包括认知功能、社会及个人生活功能、行为和精神症状三方面评估，其中认知障碍包括记忆障碍、视空间障碍、抽象思维障碍、语言障碍、失认、失用等表现。其中以阿尔茨海默病性痴呆（Alzheimer disease，AD）最为典型，AD是一种起病隐匿、进行性发展的慢性神经退行性疾病。

案例1

病程1　患者，女，68岁，高中文化，家属于2010年底（当时58岁）发现患者有时买东西忘记付钱，有时重复买同样的东西，把屋子打理的乱七八糟，不能正常做饭，时常反应迟钝，未引起家人注意。

病程2　患者于2011年3月不慎摔倒致锁骨骨折，在家休养10个月，情绪差，经常低声自语，唉声叹气，心神不定，反复如厕，食欲减退，体重下降，忘记接孩子，记不清家里住址，记不清今天是几月几日。

病程3　患者自2012年起不能进行简单的计算，10以内加减法不能正确计算，睡眠紊乱，反复如厕，不知道自己的年龄，分不清季节，自己穿衣、洗漱有困难，不会使用衣服拉链，衣服反穿，不会使用牙刷，大便后不会自己清理个人卫生。有时不认识家人，称呼丈夫为妈妈，说话声音很低，表达能力很差。近期发生的事情转眼就忘，有时外出迷路，需要家人及时找回。日常生活中需要家人喂饭。于2013年12月诊断为“阿尔茨海默病性痴呆”，间断服用盐酸多奈哌齐、帕罗西汀、奥氮平，但服药后不良反应明显，故未坚持服用，服用氟哌噻吨美利曲辛1~2片/日，服药后患者坐卧不安有好转，奥沙西泮15mg/晚，夜眠尚可。

病程4　为进一步诊治，于2014年5月入院治疗，诊断：阿尔茨海默病性痴呆。予盐酸美金刚20mg/日联合富马酸喹硫平150mg/日治疗。予以奥沙西泮45mg/日，治疗焦虑。患者住院期间病情缓慢加重，言语功能丧失，失语、失认、失用状态，长期卧床，生活完全需他人料理。既往史：于2014年诊断老年性骨质疏松、高血压。

案例分析

【问题一】病程1

AD呈慢性进行性病程，通常可将病程分为早、中、晚三期，但各期间可存在重叠与交叉。有研究将AD的临床表现分为痴呆临床前期、痴呆前期、痴呆期。临床前期以β淀粉样蛋白丰富的神经炎斑块逐渐积累为特征神经原纤维缠结，患者可出现主观认知功能下降。该患者此阶段处于痴呆前期，患者出现轻微的健忘，偶尔重复叙述某件事，甚至易怒、情绪低落等。患者及家属通常不易察觉，因此大多数患者未住院甚至就医，家庭照护往往被忽略，提示照护者若发现老年人有病例中的表现及时就医，AD的早期预防极为重要。

【问题二】病程2

1. 临床表现

（1）AD最早的症状常为近记忆力下降，如表现为记不住定好的约会与任务，记不起近期发生的事件；患者常采取措施弥补，如记笔记，常试图掩饰。但远记忆力受损不明显，仍记得诸多往事。如家中物品常放错，不能在熟悉的地方找到；经常核对做过的事情；重复地说同样的话，一次又一次地问同一问题；不能记住地址、新场所；熟悉的面孔、地点和场所感到陌生，可在居住区走失；记不住日期、时间；不认识亲人、好友，视若路人，而遇到陌生人却热情打招呼，宛如亲人。疾病早期，学习新知识、掌握新技能的能力减退，只能从事简单、刻板的工作。

（2）学习新知识，掌握新技能的能力下降。

（3）部分患者对自己疾病有自知力，所以常出现焦虑、苦恼、易激惹等心理反应。

（4）个性变化（如缺少活动，兴趣下降、对周围漫不关心，不注重仪表，开一些不合时宜的玩笑，变得多疑、固执等）。

2. 护理评估

（1）患者生命体征、营养、进食、排泄、睡眠、大小便、皮肤、修饰、个人卫生是否正常。

（2）患者记忆力下降是否影响日常生活。

（3）自理活动是否受限，步态及行走方式等。

3. 护理问题

（1）有受伤的风险：与患者躯体功能退化、认知障碍及长期使用抗精神病药的不良反应有关。

（2）部分自理能力缺陷：与认知障碍、精神症状、躯体疾病有关。

4. 护理措施

（1）安全护理：预防跌倒措施：①患者由专人照护，协助患者洗漱、活动、如厕，专人搀扶，保持病室安静整洁，地面清洁干燥，光线柔和，减少不必要刺激和干扰，保证患者充足睡眠，睡前避免过多饮水，减少起夜次数，若起夜，专人搀扶如厕，必要时床旁设置便器。②检查患者衣着，为患者提供舒适的衣物，避免衣服过于肥大，鞋子是否合脚，鞋底是否防滑。③对患者陪护及家属重点进行宣教，督导执行。

（2）生活护理：协助、指导患者料理生活。对患者要尽量保持规律的生活方式，作息时间相对固定，以便记忆。鼓励患者保持现存的自理能力。

（3）对症护理：①定向力障碍的护理：对患者进行定向能力的训练，增加患者现实定向感，及时纠正或提醒其准确的人、时间、地点的概念。病房设置大指针的时钟和以日期分页的日历有助于患者对时间的认识，必要时用大而明显的标志标明常用的生活物品。鼓励患者读报或收听广播电视节目，可保持或促进患者对新事物的兴趣。②康复训练：维持患者现有的生活能力，帮助患者养成基本的生活习惯，进行难度适当的智力与功能训练，鼓励患者避免责备与争执。

【问题三】病程3

1. 临床表现　此阶段患者处于痴呆的中期，主要表现为以下几个方面。

（1）近记忆力明显下降，远记忆力也受损，但瞬间记忆力受损较晚（如顺背数字）。

（2）理解、判断、计算、定向力均受损，思维失去条理性、明晰性（如说话离题，缺少抽象思维）。

（3）由于智能与个性缺损相当严重，患者对外界常做出错误判断，极易出现妄想。

2. 风险评估

（1）自理及躯体评估：利用《Barthel 指数量表》评估表明其丧失部分日常生活能力，评估55分，为轻度依赖。

（2）跌倒风险：《Morse 跌倒评估量表》得分35分（超过一个诊断，服用药物，>65岁），为中度风险。

（3）压力性损伤风险：《Norton 压力性损伤风险评估量表》得分17分（身体状况一般，精神状况无动于衷，活动能力可以走动，轻微受限，无失禁），为无风险。

（4）噎食风险：《住院精神疾病患者噎食风险评估表》评估患者噎食风险，该患者诊断脑器质性疾病，存在一种噎食风险，评估为噎食低风险。

（5）认知：目前患者处于痴呆晚期，完全失语、失认、失用，（简明智力状态检查量表，MMSE）评估得分17分，中度认知功能障碍。

（6）其他：自杀风险无，攻击风险无，外走风险无。

3. 护理问题

（1）思维过程改变：与痴呆、疾病导致思维障碍有关。

（2）潜在并发症：噎食。

（3）部分自理能力缺陷：与认知障碍、精神症状、躯体疾病有关。

4. 护理措施

（1）安全护理：①进餐时专人看护，嘱患者缓慢进食及饮水，大块食物掰碎进食，减慢进餐速度，必要时喂食，避免过硬或过干的食物。②加强对家属及相关探视人员的宣教，严禁患者带食物进病房。

（2）对症护理：①精神行为症状（BPSD）非药物治疗：创建良好的环境，避免嘈杂，以免刺激患者，尽可能固定房间及照护者，选择合适的交流方式，有原则地妥协，不要事事进行纠正，当患者出现情绪激动时可采用转移注意力的方式。②康复训练：可以为患者开展适合老年人的活动，如音乐治疗、玩偶治疗、怀旧治疗等。

【问题四】病程 4

1. 临床表现 此阶段患者处于晚期表现，智能、人格衰退严重。

（1）记忆力极差（事情刚过即忘，如刚吃完饭又说要吃饭；出门不知归家；甚至床铺、厕所都找不到）。

（2）个人生活料理能力丧失。

（3）言语理解与表达严重受损，重复几句简单的话，可出现刻板语言，字句停顿不连贯，最终发展为失语。

（4）行为刻板或某些职业性刻板动作。

（5）最后发展成为大小便失禁、肢体瘫痪、终日卧床，多死于感染、内脏疾病或衰竭。

2. 风险评估

（1）自理及躯体评估：利用《Barthel 指数量表》评估患者完全失语、失用，评估 0 分，为完全依赖。

（2）跌倒风险：《Morse 跌倒评估量表》得分 60 分（患者超过一个疾病诊断，服用药物，>65 岁，意识障碍），为重度风险。

（3）压力性损伤风险：《Norton 压力性损伤风险评估量表》得分 10

分（身体状况一般，精神状况不合逻辑，活动能力长期卧床，不能活动，偶尔失禁），为极度危险。

（4）噎食风险：《住院精神疾病患者噎食风险评估表》评估患者噎食风险，该患者诊断脑器质性疾病，存在一种噎食风险，评估为噎食低风险。

（5）认知：目前患者处于痴呆晚期，完全失语、失认、失用，简明智力状态检查量表（MMSE）评估得分17分，中度认知功能障碍。

（6）其他：自杀风险无，攻击风险无，外走风险无。

3. 护理问题

（1）有感染的危险：与体质下降、生活自理能力下降等有关。

（2）生活自理能力缺陷：与认知障碍、精神症状、躯体疾病有关。

4. 护理措施

（1）安全护理：观察患者生命体征的变化，对意识障碍、病情较重、生活不能自理的患者，护士要注意保证患者的基础护理，给患者提供一个舒适、整洁的环境，防止压力性损伤的发生，避免引发感染，导致病情加重。

（2）生活护理：为患者提供易消化，营养丰富的软食或半流食，做好卫生处置，避免因食物外流污染衣服及床单，防止患者口腔肌肉运动不协调导致误吸，必要时给予鼻饲流质，将患者的床头稍抬高并让其头偏向一侧，避免大口及快速喂食，防止窒息的发生。每天观察患者大小便排泄情况，如患者三日无大便，可给予适宜的缓泻剂（如番泻叶泡水服）或清洁灌肠，以及时解决便秘的痛苦，并预防肠梗阻、肠麻痹的发生。二便弄湿衣裤时，及时更换，保持床单位的干燥、清洁。

【问题五】主要类别

原发性痴呆，由后天获得的中枢神经系统退行性病变引起，多不可逆，常见类型包括阿尔茨海默病性痴呆、皮克病性痴呆；继发性痴呆，由脑血管病变导致，起病急，病程有波动，痴呆可继发于单次或多次脑卒中，常见血管性痴呆（vascular dementia，VD）。

【问题六】AD 与 VD 的鉴别

	AD	VD
起病	隐匿	较急，发作性的，高血压史
病程	进行性缓慢进展	波动或阶梯恶化
早期症状	近记忆障碍	脑衰弱综合征
临床特征	全面痴呆	以记忆障碍为主的局限性痴呆
神经系统	早期多无局限性体征	存在局限性症状和体征
CT	弥漫性脑皮质萎缩	多发梗死和软化灶

案例 2

患者，男，68 岁，高中文化，患高血压、糖尿病多年，半年前发生过一次脑卒中，CT 检查显示有多发性脑梗死灶，经过住院治疗后，基本恢复正常，没有明显肢体瘫痪，生活能自理。近两个月来记性变差，做事丢三落四，反应迟钝，忘记刚发生的事，比如刚吃过的东西不记得，忘记自己的年龄，出门几次迷路，被他人送回。近一个月来，患者易激惹，为小事发脾气，有邻居来串门则被认为是来家里的强盗，扔东西砸邻居，家中无法护理，送入医院治疗。

临床诊断 血管性痴呆。

案例分析

【问题七】该患者的临床表现、护理评估、护理问题及护理措施

1. 临床表现 该患者起病急，治疗后基本恢复正常，而后病情出现波动，表现为阶梯恶化，认知功能损害具有波动性，而后出现记忆力减退、好发脾气、人格改变以及妄想的出现，如该患者认为邻居是强盗，均为血管性痴呆的临床表现。血管性痴呆表现为起病较急，治疗后可在较长时间处于稳定期，而后呈波动性发展。早期核心症状是记忆力衰退，以近记忆障碍为主，习惯、人格保持较好，痴呆呈局限性；晚期出现远记忆障碍，人格一定程度地发生改变，变得自私、脾气差、吝啬等，甚至出现思维内容的改变，该患者出现了被窃妄想。生活自理能力下降，找不到家，不认识亲人，不知饥饱，呈全面痴呆状态，与 AD 区

分不明显。

2. 护理评估

（1）患者生命体征、躯体情况，通过 CT 实现确诊。

（2）患者认知症状包括记忆力下降、视空间和定向障碍、言语障碍及智能障碍等是否影响日常生活。

（3）精神行为异常、人格的改变等。

3. 护理问题

（1）有暴力行为的风险：与患者思维内容改变存在妄想有关。

（2）部分自理能力缺陷：与认知障碍、精神症状、躯体疾病有关。

4. 护理措施

（1）安全护理：对于患者的激越情况，护士要掌握其猜忌的对象、易发生激惹的时间段，护理过程中注意态度，不与其争辩，避免激惹患者，发生激越行为后，可采取“降温”或转移注意力的方式，对于无法安抚的患者，在无其他可替代的措施下，可暂时实施医学保护性约束或隔离，待患者平稳后解除约束或隔离。

（2）生活护理：协助、指导患者料理生活：对患者要尽量保持规律的生活方式，作息时间相对固定，以便记忆。鼓励患者保持现存的自理能力。

（3）对症护理：痴呆的精神与行为症状（behavioral and psychological symptoms of dementia，BPSD）包括幻觉、妄想、错认、心境障碍、激越、攻击行为、睡眠障碍等。该症状以认知症状为基础，如记忆障碍，不认识家人，认为家人是被冒充的，继发于人格改变，有攻击行为等，以上症状严重影响了患者的生活质量，进一步增加患者发生意外的风险。积极识别诱发因素，如患者被要求做不愿意做的事情会发脾气，甚至出现攻击行为，环境改变会使患者感到紧张，继而出现行为问题，因此在护理过程中要做到不轻易改变患者居住环境，保持规律的生活节奏，积极识别诱发因素，并且采用痴呆患者相应护理措施缓解患者认知障碍的进程，精神症状及躯体疾病对症治疗护理。

（4）睡眠护理：患者存在定向力障碍，不分昼夜，早期表现为睡眠－觉醒节奏紊乱，后期逐渐加重，甚至出现“黑白颠倒”。护理过程中，应建立有规律的活动及时间表，帮助患者养成良好的睡眠习惯和方式，增加日间光照，夜间尽量做到只留有床头灯或小夜灯，形成健康的生物钟。

（5）用药护理：患者不能表达出自己的不适，要细心观察患者有无用药不良反应等。

（6）心理护理：要有足够的耐心，交流时语言简单易懂，态度温和，积极主动地关心患者，以实际行动关爱、支持和鼓励患者，并鼓励其家人多陪伴患者

（7）健康教育：指导陪护及家属观察病情的方法和训练生活功能的方式方法。

【问题八】老年综合评估

老年综合评估（comprehensive geriatric assessment，CGA）是指采用多学科方法评估老年人的躯体情况、功能状态、心理健康和社会环境状况等，并据此制订以维持和改善老年人健康及功能状态为目的的治疗计划，最大限度地提高老年人的生活质量。老年综合评估的实施由老年科特有的多学科团队成员如老年科医生、临床营养师、康复治疗师、临床药师、护师、精神卫生科医师等分别进行。老年综合评估根据评估者资质的不同、完成评估所需时间的不同、被评估对象所处环境的不同、被评估者疾病等基础状态的不同及评估目的的不同，其侧重点可有不同，建议包括一般情况、共病、多重用药、躯体功能状况、精神心理状况、认知功能、营养状况、社会支持等方面全面评估患者，具体评估内容可以包括日常生活活动能力、衰弱评估、跌倒风险、压力性损伤风险、管路滑脱风险、自杀风险、攻击风险、尿失禁及排便评估、营养风险、智能、精神状态评估、标准吞咽功能评估、多重用药评估等内容，采用特定的评估量表（详见附录）。

【问题九】认知功能的评估

临床上初步筛查或测量老年人认知功能的工具有很多，目前简易智能状态检查量表（MMSE）由于信度、效度较好，被国内外普遍使用。该量表简单易操作，用时短，可了解老年人总体智能状况，详见附录9。

知识拓展

（1）2018 年英国国家卫生与临床优化研究所（National Institute for Health and Clinical Excellence，NICE）《痴呆的评估和管理指南》强调以提高患者及家庭生活质量、减少痛苦为主要目标的综合治疗。做到以人为中心，尊重患者及家属的意愿和信仰，对患者进行全面连续的评估，根据不同结果为其制定个性化的治疗方案，同时兼顾成本及疗效，最大限度减少痴呆患者及其家庭的负担。在药物治疗的基础上，联合行为、物理和环境改善策略等非药物疗法，如患者定期进行有氧运动可增强神经连接网络、提供神经保护作用和减缓神经退行性疾病的认知功能减退；对患者进行认知功能训练和一系列量身定制的活动可提高其认知水平和生活能力；对于出现精神病症状和抑郁症状的患者，在进行药物治疗前或药物治疗时，对其进行心理疏导和社会环境干预；对于痴呆患者的睡眠问题，可通过锻炼、睡眠教育等生活方式干预加以改善。

（2）轻度认知功能障碍（mild cognitive impairment，MCI）是指记忆力或其他认知功能进行性减退，但不影响日常生活能力，且未达到痴呆的诊断标准。我国 65 岁以上老年人轻度认知障碍的患病率为 20.8%。MCI 诊断标准主要包括以下 4 点：①患者或知情者报告，或有经验的临床医师发现认知的损害。②存在一个或多个认知功能领域损害的客观证据（来自认知测验）。③复杂的工具性日常能力可以有轻微损害，但保持独立的日常生活能力。④尚未达到痴呆的诊断。MCI 的治疗包括药物治疗和非药物治疗，药物治疗主要包括根据病因进行的针对性用药及改善认知障碍的药物。非药物治疗主要包括适度的身体锻炼、生活行为的干预、认知的训练、进行社交及做一些益智的活动。针对轻度认知功能障碍开展认知干预是一种非药物治疗的重要手段，可以延缓疾病的进展，改善认知功能。目前，关于认知干预分为三个方面：认知刺激、认知康复、认知训练。如何根据患者情况选取适合的认知干预方法非常重要。

（3）痴呆患者的护理原则：①根据患者的自理能力不同程度地照护（完全照护、协助/部分照护）。②维持患者现有的日常生活能力。③帮助养成基本的生活习惯。④进行难度适宜的智力与功能训练。⑤鼓励患者，避免责备与争执。

第二节　谵　妄

谵妄（delirium）是多种原因引起的一过性意识混乱状态；是一种以急性起病为特征的临床综合征；其临床特征主要是短时间内出现意识障碍和认知功能改变，表现为精神状态突然改变或情绪波动、定向力障碍、幻觉、焦虑、言语散乱、烦躁不安及妄想，症状的发展呈昼轻夜重的波动特点，称为“日落现象”。意识清晰度水平降低或觉醒程度降低是诊断的关键。

案例3

患者，男，82岁，初中文化，退休，已婚。因“大声吵骂、行为紊乱伴幻视3个月”第1次入院。患者于2015年2月8日从外面买菜回来后感到头晕、恶心并出现呕吐，当时测血压180/100mmHg，即送某综合医院住院治疗。当时诊断为“高血压脑病、慢性阻塞性肺病、心肌供血不足、腔隙性脑梗死、贫血”，住院期间患者出现吵闹、叫喊，对治疗不合作，住院1周后出院。出院后血压控制尚好，但出现走路不稳，需搀扶，吵闹叫喊明显，尤以晚上更加严重，有时从下午吵到凌晨，打骂家人，白天时睡时醒。3月初到某精神卫生中心门诊就诊，当时予以喹硫平50mg/晚，后来联合使用奥氮平5mg/晚，晚上仍不能入睡，经常穿脱衣服，常常说一些没有发生过的事情，家人均不能理解，一会儿说厂长要找其开会，一会儿说弟弟来了，就在楼下；认为别人对其不友好，行为乱，有时拿电话线当作电灯开关线，晚间常称看到有鬼怪在家中出现，并感到紧张害怕，有时大声叫喊，第2天对于晚上的事情无法回忆。4月到精神卫生中心门诊就诊，当时诊断为“谵妄”，予奥氮平片5mg/晚，丙戊酸镁50mg/晚，服药后，开始几天表现尚安静，但活动明显减少，表情淡漠，4天后又开始吵闹，晚间吵闹较明显，家人护理困难，故今送往住院。患者近一周来进食可，小便可，药物帮助下大便正常排泄。服药被动依从，有冲动、毁物行为，无自伤行为。

案例分析

【问题一】(病程)

1. 症状识别　患者意识清晰度下降，尤其是夜间吵闹明显，另外，患者存在幻视是感知觉障碍，并且内容多为鬼怪等恐怖性的幻视，因此紧张、恐惧，患者认为别人要害自己属于被害妄想，且思维过程发生改变，言语混乱，行为紊乱，睡眠紊乱，情绪不稳。

2. 风险评估

（1）自理及躯体评估：患者意识清晰度下降，日常生活需要部分帮助，得分60分，部分依赖。

（2）攻击风险：Ⅰ级（患者意识障碍伴行为紊乱）。

（3）外走风险：8分（患者被动入院，存在幻觉，治疗不合作，无自知力）。

（4）跌倒风险：患者60分（超过一个诊断，服用药物，>65岁，意识障碍），为重度风险。

（5）压力性损伤风险：患者得分（身体状况非常差1分，精神状况谵妄2分，行走需协助3分，活动轻微受限3分，无失禁4分）13分，为高风险。

（6）谵妄评估：4分（意识障碍2分，幻视2分），谵妄评估阳性。

（7）噎食风险：该患者诊断为脑器质性疾病，极度兴奋，存在两种噎食风险，评估为噎食高风险。

（8）认知功能减退：患者MMSE评估得分17分（初中文化），患者存在认知功能障碍。

（9）营养评估：《简易营养状态评估表（MNA）》评估得分10分，(因患者长期住院不能外出1分，且存在严重精神疾病0分，其余项满分)，患者有营养不良的风险。

（10）其他：自杀风险无。

3. 护理问题/诊断

（1）有暴力行为的危险（对他人）：与精神症状如幻视、妄想有关。

（2）有外走的风险：与患者认知能力改变、存在视空间障碍、记忆障碍有关。

(3) 睡眠紊乱：与环境或生活方式改变、生活不规律等有关，与脑部缺血缺氧性病变有关，与激越等精神行为症状发生有关。

(4) 有感染的危险：与体质、生活自理能力下降等有关。

(5) 生活自理能力缺陷：与认知障碍、精神症状、躯体疾病有关。

(6) 语言沟通障碍：与认知功能受损、理解能力减弱有关。

(7) 营养失调：与日常活动减少、胃肠蠕动减慢有关。

4. 护理措施

(1) 安全护理

1) 攻击风险：①与患者建立良好的信任关系，接触患者要态度和蔼、耐心。②评估患者症状及对患者影响，做好风险评估及交接，做好风险标识警示。③加强危险物品管理，与其他冲动或易激惹的患者分开安置。满足合理需求，不采取强制性语言和措施，对其过激言行不辩论。④当患者言语辱骂其他患者时要及时制止，给予劝说，并做好其他患者安抚工作。⑤必要时给予冲动行为干预，并做好相关的告知，约束期间保证安全措施到位。

2) 外走风险：①当患者要求出院时，利用患者近记忆障碍的特点给予心理安抚，不与患者争论，对于她提出的出院理由，先口头满足患者提出的要求再采用转移注意力的方式使其逐渐淡忘出院的事情。②注意病房门窗的锁闭，严格交接班。

3) 跌倒风险：①患者由专人照护，协助患者洗漱、活动、如厕，专人搀扶，保持病室安静、整洁，地面清洁、干燥，光线柔和，减少不必要刺激和干扰，保证患者充足睡眠，睡前避免过多饮水，减少起夜次数，若起夜，专人搀扶如厕，必要时床旁设置便器。②对患者陪护及家属重点进行宣教，督导执行。③检查患者衣着，为患者提供舒适的衣物，避免衣服过于肥大，鞋子是否合脚，鞋底是否防滑，台阶、走廊、厕所应设有扶手，注意助行器或轮椅安全检查。

(2) 生活护理：①协助、指导患者料理生活：对患者要尽量保持规律的生活方式，作息时间相对固定，以便记忆。鼓励患者保持现存的自理能力。②饮食护理：控制患者的进食量及速度，提醒患者细嚼慢咽，防止患者口腔肌肉运动不协调导致噎食。③排泄护理：每天观察患者大小便排泄情况，督促如厕，评估患者排便情况，若三日无大便，可给予适宜的缓泻剂（如番泻叶泡水服）或清洁灌肠，以及时解决便秘的痛苦，并预防肠梗阻、肠麻痹的发生。

（3）对症护理：①定向力障碍的护理：对患者进行定向能力的训练，增加患者现实定向感，及时纠正或提醒其准确的人、时间、地点的概念。鼓励患者读报或收听广播电视节目，可保持或促进患者对新事物的兴趣。②意识障碍的护理：应专人护理，当患者发生激越行为时，给予陪伴与安抚，若安抚无效遵医嘱行医学保护性约束或药物镇静，防止意外发生。③语言沟通障碍的护理：经常与患者进行交流，要有耐心，速度要慢些，措辞简短清晰，重复重点，语速要慢清，简单易懂，多谈使患者感到有兴趣的话题，如家庭、爱好等。④康复训练：维持患者现有的生活能力，帮助患者养成基本的生活习惯，进行难度适当的智力与功能训练，鼓励患者避免责备与争执。当条件允许的情况下，保证患者户外活动时间，提高身体功能。

（4）用药护理：患者不能准确表达不适，要细心观察患者有无用药不良反应等。

（5）心理护理：注意保护患者的自尊，不急于否定或批评，不强迫、教育患者，要用平常心对待患者的健忘，不责备患者。

（6）健康教育：告知患者家属及陪护急性期的表现，患者主要以意识模糊、兴奋为主，在此期间保证患者安全，出现问题及时告知医护人员。

【问题二】患者的临床表现

谵妄通常起病急，一般夜间发作，症状变化大，通常可持续数小时或数天；可分为三种精神活动类型：活动强型、活动抑制性、混合型。

1. 注意和意识障碍　主要以意识清晰度下降为主，是谵妄的核心症状。患者对环境的感知清晰度下降，可以从嗜睡到浅昏迷状态，注意的指向、集中、维持、转换困难，检查时发现患者多出现周围环境定向障碍，严重者出现自我定向障碍。

2. 记忆损害　累及短时和长期记忆，一般以即刻和短时记忆与注意损害关系更为密切，患者会出现顺行性遗忘和逆行性遗忘。

3. 语言障碍 包括命名性失语、言语错乱、理解力受损、书写和找词困难等，极端病例中出现言语流畅性困难，言语不连贯。

4. 感知觉障碍 可有大量的、生动逼真的、鲜明的、形象性的错觉及幻觉，以恐怖性的错视和幻视为主。患者有恐惧、紧张、兴奋、冲动等反应。

5. 妄想 被害妄想是谵妄中最常见的妄想类型，也可伴有其他内容的妄想，如钟情妄想、关系妄想，妄想内容相对不系统，呈片段性多变，可与幻觉等有关联。

6. 思维过程改变 主要表现为思维不连贯，言语混乱，接触性离题、病理性赘述、思维破裂等。

7. 睡眠 – 觉醒周期紊乱 非常常见，包括白天打盹、夜间紊乱、入睡困难、夜间清醒，严重者昼夜颠倒、24 小时睡眠觉醒周期瓦解。

8. 情绪行为异常 情绪稳定性差，可以有焦虑、抑郁、恐惧、愤怒、易激惹、淡漠等多种情绪反应，情绪转换没有明显关联性，不可自控。行为异常可表现为活动减少或明显的紊乱性兴奋。

【问题三】患者的护理评估

1. 健康史

（1）评估患者的现病史，如有无器质性脑血管病、感染、手术、脑外伤、脑肿瘤、癫痫、脑寄生虫病史。

（2）熟悉疾病的进展情况及精神障碍的伴发情况；评估患者的生长发育史。

（3）评估家族中有无其他精神障碍患者。

（4）评估患者药物治疗的具体情况，如效果如何、有无不良反应等；评估患者有无毒品接触史、酒精、麻醉药物上瘾史。

2. 生理状况

（1）评估患者的一般状况，包括患者年龄、进食、大小便、仪态、饮酒史、个人卫生是否正常；有无睡眠障碍。

（2）患者意识状况：如清晰度、意识范围、意识内容、定向力等。

（3）自理活动是否受限，步态及行走方式等。

（4）了解患者服用的药物，如镇痛药、抗生素、抗胆碱能药、抗惊厥药、抗帕金森药、镇静催眠药、抗精神病药、抗抑郁药、中枢兴奋剂、皮质醇激素、抗肿瘤药等。

3. 精神症状

（1）评估患者有无意识障碍和定向力障碍。

（2）有无感知觉障碍，有无错觉及幻觉等。

（3）有无记忆损害，尤其是短时记忆有无明显损害。

（4）评估是否有思维过程改变，有无语言理解力下降，失认和失用。

（5）情感活动和行为是否异常，如情绪的波动、易激惹、烦躁不安、焦虑等。

4. 心理和社会功能

（1）评估患者的个性特征、工作、社交能力，有无发生严重的生活事件，外界刺激过少或过多，患者的反应如何。

（2）评估患者家庭经济状况及支持系统，家属的护理能力和照顾患者的意愿，家属情绪状况等。

（3）评估患者家中环境是否过于单调，有无更换住所或照料者改变。

5. 辅助检查 评估实验室及其他辅助检查，如胸部 CT、头颅 CT、心电图、血常规、脑电图等，其中脑电图是谵妄诊断和鉴别中重要的辅助检查手段。

【问题四】谵妄风险评估

附表：护理谵妄筛查量表（Nu－DESC）

项目	评分
Ⅰ. 定向障碍言语或行为上表现为分不清时间、地点或周围其他人的身份。	
Ⅱ. 行为异常患者的行为与其所处场合和（或）本人身份不相称；例如：在不允许的情况下，仍然拉扯身上的导管或敷料，或者试图下床以及类似行为。	
Ⅲ. 言语交流异常患者的言语交流与所处环境和（或）本人身份不相称；表现为语无伦次、缄默以及发表荒谬或莫明其妙的讲话。	
Ⅳ. 错觉/幻觉看见或听见不存在的事物；视物扭曲。	
Ⅴ. 精神运动性迟缓、反应迟钝、无或少有自发活动（言语），例如：患者对针刺反应迟钝和（或）不能被唤醒。	
总分	

评分说明：每项 0＝不存在，1＝轻度，2＝中重度，当总分≥2 分时，评估为有谵妄风险。

【问题五】老年综合评估

老年综合评估（CGA）是指采用多学科方法评估老年人的躯体情况、功能状态、心理健康和社会环境状态等，并据此制定以维持和改善老年人健康及功能状态为目的的治疗计划，最大限度地提高老年人的生活质量。老年综合评估主要可以从躯体功能、精神心理、老年综合征及社会经济等方面进行。

老年精神障碍患者的综合评估除主要包括自杀、攻击、跌倒、压力性损伤、吞咽功能、衰弱、管路滑脱风险、尿失禁及排便、营养风险、智能精神状态评估、多重用药评估等内容，常用量表见附录。

【问题六】综合医院患者发生谵妄

案例 4

患者，男，结肠癌根治术后，由监护室转至普通病房后第二天，出现兴奋躁动，大喊大叫，踢打家人和护士，安抚无效，请精神科医生会诊。

临床诊断 谵妄状态。

案例分析

谵妄在综合医院，尤其是术后患者十分常见，表现为明显兴奋、攻击、不配合治疗。手术创伤、麻醉用药和术后用药等易出现谵妄。

【问题六】处理原则

1. 积极纠正病因 高龄、术后、多重用药、特殊用药等所致的谵妄，调整镇痛药，调整风险更低的镇痛剂，在患者安静且有人陪护的情况下，尽量不予以保护性约束。注意其他躯体情况，如发热、感染、疼痛等。

2. 药物对症治疗 针对患者兴奋或其他精神症状对症用药，从短期、小剂量开始，治疗中及时评估，症状缓解，应停药。

3. 非药物治疗 对于有认知障碍基础的患者，谵妄恢复较为困难，药物治疗效果不明显，可增加家属对患者的陪伴，减少患者对环境的陌生感和不信任，减轻患者症状。

【问题七】非药物护理原则

（1）积极寻找谵妄诱发因素，针对诱发因素采取处理措施，针对原发疾病进行积极治疗。

（2）营造良好的治疗环境，应“昼夜分明”，白天光线充足，夜晚黑暗安静。

（3）若患者存在严重的感知觉障碍或妄想，则需要药物治疗，氟哌啶醇是治疗谵妄最常见的药物。

（4）若谵妄与心理社会因素有关，应去除心理及环境因素，加强心理干预。

（5）保证患者及周围环境安全，减少感知觉障碍的不良影响；鼓励患者在意识清醒期间进行适当交流；在治疗谵妄状态的同时，要向家属解释病情及性质。

知识扩展

最常见的谵妄评估工具

意识模糊评定法（confusion assessment method，CAM）广泛用于综合医院筛查诊断谵妄。1998 年修订版谵妄评估量表（delirium rating scale - revised - 98，DRS - R - 98）主要通过评定患者语言、意识水平、思维过程、记忆力、睡眠等多方面认知领域，澄清诊断，评估症状严重性，是一个信度较好的谵妄症状评估量表。CAM 的拓展版本（confusion assessment method - ICU，CAM - ICU）用于重症监护及术后谵妄评估；评估术后谵妄还可结合护理谵妄筛查量表（nursing delirium screening scale，Nu - DESC），因其简便易行，可早期监测术后谵妄的发生，为临床早期处理和预防提供一定的参考，且便于麻醉恢复室护士掌握，已经越来越受到医务工作者的青睐。

遗忘综合征

遗忘综合征（amnestic syndrome）又称科萨可夫综合征，是由脑器质性病理改变所导致的一种选择性或局灶性认知功能障碍，以近事记忆障碍为主要特征。患者在智能检查时，可以回忆刚刚告诉他的事情，但是 10 分钟以后却难以回忆，且常有虚构，将编造生动及详细的情节来弥补记忆的缺损部分。

思考题

一、A1 型题（从以下 5 个备选答案中选出最佳的一项）

1. 痴呆患者记忆障碍的特点是（　　）
   A. 早期出现记忆增强
   B. 早期出现记忆减退
   C. 早期出现近记忆受损
   D. 早期出现远记忆受损
   E. 早期出现即刻记忆受损
2. 急性脑器质性反应中最常见的表现是（　　）
   A. 痴呆　　B. 谵妄　　C. 遗忘
   D. 人格改变　　E. 情感障碍
3. 阿尔茨海默病早期突出的症状是（　　）
   A. 智力障碍　　B. 记忆障碍　　C. 人格障碍
   D. 言语障碍　　E. 意识障碍
4. 痴呆是指（　　）
   A. 较严重的、持续的人格障碍
   B. 严重的、间断性的智能障碍
   C. 较严重的、持续的认知障碍
   D. 严重的、间断性的认知障碍
   E. 严重的、间断性的人格障碍
5. 痴呆患者护理的最优目标首先考虑的是（　　）
   A. 维持生命　　B. 维持最佳功能　　C. 提供足够营养
   D. 保证足够睡眠　　E. 恢复到病前状态
6. 慢性脑病综合征一般不出现的精神障碍是（　　）
   A. 记忆障碍　　B. 思维障碍　　C. 人格障碍
   D. 意识障碍　　E. 情绪障碍
7. 下列关于假性痴呆的说法中，哪项是正确的（　　）
   A. 抑郁症不可见

B. 一般预后都不好

C. 强烈的精神创伤刺激

D. 癔症及反应性精神障碍

E. 不及时治疗会变成痴呆

8. 阿尔茨海默病患者外出不知回家，属于（ ）

A. 错觉 B. 幻觉 C. 行为紊乱

D. 意志减退 E. 记忆障碍

9. 下列哪项属于假性痴呆的特点（ ）

A. 不因精神刺激发病

B. 没有明显的心理因素

C. 癔病性格特征不常见

D. 多见有神经系统体征

E. 大脑无任何器质性损害

10. 血管性痴呆的诊断特点是（ ）

A. 病程起病较隐匿

B. 有空间定向力障碍

C. 病程呈波动性

D. 近记忆受损严重

E. 一般无阳性体征

11. 谵妄状态主要特征为（ ）

A. 错觉 B. 幻觉 C. 意识障碍

D. 记忆减退 E. 认知障碍

12. 关于谵妄患者，说法正确的是（ ）

A. 昼重夜轻 B. 有意识障碍 C. 无被害妄想

D. 有自伤、自杀 E. 情绪稳定可控

13. 谵妄是指（ ）

A. 表情淡漠，回答理性，但迟钝

B. 意识不清，胡言乱语，躁动不安

C. 无意识障碍，症状多而阳性体征少

D. 思维活跃、好说、好动，但意识清楚

E. 产生不能被纠正的错误的信念和判断

14. 谵妄状态最常见的症状是（　　）

A. 情感喜悦

B. 意识障碍

C. 思维中断

D. 坚定不移的妄想

E. 妄想内容较系统

15. 谵妄的临床特点是（　　）

A. 情绪低落　　B. 睡眠障碍　　C. 兴奋、躁动

D. 白天重晚上轻　　E. 急性起病、发展迅速

16. 谵妄的护理目标是（　　）

A. 维持生命

B. 学习新技能

C. 改善意识状态

D. 原发疾病的护理

E. 受损功能恢复到正常

17. 谵妄患者不应采取的护理措施是（　　）

A. 四肢约束防止抓伤

B. 枕横立床头防止撞伤

C. 合理使用床档防止摔伤

D. 肩部、膝部约束防止坐起

E. 室内光线宜暗防止引起躁动

18. 对于震颤谵妄的慢性酒精中毒性精神障碍患者，首要的护理措施是（　　）

A. 给予心理疏导

B. 采取保暖措施

C. 保护患者的安全

D. 应用呼吸兴奋剂

E. 采用人工冬眠治疗

19. 下列哪种疾病会引起谵妄（　　）

A. 癔症　B. 抑郁症　C. 强迫症
D. 感染中毒　E. 精神分裂症

20. 关于谵妄状态的描述，正确的是（　　）
A. 常出现持续的妄想
B. 睡眠醒觉紊乱可有可无
C. 症状具有昼重夜轻特点
D. 具有伴随症状的意识浑浊状态
E. 伴随大量、持续的错觉和幻听

二、A2 型题（根据以下病历，选出最佳的选项）

1. 患者，女，68 岁，近 1 年来无明显诱因出现记忆力减退，找不到钱物，出门后找不到家，病情最有可能的诊断是（　　）
A. 情感障碍　B. 血管性痴呆　C. 遗忘综合征
D. 老年期精神病　E. 阿尔茨海默病

2. 患者，男，70 岁，患糖尿病多年，高血压多年，有脑卒中病史 10 年，近两年情绪不稳，计算力逐渐下降，记忆力下降明显，此患者最有可能的诊断是（　　）
A. 情感障碍　B. 假性痴呆　C. 遗忘综合征
D. 血管性痴呆　E. 阿尔茨海默病

3. 患者，男，63 岁，2 年前出现严重脑卒中遗留偏瘫症状，近 1 年病情经常波动。记忆力明显下降，近 3 个月明显多疑，认为有人偷他的东西，检查发现记忆力属很差水平，计算力和理解力明显下降。最可能的诊断是（　　）
A. 痴呆　B. 谵妄　C. 癫痫
D. 库欣综合征　E. 遗忘综合征

4. 患者，男，71 岁，诊断为阿尔茨海默症，目前临床最常用的药物是（　　）
A. 抗焦虑药
B. 抗抑郁药
C. 抗精神病药
D. 促大脑代谢药物

E. 乙酰胆碱酯酶抑制剂

5. 患者，女，70 岁，诊断为阿尔茨海默病，对其进行护理时，首优的做法是（ ）

A. 经常更换房间

B. 外出无须陪伴

C. 确保其安全

D. 强化训练大脑

E. 所有症状均可逆

6. 患者，男，65 岁，确诊阿尔茨海默病 3 年，病情进展，不会穿衣服，把衣服当成裤子套在腿上，患者的问题属于（ ）

A. 失用　　B. 失认　　C. 记忆障碍

D. 判断障碍　　E. 定向力障碍

7. 患者，73 岁，诊断为阿尔茨海默病，近来患者家属发现其经常叫不上来物品的名字，如要手机，就说“那个输入数字，按一下就能跟别人讲话的”。此症状属于（ ）

A. 失用症　　B. 失认症　　C. 认知障碍

D. 判断障碍　　E. 语言障碍

8. 患者，女，72 岁，常四处徘徊，无目的走动，此时患者可能发生（ ）

A. 走失　　B. 摔伤　　C. 失忆

D. 情绪高涨　　E. 攻击他人

9. 某男，62 岁，近 1 年逐渐出现失眠、记忆力下降、话少、反应迟钝，步态不稳，生活不能自理，认为家中丢了东西，CT 提示轻度脑萎缩，首要考虑的诊断为（ ）

A. 血管性痴呆

B. 匹克病性痴呆

C. 阿尔茨海默病

D. 轻度认知功能损伤

E. 高血压伴精神障碍

10. 李某，男，75 岁，确诊为阿尔茨海默病 3 年，患者性格孤僻，

对保姆态度粗暴，时有言语或行为上的攻击现象，家属很头疼，护士对家属的指导不正确的是（ ）

A. 养成规律的生活习惯

B. 尽量减少对情绪的刺激

C. 鼓励多参加一些文娱活动

D. 尽量约束防止其攻击保姆

E. 尽量不强迫其做不想做的事

11. 患者，女，72岁，髋部骨折术后3小时突然出现大声叫骂，不知道身在何处，不认识周围医务人员，病情最有可能的诊断是（ ）

A. 谵妄 B. 精神分裂症 C. 血管性痴呆

D. 遗忘综合征 E. 阿尔茨海默病

12. 患者，男，81岁，有高血压病史20年，近十天情绪不稳，昼夜不分，夜晚常称能看见有小怪物，表情恐惧。此患者最有可能的诊断是（ ）

A. 谵妄状态 B. 情感障碍 C. 假性痴呆

D. 血管性痴呆 E. 遗忘综合征

13. 某酒精中毒出现谵妄患者，把给他打针的护士看成是日本731部队的军官手持利刃来解剖他，为此攻击护士。该患者的精神症状是（ ）

A. 错觉 B. 幻觉 C. 妄想

D. 认知障碍 E. 感知综合障碍

14. 某患者，夜间行为混乱，胡言乱语，意识不清，第二天晨起对于自己晚上做了什么全然不知，该患者最可能的诊断为（ ）

A. 谵妄状态 B. 情感障碍 C. 假性痴呆

D. 精神分裂症 E. 遗忘综合征

15. 某患者，近些天来分不清白天黑夜，也不知道自己身在何处，晚上称自己能看到鬼在自己的眼前飘，但是患者不能抓到它，患者最可能的诊断为（ ）

A. 谵妄状态 B. 情感障碍 C. 假性痴呆

D. 血管性痴呆 E. 阿尔茨海默病

16. 患者，男，52 岁，夜间发生谵妄。下列对其治疗护理违反原则的是（　　）

A. 营造良好的治疗环境，白天光线充足，夜晚黑暗安静

B. 若与心理社会因素有关，应去除心理及环境因素

C. 保证周围环境安全，减少感知觉障碍的不良影响

D. 存在严重的感知觉障碍或妄想，大剂量使用氟哌啶醇治疗

E. 积极寻找谵妄诱发因素，针对诱发因素采取处理措施

17. 患者，男，60 岁，戒酒后第 3 天出现言语混乱，不知道自己在哪，也不知道现在是白天还是黑夜，该患者最有可能的诊断为（　　）

A. 癔病　　B. 震颤谵妄　　C. 情感障碍

D. 假性痴呆　　E. 精神分裂症

18. 某患者行胸腔手术后，在夜里出现大声地叫喊，骂人，行为紊乱，下列哪项对该患者的护理措施是恰当的（　　）

A. 保持原有生活习惯

B. 对患者的症状不予关注

C. 保持清淡、营养均衡的饮食

D. 减少家属的陪伴、关心患者

E. 将安置患者于陌生的环境中

19. 某患者在夜间发生谵妄，对该患者首要采取的护理措施是（　　）

A. 保证室内环境安静、整洁

B. 及时发现病因，对症处理

C. 减少环境对患者带来的刺激

D. 保护安全，避免发生其他意外事件

E. 给予充足的营养支持，保证其入量

20. 发生谵妄的患者，不会出现的情况是（　　）

A. 常有定向障碍

B. 可出现被害妄想

C. 幻觉多为恐怖性的

D. 发生冲动行为

E. 突然变得病情好转

三、A3型题（从以下选项中选出每道题最佳的答案）

（1～3题共用题干）

患者，男，65岁，3年前出现记忆力下降，不认识家人，不会穿衣服，出门找不到家，对人冷淡。躯体神经系统检查：无异常。精神检查：意识清晰，定向力障碍，记忆障碍，夜间不眠，称能看到墙角有“小人儿”，认为居住环境不安全，时常在房门口徘徊，生活不能自理。CT：脑萎缩。

1. 该患者最有可能的诊断是（　　）

A. 情感障碍　　B. 假性痴呆　　C. 遗忘综合征

D. 血管性痴呆　　E. 阿尔茨海默病

2. 对患者的精神行为进行干预时，护士应（　　）

A. 不去理睬患者的行为

B. 让其认识到其行为的异常

C. 对家属进行药物相关知识指导

D. 给予及时制止，必要时保护约束

E. 转移其注意力后耐心解释和疏导

3. 该患者的护理目标为（　　）

A. 重新建立定向感和现实感

B. 能够有效地进行语言交流

C. 生活能够完全自理

D. 能够进行有效沟通

E. 能独自按时服药

（4～6题共用题干）

患者，女，69岁，近3年来逐渐出现特别好忘事，做事经常丢三落四，检查未发现有器质性疾病，近年不会自己穿衣服，有时把裤子当上衣穿，有时对着镜子中的自己问“你是谁”？两周前一个人跑出家门，找不到回家的路，说不清地址，说不出自己的名字，幸好被邻居碰上才未发生意外。

4. 该患者最有可能的诊断是（　　）

A. 遗忘障碍　　B. 记忆障碍　　C. 血管性痴呆

D. 精神发育迟滞　　E. 阿尔茨海默病

5. 对患者的精神行为进行干预时，护士应（　　）

A. 让其保持独处

B. 不理睬其行为

C. 必要时给予保护性约束

D. 转移其注意力后使其情绪平稳

E. 沟通交谈时要讲清道理，帮助其梳理

6. 该患者的护理目标是（　　）

A. 生活能够完全自理

B. 能坚持服用药物

C. 能有效地进行语言交流

D. 保持目前最佳的功能状态

E. 能独立完成一些复杂的工作

（7 ~9 题共用题干）

患者，女，68 岁，开腹手术后 3 天，夜间不眠，白天爱睡觉，不认识家人，不知身在何处，交谈困难，有时出现言语不连贯。精神检查：意识清晰度下降，定向力障碍，记忆障碍，睡眠周期紊乱，称能看到天花板上有“大蜘蛛”，认为医院不安全，情绪稳定性差。脑电图：θ 波弥散。

7. 该患者最有可能的诊断是（　　）

A. 谵妄状态

B. 假性痴呆

C. 精神分裂症

D. 阿尔茨海默病

E. 双相情感障碍

8. 对患者的定向障碍进行干预时，护士应（　　）

A. 直接进行保护性约束

B. 对其行为不予理睬

C. 否认其对环境的错误感知

D. 对其进行时间、地点训练

E. 停止药物使用以避免谵妄发生

9. 对该患者首要采取的护理措施正确的是（　　）

A. 及时纠正不正确的感知

B. 白天尽量不要打扰其睡眠

C. 避免冲动行为，给予保护性约束

D. 单独安置避免其与其他人发生冲突

E. 专人看护，保护安全，避免发生意外

四、A4 型题（从以下选项中选出每道题最佳的答案）

（1～3 题共用题干）

患者，女，72 岁，诊断为血管性痴呆。精神检查：意识清晰，定向力障碍，记忆障碍，夜间不眠，称能听到唱歌的声音，认为居住环境不安全，在院的医护人员都是到她家的强盗，拿东西砸工作人员。

1. 根据题目该患者可能存在的精神科症状是（　　）

A. 幻听　　B. 幻视　　C. 关系妄想

D. 罪恶妄想　　E. 夸大妄想

2. 该患者有何风险（　　）

A. 外走风险　　B. 攻击风险　　C. 跌倒风险

D. 自伤风险　　E. 噎食风险

3. 对患者的精神行为进行干预时，正确的护理措施是（　　）

A. 有外走风险及时给予医学保护性约束

B. 为其提供日常照护，如帮助患者穿衣穿鞋等

C. 对其进行定向能力的训练，增加现实定向感

D. 提供给一个安静的居住环境，让其单独居住

E. 沟通交谈时要与其讲清道理，帮助梳理逻辑关系

（4～6 题共用题干）

患者，男，66 岁，诊断为阿尔茨海默病性痴呆。精神检查：意识清楚，定向力不存在，记忆力减退，夜间间断睡眠，认为工作人员联合家人要害自己，认为自己没有病，有时有追门的行为。

4. 患者目前存在的精神症状是（　　）

A. 幻听　　B. 幻视　　C. 被害妄想

D. 关系妄想　　E. 嫉妒妄想

5. 该患者存在什么风险（　　）

A. 外走风险　　B. 自伤风险　　C. 跌倒风险

D. 噎食风险　　E. 攻击风险

6. 在患者的心理护理上，正确的是（　　）

A. 鼓励患者与家属交往

B. 耐心倾听患者的诉说

C. 每次与其沟通，要多提问

D. 护士要把自己的想法告诉患者

E. 思维偏激、固执的要及时纠正

（7～9题共用题干）

患者，男，61岁，动脉粥样硬化，10日前因发热来我院就诊，诊断为肺部感染，住院期间出现兴奋吵闹，神情紧张，尤其夜晚明显，诊断为谵妄。精神检查：意识障碍，定向力障碍，记忆障碍，夜间不睡觉，称能看到病床底下有鬼，恐惧住院，认为医院不安全，病友要“打”他，夜间对病友叫骂。

7. 该患者可能存在的精神科症状是（　　）

A. 幻听　　B. 幻视　　C. 关系妄想

D. 罪恶妄想　　E. 夸大妄想

8. 该患者最大的风险是（　　）

A. 外走风险　　B. 攻击风险　　C. 自伤风险

D. 噎食风险　　E. 跌倒风险

9. 护理该患者，下列正确的护理措施是（　　）

A. 纠正其错误想法

B. 告诉患者所看到的是幻视

C. 有攻击风险及时给予保护性约束

D. 白日出现困倦现象时及时制止

E. 可大量给予苯二氮䓬类药物

参考答案

A1 型题

1. C　2. B　3. B　4. C　5. B　6. D　7. D　8. E　9. E　10. C　11. C　12. B　13. B　14. B　15. E　16. E　17. E　18. C　19. D　20. D

A2 型题

1. E　2. D　3. A　4. E　5. C　6. A　7. E　8. A　9. C　10. D　11. A　12. A　13. A　14. A　15. A　16. D　17. B　18. C　19. D　20. E

A3 型题

1. E　2. E　3. A　4. E　5. D　6. D　7. A　8. D　9. E

A4 型题

1. A　2. B　3. C　4. C　5. A　6. B　7. B　8. B　9. C

（许冬梅　王晨　刘娟）

第五章　神经症性障碍患者的护理

神经症性障碍（neurotic disorders），旧称神经官能症或精神神经症，是一组以没有任何可证实的器质性病变为基础的精神障碍，包括焦虑性障碍、恐怖性焦虑障碍、强迫障碍、神经衰弱等。主要表现为精神活动能力下降、烦恼、紧张、焦虑、抑郁、恐怖、强迫或其他各种躯体不适症状，如心悸、胸闷、头晕、头痛、多汗乏力、胃肠不适等。病程大多持续迁延或呈发作性。

第一节　分离（转换）性障碍

分离（转换）性障碍是指一种以解离症状和转换症状为主的精神疾病。解离症状是指患者对自我身份识别和过去记忆的部分或完全丧失为特点的临床特征。转换症状表现在遭遇无法解决的问题和冲突时所产生的不愉快心情，以转化为躯体症状的方式出现，但症状与患者的现实不相符，也无可证实的器质性病变。

案例1

病程1　患者，女，50岁，患者于2021年1月18日因不同意儿媳投资饭店，并因本人玩麻将输钱后渐出现呕吐，呕吐物为胆汁，每次吐2～3口，晚上12点后呕吐明显，伴胃部不适，胃镜结果示慢性重度萎缩性胃炎，给予“奥美拉唑、兰索拉唑、促胃动力药、莫沙必利”等药物治疗（具体剂量不详），效果差。

病程2　患者2月初在××市人民医院消化科住院治疗，行相关检查未见异常（具体不详，未见报告），请精神卫生科会诊，考虑“焦虑症”，予“米氮平7.5mg/日、舒必利2片/日”，患者服药后感头晕，自行将舒必利减量至1片/日，呕吐好转后出院，出院后第二日再次出现呕吐，后就诊于××医院消化科，行腹部CT未见异常。

病程3　患者后来就诊于心身科，诊断为“躯体形式障碍”，服“度洛西汀肠溶胶囊60mg/日、米氮平7.5mg/日、舒必利1片/日”，经颅磁刺激治疗，呕吐好转后自行停舒必利，3月初患者渐出现过度担心、紧张，手麻、手木，手胀，臀部麻木感，前胸、腹部有压迫感，与医师联系后，加量度洛西汀肠溶胶囊90mg/日，因担心副反应，自行将度洛西汀肠溶胶囊减药至60mg/日。患者出现手僵硬、胀、麻木，就诊于××市精神卫生中心，具体诊断不详。服度洛西汀肠溶胶囊60mg/日、舒必利半片/日、劳拉西泮1片/日，效果差。4月2日患者与儿子吵架后出现腿软，不能走路，感觉臀部有软的东西，感觉脚下踩着棉花，再次就诊，门诊以“焦虑状态，分离转换障碍”收住院。目前患者入睡困难，睡眠轻浅，早醒，食欲欠佳，小便正常、便秘。

案例分析

【问题一】（病程1）

分离转换（性）障碍以往也称为癔症、歇斯底里，女性患病率明显高于男性。据资料显示，地域、性别、年龄及文化背景等多种因素对本病发病率有影响。它包含解离性（精神障碍）和转换性（躯体障碍）两种障碍，由于它既可有运动、感觉障碍，又可表现为意识、记忆障碍，甚至精神病性障碍，因此临床上易造成误诊。

【问题二】（病程2）

本病表现形式复杂多样，转换障碍主要表现为随意运动和感觉功能障碍，提示患者可能存在某种神经系统或躯体疾病，但体格检查、神经系统检查和实验室检查都不能发现其内脏器官和神经系统有相应的器质性损害，其症状和体征不符合神经系统解剖生理特征，而被认为是患者不能解决的内心冲突和愿望具有象征意义的转换。

【问题三】（病程3）

1. 临床表现　运动障碍可表现为动作减少、增多或异常运动。如起立不能，步行不能，患者双下肢可活动，但不能站立，扶起则需人支撑，否则向一侧倾倒；也不能起步行走，或行走时双足并拢，呈雀跃状跳行。患者的躯体症状无任何可以证实的相应的器质性改变，旁人可以明确感觉到患者症状带有的情绪性。在本案例中，患者表现为腿软，不能走路，感臀部有软的东西，感脚下踩着棉花。

2. 护理问题

（1）睡眠型态紊乱：与焦虑症状有关。

（2）自我认同紊乱：与人格转换有关。

（3）形象紊乱：与对身体功能变化的言语性反应有关。

（4）有外伤的危险：与分离（转换）性障碍抽搐有关。

3. 护理措施

（1）安全护理：①当患者病情发作时，护士应及时采取保护措施，同时将患者和家属分离。不过分关心，不轻视患者，不表现惊慌失措，避免其他患者围观。②严密观察患者的情绪变化，加强与患者的沟通，防止出现做作性自杀企图。③注意倾听患者的主诉，接纳患者的症状及其感受，以减轻患者的内心痛苦。

（2）生活护理：①协助、指导患者料理生活，满足患者在饮食、睡眠、排泄等生理方面的需要。当患者出现躯体不适主诉时，注意区别是心因性还是器质性，及时向医生反馈，并给予相应护理措施。②饮食护理：在饮食护理方面，为患者提供易消化、营养丰富的软食或半流食，进餐时有专人观察，防噎食。③排泄护理：患者便秘，观察患者排泄情况，指导患者定时排便，保持大便通畅；及时处理患者的便秘问题，做好相关健康宣教。④睡眠护理：为患者创造良好环境，增加日间活动时间，保证夜间睡眠，做好睡眠记录。

（3）用药护理：严格执行操作规程，发药到手，看服到口，服药后检查口腔、水杯。保证用药安全和药物治疗的顺利进行。密切观察用药后的治疗效果和不良反应，有异常情况时与医生联系及时处理。

（4）心理护理：建立良好的护患关系，帮助患者学会放松。重建正确的疾病概念和对待疾病的态度：顺其自然，接受症状。要有足够的耐心，态度温和，积极主动地关心照患者，以实际行动关爱支持和鼓励患者，并鼓励家人多陪伴患者。给予患者成年人的尊严，注意保护患者的自尊，不急于否定或批评，不强迫患者、教育患者，要用平常心对待患者。

（5）健康教育：向患者和家属讲解疾病的性质、治疗方法，告知患者及家属药物治疗、心理治疗、康复治疗相关内容及重要性。鼓励患者每天坚持做放松训练，正确对待躯体不适和不良情绪，指导家属观察病情的方法和训练生活功能。教会患者应对技巧、情绪管理的方法，使患者在工作生活中理性处理各种困难，主动寻求资源，调动患者家庭和社会的支持系统，社区、家庭支持对患者疾病的康复是非常重要的。

【问题四】分离（转换）性障碍患者的临床表现

1. 分离障碍　临床表现为意识及情感障碍，意识障碍以意识狭窄，朦胧状态为多见，意识范围缩小，有的呈梦样状态或酩酊状态，意识障碍时各种防御反射始终存在，并与强烈的情感体验有关，可以有哭笑打滚、捶胸顿足、狂喊乱叫等情感暴发症状，有时呈戏剧样表现，讲话内容与内心体验有关，因此容易被人理解，这一类型起病前精神因素很明显，尽管患者本人否认，但旁人看来，疾病的发作常有利于摆脱困境，发泄压抑的情绪，获取别人同情和注意，或得到支持和补偿，反复发作者，往往通过回忆和联想与既往创伤经历有关的事件或情境即可发病。按照临床特点，根据 DSM－Ⅲ和Ⅳ其临床表现分为分离性遗忘、分离性神游、多重人格、人格解体障碍及非典型分离性障碍等。

2. 转换障碍

（1）运动障碍：①瘫痪：可表现单瘫、截瘫或偏瘫，检查不能发现神经系统损害证据，可表现为单瘫、偏瘫、截瘫、四肢瘫痪（以下肢多见），伴有肌张力增强或弛缓，有肌张力增强者常固定于某种姿势，被动活动时出现明显抵抗，但不符合解剖特点，常以关节为界；要求瘫痪肢体运动时，可发现拮抗肌肉收缩，将瘫痪肢体上抬，检查者突然放手时，瘫痪肢体徐徐落下。与中枢性瘫痪远端重于近端，周围性瘫痪近端重于远端的特点不同，下肢瘫痪，腿被拖着走，而不是借髋部力量先将腿甩到前面，虽走路歪斜，但会支撑，很少跌倒，下肢瘫痪者卧位时下肢活动自如，但不能站立行走，如扶之行走，则比真正器质性患者还要困难，但当患者确信旁边无人时，则行走很好，长期可有肢体挛缩或呈现失用性肌萎缩，但没有提示器质性病变的肌张力及腱反射改变或阳性病理反应。②肢体震颤，抽动和肌阵挛：表现为肢体粗大颤动，或不规则抽动，肌阵挛则为一群肌肉的快速抽动，类似舞蹈样动作。③起立不能，步行不能，患者双下肢可活动，但不能站立，扶起则需人支撑，否则向一侧倾倒；也不能起步行走，或行走时双足并拢，呈雀跃状跳行。④缄默症、失音症：患者不用言语表达意见或回答问题，但可用书写或手势与人交谈，称缄默症，想说话，但发不出声音，或只能用耳语或嘶哑的声音交谈时，则称失音症。检查神经系统和发音器官，无器质性病变，也无其他精神病症状存在。

（2）痉挛障碍：常于情绪激动或受到暗示时突然发生，缓慢倒地或卧于床上，呼之不应，全身僵直，肢体一阵阵抖动，或在床上翻滚，或呈角弓反张姿势，呼吸时急时停，可有揪衣服、抓头发、捶胸、咬人等动作，有的表情痛苦，双眼噙泪，但无咬破舌头或大小便失禁，大多历时数十分钟，症状缓解。

（3）抽搐大发作：发病前常有明显的心理诱因，抽搐发作无规律性，没有强直及阵挛期，常为腕关节、掌指关节屈曲，指骨间关节伸直，拇指内收，下肢伸直或全身强硬，肢体阵发性乱抖、乱动，发作可伴哭叫，呼吸呈阵发性加快，脸色略潮红，无尿失禁，不咬舌，发作时瞳孔大小正常；角膜反射存在，甚至反而敏感，意识虽似不清，但可受暗示使抽搐暂停，发作后期肢体不是松弛，而大多为有力的抵抗被动运动；无病理反射，如发作后期出现阳性跖反射者，提示器质性病变，一般发作可持续数分钟或数小时之久。

（4）各种奇特的肌张力紊乱，肌无力，舞蹈样动作：但不能证实有器质性改变。如一青年男子，因儿子夭亡，哀伤不已，之后经常有手舞足蹈的怪异动作，有时日发数次，送医院注射一支葡萄糖酸钙溶液后即愈，以后改用氯化钠注射液注射并予暗示，均立即痊愈。

（5）听觉障碍：多表现为突然听力丧失，电测听和听诱发电位检查正常，失声，失语，但没有声带、舌、喉部肌肉麻痹，咳嗽时发音正常，还能轻声耳语。

（6）视觉障碍：可表现为弱视、失明、管窥、同心性视野缩小、单眼复视，常突然发生，也可经过治疗突然恢复正常，癔症性失明病例，视觉诱发电位正常。

（7）感觉障碍：可表现为躯体感觉缺失、过敏或异常，或特殊感觉障碍。

（8）可有转换性痛觉：可从患者夸张的言词及表情，病变部位的弥漫，所说的语意不详，局部封闭治疗不起作用，佐以既往病史、心理因素等，予以诊断。

【问题五】患者的护理评估

1. 健康史

（1）评估患者的现病史，有无脑血管病、颅内感染、脑外伤、脑肿瘤、癫痫、脑寄生虫病史。

（2）熟悉原发疾病的进展情况及精神障碍的伴发情况；评估患者的生长发育史。

（3）评估家族中有无其他精神障碍患者。

（4）熟知患者药物治疗的具体情况，如效果如何，有无不良反应等。

2. 生理状况

（1）评估患者的一般状况，包括患者生命体征、营养、进食、排泄、睡眠、大小便、皮肤、修饰、个人卫生是否正常。

（2）患者意识状况如清晰度、意识范围、意识内容、定向力等。

（3）自理活动是否受限，步态及行走方式等。

3. 精神症状

（1）评估患者有无定向力障碍或自知力缺损。

（2）有无感知觉过敏或减退，有无错觉及幻觉等。

（3）有无记忆力的减退，如对时间、地点、人名能否记忆，对新近发生的事情是否容易遗忘，有无错构、虚构。

（4）评估计算能力是否受损，智能障碍程度。

（5）有无思维障碍，如幻觉、妄想等。

(6) 患者人格是否有明显改变。

(7) 情感活动和行为是否异常，如情绪的波动、激惹、欣快、焦虑、抑郁、睡眠障碍等。

4. 心理和社会功能

(1) 评估患者的个性特征、兴趣爱好、生活方式、学习、工作、社交能力，对自身患病的态度，病前有无发生严重的生活事件，患者的反应如何。

(2) 评估患者家庭经济状况及支持系统，家属的护理能力和照顾患者的意愿，家属情绪状况等。

(3) 评估患者社会功能，如职业、工作环境等，社区防治机构的具体情况。

5. 辅助检查 评估实验室及其他辅助检查，如血尿常规、生化检查、脑电图检查、头部 MRI、脑脊液检查等检查指标是否正常。颅脑 CT 平扫未见明显异常，双肺少许纤维灶，主动脉硬化灶。量表 SDS：72 分，SAS：78，HAMD：18 分，HAMA：16 分。

第二节 广泛性焦虑症

广泛性焦虑症的主要临床特征是对多种境遇的过分焦虑和担忧，同时伴有不安、肌肉紧张和行为的改变。严重的焦虑患者常具有特征性的外貌，如面肌扭曲、眉头紧锁、姿势紧张，并且坐立不安甚至有颤抖；皮肤苍白，手心、脚心以及腋窝汗水淋淋；患者容易悲伤、哭泣，但不一定是心境的低落，实际为焦虑不安的反应。

案例 2

患者，女，56 岁，高中文化，于 2021 年 1 月突发头晕、视物旋转、恶心呕吐、烦躁、出汗，遂就诊于某医院神经内科，行相关检查化验未见明显异常，给予静脉输液（具体不详）、口服药物（银杏叶片 80mg/日、阿司匹林肠溶片 100mg/日）对症治疗，效果欠佳，出院后仍间断头晕头昏、头重脚轻（躺着、坐着、走路都感觉轻飘飘的）、口干。此后患者常担心、害怕，头晕加重，越是担心，头晕越会加重，发作时伴有恶心、心慌、颤抖、出汗，为此患者烦躁难安、紧张，身边人多时也觉心烦，担心晕倒而不敢出门或运动。10 天前患者再次出现眩晕、恶心呕吐、烦躁、出汗，再次就诊于上述医院神经内科，给予静脉治疗（具体不详），效果不佳，为求进一步诊治，于 2021 年 4 月 2 日第一次收入××精神卫生中心进行治疗。目前患者入睡正常，睡眠轻浅，频醒，无早醒，食欲可，大、小便正常。

临床诊断　广泛性焦虑症。

案例分析

【问题一】病程

广泛性焦虑症（anxiety）是以广泛和持续性的焦虑或以反复发作的惊恐不安为主要特征的神经症性障碍，往往伴有头晕、胸闷、心悸、呼吸困难、出汗、口干、尿频等自主神经系统症状和运动性不安等症状。

广泛性焦虑症多缓慢起病，以泛化且持久的、无明显对象的烦恼、过分担心和紧张不安为特征，这种焦虑与周围的任何特定的情境没有关系，而通常是由过度的担忧引起。典型的表现为担心自己或亲戚患病或发生意外，异常担心经济状况，过分担心工作或社会能力。一般来说，广泛性焦虑症患者是多变的，可出现一系列生理和心理症状。

1. 临床表现

（1）精神方面：过分担心而引起的焦虑体验，不能意识到担心的对象或内容，而是一种提心吊胆、惶恐不安。

（2）躯体方面：运动性不安、肌肉紧张（紧张性疼痛）、自主神经紊乱（胸部不适、眩晕、心悸、心动过速、呼吸困难）等。

（3）警觉性增高：对外界过于敏感、注意力难以集中、睡眠差等。

（4）其他：抑郁、强迫、恐惧、惊恐发作等症状。

2. 护理问题

（1）焦虑：与焦虑症状、担心再次发作有关。

（2）睡眠型态紊乱：与焦虑有关。

（3）潜在的或现存的自杀、自伤行为：与情绪抑郁或在症状影响下可能采取的过激行为有关。

(4) 有孤立的危险：与担心发作而采取回避的行为方式有关。

(5) 家庭应对无效：与家庭不能有效地应对患者的病情有关。

3. 护理措施

(1) 加强安全护理：患者应安置于易于观察的病房，并且与开朗的恢复期患者住在一起，不宜住单间。加强巡视病房，密切观察病情和情绪变化，一日发现患者有突然情绪活跃，主动与工作人员接触等反常现象，应提高警惕（尤其在夜间或清晨)，加强巡视病房，不要让患者蒙头睡觉，患者上厕所时间过长应及时追访。在接诊患者、患者入院、晨间护理、带患者外出或沐浴回病室，以及接待患者家属探视等时，均要仔细进行安全检查，登记保管有危险的物品，如发卡、火柴、玻璃制品、药品等。

(2) 心理护理：鼓励患者回忆或自己描述焦虑时的感觉，接纳患者的焦虑感受，与患者讨论处理焦虑的方式，争取病友、家属和社会支持。与患者交谈时，要语速慢，态度和蔼，提问题简明扼要，着重当前问题，并给予简洁明确的指导。如：对患者解释其不适的感受来自于焦虑情绪，并配合适当的检查，证明其躯体健康，以解除疑虑。表示对患者的理解和同情，对患者当前的应对机制表示认同、理解和支持。不要与患者采取的防卫行为进行辩论，但不轻易迁就。鼓励患者按可控制和可接受的方式表达焦虑、激动和愤怒，如允许自我发泄（例如来回踱步、谈话、哭泣等)。在患者因躯体不适而痛苦时，酌情陪伴并帮助患者减轻或解除不适。教会患者放松技术，使其与医生合作进行反馈治疗，并明确表示有希望治愈。

(3) 睡眠护理：帮助患者养成按时入睡、早起早睡的良好睡眠习惯。避免睡前兴奋，如不看刺激紧张的电视，不喝浓茶、咖啡。晚饭不宜吃的过饱，睡前不宜多喝水。减少日间睡眠时间（少于1小时)，不宜卧床过久，鼓励患者参加娱疗等。必要时遵医嘱给予镇静催眠药，主观性失眠可给予安慰剂。

(4) 饮食护理：患者有眩晕、恶心呕吐、烦躁、出汗等症状，应保证患者足够的营养和进水量，可选择营养丰富、色香味美的食物以增进食欲，并鼓励患者进食，必要时协助喂饭或鼻饲，以防脱水和衰竭。

（5）特殊护理：焦虑发作时一定要陪伴在患者身旁，增加患者的安全感。

焦虑可传播，应限制与其他焦虑患者接触，并防止将医护人员的焦虑传给患者。一旦发生自杀、自伤或受伤等意外，立即隔离患者，与医生合作实施有效的抢救措施。对自杀、自伤后患者要做好自杀、自伤后心理护理，了解其心理变化，以便进一步制订针对性防护措施。

（6）健康教育：做好科普宣传工作，采取集体听课、交谈、讨论等方式，帮助患者了解病情，有助于接受暗示，鼓励、相互支持，克服消极情绪、孤独和隔离感，培养社会生活方面的心理适应能力。指导患者家属配合治疗护理，并做好患者出院后家庭治疗护理，防止复发。

【问题二】广泛性焦虑症治疗

主要包括心理治疗和药物治疗。

1. 心理治疗　心理治疗可以与药物合用，也可以单独使用，关键是要适合患者的情况。往往患者的病因与社会因素或现实因素有关，接受治疗的时间会相对较短，而如果患者病前具有明显的人格特征，则治疗过程就会较长。另外在对患者进行治疗的同时，也应对与其具有社会关系的人群，特别是家属予以关注。

（1）解释性心理治疗：将焦虑症的相关知识向患者进行宣教，有利于减轻患者心理压力，更好地配合治疗。

（2）认知行为疗法：包括认知重建疗法和焦虑控制训练，可以矫正患者对于焦虑的错误认知，减轻患者焦虑的躯体症状。

（3）生物反馈疗法：是利用生物信息反馈的方法训练患者学会有效放松从而减轻焦虑。

2. 药物治疗　抗焦虑药如苯二氮䓬类、丁螺环酮等，现在广泛地应用于临床治疗焦虑症，但可形成药物依赖。对伴有抑郁情绪的患者可以用抗抑郁剂进行治疗。

知识拓展

正常人的焦虑是几乎每个人都有过的体验，是即将面临某种处境时产生的一种紧张不安的感觉和不愉快的情绪。这样的焦虑是建立在现实情况之上的，自己明确知道焦虑的来源，所担心的事情也符合客观规律。

焦虑症患者的焦虑状态则不同，其焦虑没有充分理由，而是经常出现莫名其妙的持续性精神紧张、惊恐不安，并伴有头晕、胸闷、心悸、出汗等自主神经紊乱的症状和运动性紧张。即使有一定的诱因，其症状的严重程度与诱因也明显不相称。

第三节　强迫症

强迫症是以强迫观念、强迫冲动或强迫行为等强迫症状为主要表现的一种神经症。患者深知这些观念、行为不合理、不必要，但却无法控制或摆脱，因而焦虑和痛苦。本病通常在青少年发病，也有起病于童年期者。多数为缓慢起病，无明显诱因。其特点是有意识的自我强迫与反强迫同时存在，二者的尖锐冲突使患者焦虑和痛苦。

案例3

病程1　患者，女，22岁，大学生，于2018年因生活事件出现睡眠差，连续4天未睡觉，影响次日学习，并出现睡前必须上厕所的习惯，不然不能安心入睡。患者担心影响学习进度，自行口服“褪黑素”，持续口服2年，自觉睡眠改善。2020年2月，再次出现睡眠差（听到舍友睡着觉的声音时，担心自己睡不着，越想越不能睡），反复上厕所，一到晚上总反复想上厕所，小便后躺床上准备睡觉时，又有便意，有时在厕所可持续待1小时左右（小便时不一定能排出，但要硬逼自己排尿），有时会憋得自己小腹痛，最严重时晚上去10次厕所。

病程2　患者夜不能寐，并逐渐出现白天反复上厕所，患者多次强迫自己不去想上厕所的事情，但未见效果，为此心烦（当见到带弹簧的东西、挂件、半瓶水，或听到“摇晃”的声音会加重），遂就诊于××市中医院检查泌尿系统无异常，于当地个人诊所给予“右佐匹克隆片

3mg/日、扑尔敏1片/日”，持续坚持服药，睡眠稍有改善，反复想上厕所的想法未改善。

2020年7月患者就诊于××市人民医院，给予“帕罗西汀、氯硝西泮（具体不详）”，睡眠差好转，反复上厕所症状仍不能改善，持续服药近半年后，自觉睡眠好转，自行逐渐停药。停药后出现睡眠差、头昏、双下肢软，就诊于××市人民医院行头颅核磁检查未见异常，并给予“谷维素（具体不详）”，效果欠佳。2021年3月24日因生活事件，睡眠差、反复上厕所加重，就诊于××医院门诊给予“右佐匹克隆片3mg/日、奥沙西洋片15mg/日、舍曲林25mg/日”，服药后睡眠尚可，夜间反复上厕所次数稍减少，为求进一步诊治，于2021年4月1日收入院治疗。目前患者服药后入睡正常，睡眠深沉，无早醒，食欲可，尿频、大便正常。

临床诊断　混合性强迫思维和动作。

案例分析

【问题一】病程1

研究显示，强迫行为的素质与遗传有关，且个性与强迫症有密切关系，其人格特点包括优柔寡断、办事古板、胆小、怕事、一丝不苟等。强迫症患者意识清晰，明知道强迫内容没有必要，毫无意义，但不能控制，因无法摆脱强迫症状而痛苦、焦虑，多主动求治。强迫症状形形色色，涉及多个心理学领域，如感觉、知觉、情感、社会关系和多种多样的动作行为。症状的异质性很强，同一患者报告很多不同的强迫思维和行为；不同的患者所具有的症状可以完全不同，从而导致诊断困难。

【问题二】病程2

1. 临床表现　弗洛伊德学派认为强迫症状是在固着、孤立、退化等心理机制作用下，强迫人格的发展。强迫障碍的强迫症状可以时重时轻，表现在一个患者的病程中，也可表现在不同患者之间。同一个症状在同一个患者病程中，当患者心情欠佳、傍晚、疲劳或体弱多病时症状可能变得比较严重。女性患者在月经期间，强迫症状可加重。而患者在心情愉快、精力旺盛或工作、学习时，强迫症状可减轻。这种波动可以在整个病程中表现得更为突出，如患者可以某个时期内某个症状比较多见，而在另外一段时间内完全是其他几个症状的表现。有的症状可以终生一直伴有，有的症状可能一生只出现一次。所以，在长达一生的症状演变之中，每个患者都有不同的症状经历。当然，同一个症状在不同患者之间的严重程度不同是可以理解的，例如，有的清洗只是几次，有的可以是几个小时甚至一整天。所以在评价一个强迫患者的强迫症状时既需要横向的评价，也需要纵向的评价。评价的本身需要同时注意患者自身的症状体验，也需要注意和其他患者的对比，这样才能更好地理解一个患者的症状。

2. 护理问题

（1）睡眠型态紊乱：与焦虑症状有关。

（2）个人应对无效：与强迫行为、强迫观念有关。

3. 护理措施

（1）评估患者的睡眠情况，包括睡眠时间、睡眠质量、入睡时间、醒来的时间，使用镇静药物的情况。要准确记录睡眠时间，做好交班，并制定出可行的护理措施。

（2）白天督促患者多参加工娱疗。使患者产生疲乏感、劳累感，晚间有助于改善睡眠。

（3）指导患者养成良好的睡眠习惯，如睡前用热水泡脚、饮热牛奶、按摩涌泉穴等方法。另外，说服患者不可因惧怕入睡困难而早早上床，这种作法只会加重强迫症状。

（4）为患者创造良好的睡眠环境，如拉好窗帘、关灯，维持病室的安静，制止其他患者聊天以免干扰患者睡眠。重者，必要时请示医生请患者服用适量的镇静剂以利入睡。

【问题三】强迫症患者的临床表现

1. 强迫思维 强迫思维指反复出现、持续存在、不恰当地闯入头脑中的一些想法、表象和冲动。患者能认识到这些想法是无意义的或攻击性的，但却无法停止或控制它们，因此引起明显的焦虑和痛苦。常见的强迫思维包括：怕脏，怕给自己和他人带来伤害，要求对称、精确、有序，对宗教或道德的关注等，具体分类如下所述。

（1）强迫表象：在头脑里反复出现过去感觉的体验（如一些恐怖的画面、表情、声音等），常常具有令患者不愉快甚至厌恶的内容。如患者脑中不断闪现刚刚看过的广告字牌、路标、行人、小鸟等，像放幻灯一样播放，极力控制不想却频繁闪现，为此非常苦恼；脑子中在开始努力学习时反复浮现过去听过的歌曲的声音。

（2）强迫联想：反复联想一系列不好的事件会发生，虽明知不必要，却克制不住，并引发情绪紧张和恐惧。

（3）强迫回忆：反复回忆曾经做过的日常琐事，虽明知无任何意义，却无法摆脱、挥之不去。

（4）强迫怀疑：对自己已完成的事情不确定，产生不必要的疑虑，要反复核实。如离开房间前疑虑门窗是否确实关好，反复数次回去检查，否则会焦虑不安；刚刚看过的句子，明明看得清清楚楚，但是总感到没有看清、反复读。

（5）强迫性穷思竭虑：对一些毫无意义的“问题”进行反复思考、刨根问底，明知毫无意义却不能停止。如反复思考“为什么每天是 24 小时？”“为什么 1 加 1 等于 2，而不等于 3？”

（6）强迫对立思维：两种对立的词句或概念反复在脑中相继出现，自知毫无意义却不能释怀而感到苦恼和紧张。如想到“高尚”，立即想到“卑鄙”；说到“白天”时想到“黑夜”等。

2. 强迫行为　强迫行为指患者感到不得不反复进行的行为或精神活动，是为了阻止、抵消和控制强迫观念所带来的不适感和焦虑而出现的一些仪式性的反复的行为动作。常见的强迫行为包括清洁（如洗手或洗澡）、计数、重复、检查、祈祷、触摸、寻求保障、仪式化的回避等。

（1）强迫洗涤：为了消除对脏物、毒物或细菌污染的担心，常反复洗手、洗澡或洗衣服。有的患者不仅自己反复清洗，而且要求与他一同生活的人，如配偶、子女、父母等也必须按照他的要求彻底清洗。

（2）强迫检查：通常与强迫疑虑同时出现，对明知已做好的事情不放心，反复检查。如反复检查门窗是否锁好，反复核查账单、信件或稿件等。

(3) 强迫计数：不可控制地数台阶、电线杆、门窗、地板砖数，做一定次数的特定动作，否则感到不安，若怀疑遗漏，要重新数起。

(4) 强迫仪式动作：在日常活动之前，先要做一套程序化的动作，如睡前要按固定程序脱衣鞋并按固定的规律放置，否则感到焦虑不安而重新穿戴整齐，再按程序脱下，方可安然入睡。

(5) 强迫性注视：患者注视某种自己认为不该看的物体，例如与人交往上注视他人的隐私部位等，越控制不该看，越想看；注视余光中出现的人物或物品等。

3. 强迫意向 在某种场合下，患者出现一种明知与自己心愿相违背的冲动，却不能控制这种意向的出现，苦恼不堪。如母亲抱小孩走到河边时，突然产生将小孩扔到河里去的想法，虽未实际发生，但患者因为这种冲动不止，欲罢不能，因此十分紧张、恐惧；看到刀子，就出现想捅人的冲动，担心真的这样做，为此恐惧不安。

4. 强迫情绪 主要是不必要的担心和恐惧。这种恐惧是对自己的情绪会失去控制的恐惧，如害怕自己会发疯，会做出违反法律或道德的事。

【问题四】强迫症的治疗

1. 药物治疗 5－T 再摄取抑制（如氯米帕明、氟西汀）最为常用，苯二氮䓬类药物常被用于对抗焦虑情绪，如氯硝西泮。一般而言强迫症药物治疗不短于 6 个月。

2. 心理治疗 心理治疗对强迫症患者具有重要意义，解释性心理治疗、支持性心理治疗、行为治疗及精神分析，均可用以治疗强迫症。另据报道，森田治疗对部分强迫症有很好的疗效。心理治疗可以使患者正确认识自身个性特征及疾病特点，客观地判断现实情况和周围环境。治疗的重点在于使患者克服性格缺陷，不过分追求完美，接受现实的不完美感，学习合理的应对方式，增强自信。治疗过程不能急于求成，也不要过分迁就患者。

第四节　疑病症

疑病症（hypochondria）是一种以担心或相信患严重躯体疾病的持久性优势观念为主的神经症。患者因为这种症状反复就医，各种医学检查阴性和医生的解释，均不能打消其疑虑。即使患者有时存在某种躯体障碍，也不能解释所述症状的性质、程度或患者的痛苦与优势观念，常伴有焦虑或抑郁。对身体畸形（虽然根据不足）的疑虑或优势观念也属于本症。本障碍男女均有，无明显家庭特点（与躯体化障碍不同），常为慢性波动性病程。

案例 4

患者，女，17 岁，高中学生，主诉“咽部不适，担心身患重病 1 年”来院就诊。

病程 1　患者既往一直患有“咽炎”，来院前 1 年在课外班进行播音训练时感觉嗓子不舒服加重，在家属陪同下反复到多个大医院就诊，均未发现咽部有明显异常。半年前在某院就诊后，医生为其开具了口服药（具体不详），患者自觉服药后咽部症状减轻，但同时感觉头部不适，感觉“戴了个皮帽子，整个头都被捂住了”，咽部有时发干，夜间睡眠时感到喉咙发热，难以入眠。患者认为这些都是药物的副作用，感觉自己快活不成了，于是自行停药。

病程 2　患者既往曾在某医院被诊断为“慢性咽炎”，随后其反复在网上查询关于慢性咽炎的相关资料，认为该病极为严重，自己患的是不治之症，于是更加紧张、害怕，每晚入睡困难，无心学习，成绩不断下滑。3 个月前，患者在网上查询到某医院在治疗咽炎方面很具有权威性，于是坚持要求家属立即陪同其到该院就诊，当时家属工作繁忙，难以安排时间，患者出现情绪激动，认为再不去检查和治疗就会耽搁病情，宁愿自己前往该医院。家属无奈，陪其前往就诊后被诊断为“轻度咽炎”，嘱少食辛辣，未开药。患者离院后不相信医生诊断，仍想换个医院再次就医，后家属在医生建议下带患者至某精神疾病专科医院就诊并诊断为“疑病症”。

【问题一】病程 1

疑病症患者每次到医院求医时对症状的侧重点和坚信患病的程度有所不同。

1. 表现形式

(1) 疑病感觉，对某部位的敏感性增加，怀疑有病或过分关注。患者描述部位较含糊不清且不固定。

(2) 患者描述形象逼真，生动具体，坚信患有某种严重的疾病，反复要求做检查，检查结果正常及医生的解释与保证并不能消除其疑病心理，是一类超价观念。

2. 躯体症状 涉及身体的不同区域，表现如恶心、吞咽困难、反酸、呼吸困难等，有的患者坚信口中有特殊的味道，有的患者怀疑自己身体的某些部位异常，如怀疑五官不正、鼻子、耳朵及乳房形状异常等等。

【问题二】病程 2

患者的临床表现如下所述。

(1) 专注于患有或感染了某种严重疾病。如患者因咽部不适，担心患重病而反复就诊。

(2) 存在有关健康的高水平焦虑，本人容易对自己的健康状况产生恐惧。如医院为其开口服药后患者自觉咽部症状减轻，但同时感觉头部不适，感觉“戴了个皮帽子，整个头都被捂住了”，咽部有时发干，夜间睡眠时感到喉咙发热，难以入眠，感觉自己快活不成了，于是自行停药。被某医院诊断为“慢性咽炎，随后其反复在网上查询关于慢性咽炎的相关资料，认为该病极为严重，自己患的是不治之症，于是更加紧张、害怕，每晚入睡困难，无心学习，成绩不断下滑。

(3) 本人健康相关行为过分（如反复核查自己身体是否有患病现象）。坚信自己有病。患者因咽部不适反复就诊，到各个医院检查，无论检查结果如何都不能让患者满意，仍反复就诊。

（4）专注于患病已经至少有6个月。本案例中患者以咽部不适，担心患重病1年就诊。在这一年中，患者因咽部问题反复多次到不同医院就诊。

【问题三】护理评估

1. 健康史　收集患者的健康资料。主要包括既往史、个人史、母亲孕产史、家族史以及社会文化教育方式等，是否患过躯体器质性疾病、此疾病的治疗情况以及该疾病对患者的影响程度。

2. 起病特点评估　评估是否存在明显的精神因素或与疾病有关的不愉快的生活事件，评估患者是否有拒绝承认心理因素的存在或影响，以及回避对此类问题的讨论的情况。

3. 生理评估　评估患者生命体征、营养、睡眠、进食、排泄以及生活自理能力是否正常。

4. 心理行为评估　是否有感觉过敏、异常、缺失、皮肤不适等；患者怀疑自己患有何种疾病，有无过度关注自身健康状况，有无四处求医，是否服药。

5. 社会状况及社会支持系统评估　患者学习、工作效率是否降低，生活自理能力有无减弱；家庭支持系统如何。

6. 辅助检查　躯体检查常无明显异常。

【问题四】护理问题/诊断

1. 焦虑　与紧张害怕自己身患重病有关。

2. 舒适的改变　与反复感受到躯体不适有关。

3. 睡眠型态紊乱　与焦虑有关。

4. 个人应对无效　与严重的焦虑和不现实的感觉有关。

【问题五】护理措施

1. 接受患者症状，建立良好关系　护士对患者四处求医的行为不能加以否定，需要耐心倾听患者的叙述，接受患者的“症状”。这样，才能与患者建立良好的护患关系。

2. 防止不良医源性影响　此类患者敏感多疑，在对患者所怀疑疾病的相关问题上若医生与护士回答的不一致，患者就会产生怀疑，最终会加重疑病色彩。护士在护理患者的过程中，要及时与医生沟通，对患者所关注的问题回答要保持一致。

3. 基础护理到位 保持病房安静，维持良好的住院环境。保障患者住院期间饮食、睡眠、排泄等各方面的基本生理需求。对于睡眠障碍的患者，及时告知医生，给予相应处理。

4. 心理护理 支持性心理护理很重要，积极与患者沟通，了解患者的感受和体验，对患者的痛苦给予理解和尊重。

5. 参加工娱治疗 护士应鼓励患者主动参加工娱治疗活动，以转移患者的注意力，如参加病区的折纸、绘画、舞蹈、冥想等，放松疗法对控制患者的紧张、焦虑也很有帮助。

6. 用药及观察用药后反应 对于需要服药的患者，护士应保证药物服下，并观察患者的疗效与不良反应，及时与医生沟通。

7. 健康指导 对患者的健康指导除包括疑病症的病因、临床表现、用药等相关知识宣教外，还要对患者所怀疑患有的“疾病”进行相关知识宣教。

8. 治疗

（1）心理治疗：常用的心理治疗方法包括：①支持性心理疗法：是本病的治疗基础，对患者的情绪及心理状况进行解释、疏导，对患者进行相关知识宣教，对于缓解患者的情绪症状，增强治疗信心有效。②精神分析疗法：帮助患者探究并领悟症状背后的内在心理冲突，对于症状的彻底缓解有效。③认知疗法：对长期疗效有效。④森田疗法：对缓解疾病症状、提高生活质量有效。

（2）药物治疗：因患者对健康要求高，对躯体反应敏感，宜先用不良反应小的药物，且以小剂量治疗为宜。必要时给予适量抗焦虑药或抗抑郁药，往往一种抗焦虑（阿普唑仑、劳拉西泮、氯硝西泮等）小剂量治疗即有效。

知识扩展

疑病症患者的人格特点

疑病症患者的人格特点是敏感多疑、自卑、固执等，这类患者在日常生活中可能会比常人经历更多的与疾病相关的痛苦事件，这些事件会导致患者形成某种不合理的看法或信念。①疑病症的失调信念。主要表现在对躯体症状的灾难化评估、灾难的不可应对性、健康的绝对化认识这三个方面。②疑病症的躯体感受度。包括身体警觉性、躯体感觉扩大化和焦虑敏感性。身体警觉性高的个体往往会过高地关注身体的感觉，躯体感觉扩大化的患者容易把身体的模糊感受感知为比事实更危险的状况，焦虑敏感性高的个体一旦产生躯体不适的感受可能会导致恶性结果的想法时，产生的焦虑和害怕的程度往往会超出正常的范围。③疑病症的易感因素。闯入性思维和情感失调影响了对疾病的认知方式。疑病症患者经常会体验到反复发生的、痛苦的闯入性思维，这种闯入性思维通常和患者早期受到过重大疾病的伤害有关。疑病症患者的情感失调将加剧疑病症患者的躯体不适感觉和对疾病的错误认识。

疑病症与焦虑症的鉴别

GillespieRD 最早提出疑病症独特性，可以独立于焦虑和抑郁而存在，强调的是其坚信不疑的患病观念。这是一个鉴别的突破口。焦虑患者伴有疑病症状是非常常见的，但往往没有那么牢固的关于患病的超价观念。不仅如此，焦虑症患者的特点是不确定感和过分担心，往往伴有躯体症状，希望得到治疗；而典型的疑病症患者对疾病相关知识似乎更感兴趣，其孜孜不倦的研究态度往往超过一般医生的掌握范围，不是他认为的那种疾病的专家估计都难以发现其解释中的漏洞。这种不厌其详的智力加工过程，是一般焦虑症所没有的。

第五节　社交恐怖症

社交恐怖症（social phobia）又称社交焦虑障碍，多在 17～30 岁之间发病，男女发病率相近，终生患病率约为 13.3%。其特点是明显而持久地害怕社交性情境或可能诱发使人感到尴尬的社交行为和活动，一旦面临这种情景立即“手足无措”，不敢与人对视，出现严重的焦虑反应。患者很清楚这种反应是过分和不合理的，但无法控制。患者因为害怕在人前出丑或难堪而尽力回避各种社交场合，明显地影响了个人的生活，职业和社会功能。

案例 5

病程 1 患者，男，22 岁，大学生，主诉“在人多的地方感到恐惧，双腿发软 8 个月”。

病程 2 患者高中时期成绩优秀，但高考发挥失常，未能如愿考入自己心目中的高校，情绪一直比较低落，选择复读一年后仍未达到心仪高校的分数线，最终在父母的坚持下选择进入一所二本高校。进校初期因内心抵触学习，成绩属班级中下游，后来在班主任开导下，逐渐转变观念，成绩进入班级前列。

病程 3 上学期在一次英语课上，老师让患者朗读一段课文，他当时脸红、口干、手心出汗，迟迟不能朗读，后询问其原因，自述担心自己浓重的口音及朗读不连贯的窘态被老师和同学见到。此后每次上课都是坐在班级最后一排，非常担心老师提问，常感一次课的时间比一年还长。在公共场合与人交流时会感到紧张，大脑一片空白，不敢直视对方，手心出汗，双腿发软，精神状态一直比较萎靡。在宿舍不愿与同学接触，回避同学之间共同讨论的话题，目前一个人在外租房。

此次在辅导员陪同下前来就诊。体格检查无异常。家族史：父母两系三代无精神病史。心理测验：症状自评量表（SCL－90）：躯体化 2.7 分，强迫症状 1.8 分，人际敏感 2.8 分，抑郁 2.7 分，焦虑 4.1 分，敌对 1.1 分，恐怖 3.1 分，偏执 1.2 分，精神病性 1.9 分，其他 1.8 分。

临床诊断 社交恐惧症。

案例分析

【问题一】病程 1

多数社交恐怖症患者一般情况下没有异常，只对少数社会交往情境或当众演讲或表演感到恐惧。焦虑症状只在担心会遇到害怕的社交场合或进入特定情境时才会出现，会表现出有不同程度的紧张、恐惧和不安，常伴有脸红、出汗和口干等自主神经症状；其中害羞、脸红是社交恐惧最突出的自主神经表现。患者在与人相遇时会过度关注自己的表情和行为，不敢对视他人的目光，并对自己的表现评价过低。极度紧张时可诱发惊恐发作。

严重的社交恐惧症患者对任何社交场合都感到紧张，有的甚至与过去非常熟悉的亲人面对面都会感到焦虑恐慌。此类患者不敢与人交往、害怕出门，长期脱离社会生活，无法工作。有的患者可同时伴有回避型人格障碍。严重的社交恐惧可导致患者完全与社会隔离，病程常常漫长迁延，遇到压力过大或应激时，症状会加重。

【问题二】病程 2

社交恐怖症患者往往受家庭因素影响显著，其中部分受先天遗传因素影响；部分受后天习得性影响，如父母有精神病史，父母经常发生矛盾，父母对患者过分保护或遗弃患者，儿童期缺乏与成年人的亲近关系，儿童期经常搬家，学习成绩落后等。如案例中患者因高考发挥失常，情绪低落，复读后仍未达到预期的分数导致上高校初期抵触学习。

此外，社交恐怖症的病因学还包括以下两个方面。

1. 生物学因素 脑神经影像学研究发现恐惧症患者存在前扣带回皮质、杏仁核和海马区域的血流增强。

2. 心理学理论的解释 精神分析理论认为，恐惧症是童年俄狄浦斯情结未解决的冲突的结果，恐惧障碍是使用替代和回避的防御机制对抗俄狄浦斯情结的性驱力和阉割焦虑的结果。

【问题三】病程 3

患者的临床表现如下所述。

1. 主要表现 明显而持久地害怕社交性情境或可能诱发使人感到尴尬的社交行为和活动，如老师让其朗读一段课文，他当时脸红、口干、手心出汗，迟迟不能朗读，后询问其原因，自述担心自己浓重的口音及朗读不连贯的窘态被老师和同学见到。

2. 自主神经系统表现 患者脸红、口干、手心出汗。在公共场合与人交流时会感到紧张，大脑一片空白，不敢直视对方，手心出汗，双腿发软。

3. 行为特点 患者因为害怕在人前出丑或难堪而尽力回避各种社交场合。如患者上课时坐在最后一排，非常担心老师提问，常感一次课的时间比一年还长，在宿舍不愿与同学接触，回避同学之间共同讨论的话题，目前一个人在外租房。

【问题四】护理评估

1. 健康史 收集患者的健康资料。主要包括既往史、个人史、母亲孕产史、家族史以及社会文化教育方式等，有无患过躯体器质性疾病、疾病的治疗情况以及对患者的影响程度，患者恐怖的社交场景。

2. 生理评估

（1）生命体征：包括意识状况、体温、脉搏、血压、呼吸。

（2）药物不良反应：患者既往曾服用过的各类药物及可能导致的不良反应。

（3）营养及皮肤：皮肤完整性，清洁状况，皮肤弹性，有无丘疹、红斑、水肿或脱水等。

（4）排泄功能：排泄习惯，有无排便困难，大、小便失禁等。

（5）饮食及饮水：每日饮食及饮水量是否合适，有无因疾病导致的过多饮水。

（6）睡眠状况：有无入睡困难、早醒、多梦。

（7）自理能力：日常生活自理能力，有无需要照顾。

3. 心理评估

（1）症状自评量表（SCL－90）：总分229分，因子分中躯体化2.7分，强迫症状1.8分，人际敏感2.8分，抑郁2.7分，焦虑4.1分，敌对1.1分，恐怖3.1分，偏执1.2分，精神病性1.9分，其他1.8分。该测试结果提示患者存在心理问题，主要表现在躯体化、人际敏感、抑郁、焦虑、恐怖等方面。

（2）抑郁自评量表（SDS）：患者总粗分44分，标准分55分，按中国常模结果，SDS总粗分的分界值为41分，标准分为51分，该患者存在抑郁，与SCL－90测试结果一致。

（3）焦虑自评量表（SAS）：总粗分42分，标准分53分，按中国常模结果，SAS总粗分的分界值为40分，标准分为50分，该患者存在焦虑，与 SCL－90 测试结果一致。

（4）精神检查：意识清楚，智力发育正常，讲话声音清晰但语速较慢，无幻觉、妄想，自知力完整。

4. 社会功能评估 病前社会人际关系；学习、生活能力；家庭及社会支持系统功能状况；家属对患者疾病的认识与态度，关心程度及照护方式；患病后同学与其关系；家庭经济状况等。

5. 实验室检查及其他辅助检查 常无明显异常。

【问题五】护理问题/诊断

1. 社交障碍 与社交恐怖有关。

2. 个人应对无效 与没信心、无助感有关。

3. 精力困扰 与过度紧张有关。

4. 有孤立的危险 与社交恐怖有关。

5. 娱乐活动缺乏 与因恐惧而回避参加活动有关。

6. 自尊紊乱 与因恐惧症状而自卑有关。

7. 情境性自我贬低 与感觉自己无法控制局面有关。

【问题六】护理措施

恐怖症治疗以心理治疗为主，其中较常用的是系统脱敏疗法。护士应该对该疗法熟悉并掌握。

1. 尊重接受患者 建立良好的护患关系是顺利开展护理工作的基础。在评估资料时护士即可了解患者恐怖的场合及反应，对患者在恐怖场合中的表现护士要予以接受和理解，以接纳、和蔼的态度对待患者，与患者建立良好的护患关系。

2. 心理护理 护士要运用心理沟通技巧与患者进行沟通，与严重的恐怖症患者沟通时要随时关注患者的表现，开始时间以短为宜。护士要随时观察患者对治疗的反应，并及时与医生或心理治疗人员沟通患者情况。

3. 用药护理 护士应确保患者服药，并在用药之后观察疗效及不良反应，及时与医生沟通。

4. 治疗 临床常采用药物控制焦虑及惊恐发作，而采用行为疗法控制其回避行为却是一个长期系统的过程。

（1）药物治疗：一般选用如丙咪嗪 150～250mg/d 或阿普唑仑 1.2～2.4mg/d 等抗抑郁药和抗焦虑药控制紧张焦虑。

（2）行为疗法：是治疗恐怖症的重要方法。常用的有系统脱敏疗法、暴露疗法等。

①系统脱敏疗法（systematic desensitization）：本疗法的基本原理是将一个引起焦虑的刺激反复呈现在全身松弛的患者面前，这个刺激最终会失去引起焦虑的作用。操作时有几个要点：首先，让患者学会评定主观不适对象，能恰当地评定自身的情绪反应；其次，训练患者熟练掌握放松疗法，能运用自如；第三，将引起患者恐惧情绪的刺激按高低排列制表，可以是同一刺激的不同程度，也可以是多种刺激因素的不同程度；最后是系统脱敏治疗，在安静的环境里，让患者想象引起恐惧的事物或景象，每次只给予一个刺激因素，当患者有情绪变化时，治疗者用指导语要求并帮助患者进行放松疗法，使其全身心地放松，如此再想象，再放松，每次 30～40 分钟，每日或隔日一次，此间要求患者在现实中不断练习直至患者能将正常的情绪反应及应对方法运用到日常的工作、生活当中，治疗可完成，一般一个刺激因素需治疗 8～10 次。

②暴露疗法（implosive therapy）：将患者暴露于恐怖对象面前且使患者无法退避，让其恐怖情绪达到极致而自行消耗殆尽。需要说明的是该方法简单，见效快，但患者在治疗中要承受巨大的心理压力，加上恐怖情绪造成的生理反应，患者会十分痛苦，故此种方法不宜滥用和首选。

5. 健康指导 对患者给予病因、临床表现、治疗、药物不良反应的宣教，帮助、鼓励患者配合并顺利完成行为治疗。

知识扩展

社交恐怖症的认知加工模型

1. 注意偏向理论。 注意偏向与社交回避的严重程度显著相关。注意偏向是指社交恐怖症者会对与威胁相关的刺激表现出不同的注意分配，对积极的社会信息也存在异常加工，并且在将积极线索与积极结果关联方面受损。

2. 解释偏向理论 解释偏向是指个体更倾向于用一种消极的或具

有威胁性的方式去解读社交刺激，并存在错误解释的倾向。社交恐怖症者会对负性的事件产生一种灾难化的解读，高估潜在的风险和代价。

3. 记忆偏向和事后加工理论 记忆偏向指焦虑障碍个体拥有优先加工威胁性信息的图式，进一步导致该类人群对威胁相关刺激的记忆更深。事后加工是指社交恐怖症者在社交刺激结束后，还会对这个情境进行不断地反思，但往往更关注焦虑情绪和消极地自我认知，倾向于在回忆客观情况时加工得更为消极。

社交恐怖症的药物循证治疗

研究已经证明选择性 5－羟色胺再摄取抑制剂（SSRIs）、5－羟色胺和去甲肾上腺素再摄取抑制剂（SNRIs）、苯二氮草类药物（BDZ）、单胺氧化酶抑制剂（MAOI）等对社交恐怖症治疗有效。SSRIs 的代表药物有氟西汀、舍曲林、帕罗西汀、氟伏沙明、艾司西酞普兰。SNRIs 的代表药物有文拉法辛。BDZ 类药物主要被用于那些对 SSRIs 和 SNRIs 不敏感或不能耐受的患者，对治疗表演型社交恐怖症有效。

第六节 广场恐怖症

广场恐怖症（agoraphobia）又称场所恐惧症、旷野恐惧症，主要表现为对特定场所或情境的恐惧，是恐惧症中最常见的一种，约占 60%。多起病于 25 岁左右，35 岁左右是另一个发病高峰年龄，女性多于男性。包括害怕到如会场、剧院等人多拥挤的场所，害怕使用公交汽车、地铁、飞机等交通工具，害怕单独离家外出，甚至害怕单独留在家里。主要临床特点是患者在难以迅速离开或逃离的地方出现明显焦虑，可以同时伴有或不伴有惊恐发作。患者进入这类场所或处于这种状态便感到紧张不安，出现明显的头晕、心慌、胸闷、出汗等自主神经反应；严重时可出现人格解体体验或晕厥。由于患者有强烈的害怕、不安全感或痛苦体验，常随之而出现回避行为。在有一次或多次类似经历后，常产生预期焦虑；每当患者遇到上述情况，便会感到焦虑、紧张，极力回避或拒绝进入这类场所。在有人陪伴时，患者的恐惧可以减轻或消失。

案例 6

病程 1 患者，女，17 岁，高中生，主诉“害怕离家，害怕独处，反复突发心跳加速，呼吸困难 2 年”。患者 6 岁前主要与家中祖辈生活，祖辈对其非常溺爱，3 岁前都是帮其穿衣吃饭，上幼儿园后因自己不会穿衣，中午休息经常和衣而眠时常感冒，为此家人每天将其接回家午休。小学后在班级中非常乐于表现自我，积极参加各种活动，成绩优秀并非常受老师喜欢，但班主任非常严厉，发现班上有同学违反纪律或听课不认真就会突然用黑板擦大力地敲击讲台，患者为此常受惊吓，逐渐开始出现心跳加速、呼吸困难，为此多次在课堂上请假，要求在父母陪伴下去看病，但见到父母后其症状消失，自己也感觉身体恢复正常。

高中后，曾有一次在家中突发心跳加速、全身颤抖，父母见状立即准备带其去医院就诊，但患者见状症状逐渐减轻并慢慢恢复正常。此后，一直生活在担忧之中，并因此而发作更为频繁。

病程 2 患者 2 年前上学时，在校门口突发心跳加速，感呼吸困难，全身颤抖，随即瘫软在地，在班主任的帮助下逐渐恢复正常并完成当天学习。此后，害怕一个人去上学，虽然学校离家很近，但每次均需要家长陪同，并逐渐变为不敢出门，害怕没有家人陪伴，甚至不敢独处。1 年前，在家人劝说下前往当地精神专科医院就诊，路过公交车站，见人群拥挤，街上汽车呼啸，突然感觉心跳加速，呼吸困难，在街边略作休息后勉强到医院就诊。医生当时诊断为“焦虑症”并为其开具相关治疗药物，患者坚持服药后自感心跳加速、呼吸困难症状有缓解，但仍不敢单独出门，害怕独处，学习成绩受影响较大，家人为此感到十分担忧，遂再次带其到精神专科医疗机构就诊，诊断为“广场恐怖症”。

案例分析

【问题一】病程 1

条件反射理论认为恐惧是通过操作性条件反射建立的，当某些事物或场景与患者的不愉快情感体验相联系，会引起较高程度的焦虑。为缓解此焦虑所导致的不适，患者会不自觉地采取回避行为，回避行为减轻了患者焦虑，但同时也成为一个强化因素，最终使此种行为模式固着在患者身上。案例中患者因班主任发现学生不认真听课就会用黑板擦大力敲击讲台的这一行为受到惊吓，逐步出现了心跳加速、呼吸困难等广场恐怖症的特点，为此患者采取的措施是课堂上请假，即回避行为。

【问题二】病程 2

患者的临床表现如下所述。

（1）害怕到如会场、剧院等人多拥挤的场所，害怕使用公共汽车、地铁、飞机等交通工具，如患者在校门口和路过公交车站时都曾出现过明显的心跳加速、呼吸困难等自主神经反应，也出现过全身颤抖，随即瘫软在地等情况。

（2）患者有强烈的害怕、不安全感或痛苦体验，常随之而出现回避行为。在有一次或多次类似经历后，常产生预期焦虑；每当患者遇到上述情况，便会感到焦虑、紧张，极力回避或拒绝进入这类场所。如患者在校门口出现过全身颤抖、瘫软在地的情况，后来害怕一个人去上学，虽然学校离家很近，但每次均需要家长陪同，并逐渐变为不敢出门，害怕没有家人陪伴，甚至不敢独处。

（3）在有人陪伴时，患者的恐惧可以减轻或消失。在案例中我们可以看到此患者处于恐惧中时只要见到家人，症状就会缓解或减轻。

【问题三】护理评估

1. 健康史 收集患者的健康资料。主要包括既往史、个人史、母亲孕产史、家族史以及社会文化教育方式等，有无患过躯体器质性疾病、疾病的治疗情况以及对患者的影响程度。

2. 起病特点 患者所恐怖的事情是否可追溯到现实刺激，如曾受到过意外事件的惊吓，童年听过的恐怖故事，或患者经历过对心理发展不利的生活事件等；是否具有胆小、怯懦、被动等病前人格特征。

3. 生理评估 评估患者生命体征、营养、睡眠、进食、排泄以及生活自理能力是否正常。

4. 心理行为评估 患者有无回避害怕的物体或情形，不敢出门的特点。

5. 社会状况评估 病前社会人际关系；学习、生活能力；家庭及社会支持系统功能状况；家属对患者疾病的认识与态度，关心程度及照护方式。

6. 实验室检查及其他辅助检查 无明显异常。

【问题四】护理问题/诊断

1. 焦虑 与担心再次发作有关。

2. 个人应对无效 与没信心、无助感有关。

3. 精力困扰 与过度紧张有关。

4. 有孤立的危险 与担心发作而采取回避的行为方式有关。

5. 娱乐活动缺乏 与因恐惧而回避参加活动有关。

6. 舒适度减弱 与发作时的躯体表现有关。

【问题五】护理措施

（1）利用沟通技巧，建立良好的护患关系，取得患者的信任。

（2）沟通过程中耐心倾听患者诉说，对患者症状不做评判，重点在于了解患者的个人体验和感受，对患者的痛苦表达理解和尊重。

（3）提供支持性的心理护理措施，帮助患者了解疾病成因及其个人应对方式所带来的危害，激发其主动寻求改变的动机，提高治疗依从性。

（4）用药护理：护士应确保患者将药物服下，并在用药之后观察疗效及不良反应，及时与医生沟通。

（5）帮助患者改变扭曲的认知或对待疾病成因不正确的看法，使其逐步改善或消除适应不良的情绪和行为。

（6）治疗 临床常采用药物控制焦虑及惊恐发作，而采用行为疗法控制其回避行为却是一个长期系统的过程。

①药物治疗：一般选用如丙咪嗪 150～250mg/d 或阿普唑仑 1.2～2.4mg/d 等抗抑郁药和抗焦虑药控制紧张、焦虑。

②行为疗法：是治疗恐怖症的重要方法。常用的有系统脱敏疗法、暴露疗法、放松疗法等。

知识扩展

心理咨询和支持疗法对某些广场恐怖症患者治疗效果有限；精神分析疗法需要耗费治疗者大量时间，患者通常因为缺乏反复就诊的耐心而焦急，因而目前较少单独使用精神分析心理治疗的方法治疗广场恐怖症。认知行为疗法（CBT）被认为是针对广场恐怖症最有效的心理治疗手段，目前得到了进一步的发展，具体包括结合远程视频技术的视频认知行为疗法及结合虚拟现实技术的经验认知疗法。这些方法得到了现有研究的支持，但也有研究者对其疗效存在质疑，需要进一步得到更多的研究。

思考题

一、A1 型题（从以下 5 个备选答案中选出最佳的一项）

1. 不属于分离性障碍转换症状的是（　　）

A. 癔症球　B. 分离性遗忘　C. 分离性抽搐

D. 分离性感觉障碍　E. 分离性运动障碍

2. 下列哪一条不属于分离性障碍患者的常见性格（　　）

A. 情感丰富　B. 暗示性高　C. 自我中心

D. 富于幻想　E. 谨小慎微

3. 对分离性运动障碍最有效的治疗方法是（　　）

A. 药物治疗　B. MECT 治疗　C. 心理治疗

D. 针灸治疗　E. 参加体育锻炼

4. 以下哪个属于分离性转换障碍的转换症状（　　）

A. 遗忘　B. 意识障碍　C. 运动障碍

D. 情感障碍　E. 情感淡漠

5. 选择性遗忘常见于（　　）

A. 脑外伤　B. 精神分裂症　C. 分离转换障碍

D. 情感性精神障碍　E. 颅内器质性疾病

6. 分离性运动障碍患者服用抗精神药物常发生锥体外系不良反应，抑制吞咽反射，易造成患者（　　）

A. 自杀　B. 外走　C. 噎食

D. 吞食异物　E. 暴力行为

7. 广泛性焦虑症的核心症状是（　　）

A. 提心吊胆　B. 不能静坐　C. 心跳加速

D. 皮肤潮红　E. 注意力难以集中

8. 对焦虑症患者生命安全威胁最大的因素是（　　）

A. 躯体症状严重　B. 自杀自伤倾向　C. 药物不良反应

D. 暴力行为冲动　E. 特殊治疗的并发症

9. 生物反馈治疗主要适用于（　　）

A. 躁狂症　B. 焦虑症　C. 疑病症

D. 强迫症　E. 精神分裂症

10. 关于焦虑症状，正确说法是（　　）

A. 完全是病理性的

B. 是超出平常的不安全体验

C. 长期处于不利环境所致情绪状态

D. 急性发作是面临现实危险的恐惧反应

E. 无诱因所导致的焦虑才是病理性焦虑

11. 关于神经症的病因，目前比较一致的看法是（　　）

A. 精神因素

B. 具有遗传性

C. 内在的素质因素

D. 有可疑的器质性病变

E. 应激因素与素质因素共同作用

12. 下面哪种疾病较少出现焦虑症状（　　）

A. 心脏病　B. 甲状腺疾病　C. 药源性焦虑

D. 精神分裂症　E. 精神疾病所致焦虑

13. 行为疗法对下列哪种强迫症状有效（　　）

A. 强迫性计数

B. 强迫性回忆

C. 强迫性穷思竭虑

D. 强迫性对立思维

E. 强迫性仪式动作

14. 强迫人格患者的主要特点是（　　）

A. 犹豫不决，追求完美

B. 情感体验肤浅，感情用事

C. 行为和情绪具有明显的冲动性

D. 社交抑制、对负面评价过分敏感

E. 高度的自我中心，用夸张的言语和行为

15. 患者一想到抱孩子，就想去掐他，属于（　　）

A. 强迫联想

B. 强迫意向

C. 强迫怀疑

D. 强迫性穷思竭虑

E. 强迫性仪式动作

16. 强迫症状主要见于下列哪种疾病（　　）

A. 抑郁障碍　　B. 恐怖障碍　　C. 强迫症

D. 神经衰弱　　E. 精神分裂症

17. 对强迫症状和伴随的抑郁症状都有治疗作用的药物是（　　）

A. 舍曲林　　B. 氟西汀　　C. 帕罗西汀

D. 氟伏沙明　　E. 氯米帕明

18. 强迫症的发病年龄通常为（　　）

A. 童年期　　B. 中年期　　C. 老年期

D. 婴幼儿期　　E. 青少年期

19. 患者在意识清楚情况下，头脑中涌现大量异己的思维，伴不自主感是（　　）

A. 强迫观念　　B. 被动体验　　C. 思维被插入

D. 强制性思维　　E. 物理影响妄想

20. 疑病症最常见的症状是（　　）

A. 疼痛　　B. 躯体症状　　C. 反复检查

D. 呼吸困难　　E. 恶心反酸

21. 下列有关疑病症说法正确的是（　　）

A. 女性高于男性

B. 患者常频繁更换就诊医师

C. 患病年龄一般在50岁之后

D. 多数在精神医疗机构就诊

E. 对社会功能均造成严重影响

22. 下列哪项不是疑病症的特点（　　）

A. 怀疑或担心自己患了严重的疾病

B. 对自己健康或身体某部分过分关注

C. 对身体不适的程度与实际健康相符

D. 易造成社交、感知、学习等功能下降

E. 客观检查不能消除其对自身的固定看法

23. 疑病症的人格特征是（　　）

A. 敏感多疑　　B. 热情外向　　C. 开朗大方

D. 不伴有抑郁　　E. 对外界过分关注

24. 有关疑病症的说法正确的是（　　）

A. 躯体症状表现多样，可涉及全身多个器官

B. 对症状感知不具体，但可以形象生动地描述

C. 体验到的痛感定位都是清晰的，能准确进行描述

D. 坚信自己得了某种疾病并认为通过就医可以得到缓解

E. 进行各项检查结果无异常后，可消除其的焦虑情绪

25. 对于疑病症最适宜的诊断是（　　）

A. 悲伤

B. 焦虑障碍

C. 社交隔离

D. 受伤的高危险性

E. 分散性活动缺乏

26. 关于森田疗法主要原理的叙述，正确的是（　　）

A. 放松自己，抑制欲念

B. 改变生活习惯和行为方式

C. 改变不良或错误的认知方式

D. 通过自我暗示，如“我的病会好的”

E. 用“顺应自然，为所当为”的方法

27. 关于疑病症的诊断依据描述符合要求的是（　　）

A. 排除强迫症、抑郁症、偏执型精神病

B. 疾病特点是不确定感，往往伴有其他症状

C. 反复医学检查阴性结果和医生解释能打消顾虑

D. 牢固的疑病观念，缺乏充分根据，属于妄想症状

E. 对身体健康或疾病过分担心与实际健康状况相称

28. 关于疑病障碍，下列描述正确的是（　　）

A. 森田治疗对远期疗效有帮助

B. 该病的患病率男性高于女性

C. 认知治疗对缓解疾病症状有效

D. 药物治疗及心理治疗后，预后较好

E. 对身体畸形的疑虑或先占观念也属于疑病障碍

29. 社交恐怖症的特点是（　　）

A. 男性较女性常见

B. 平均发病年龄为 15 岁

C. 发病后即可得到首次治疗

D. 患病率随年龄的增长而增长

E. 儿童的 12 个月患病率明显高于成人

30. 下列关于社交恐怖症的临床表现说法正确的是（　　）

A. 严重者出现社会隔离

B. 社交恐怖症都会诱发惊恐发作

C. 核心症状是过分关注自己的行为

D. 病程短暂，脱离恐惧的场所即可缓解

E. 意识不到自身出现的紧张不安的不合理性

31. 下列有关社交恐怖症说法正确的是（　　）

A. 平均发病年龄为 20 岁

B. 男性和女性发病率相近

C. 患病率随年龄增长而增长

D. 社交恐怖症又称社交焦虑障碍

E. 社交恐怖症终生患病率为15.3%

32. 社交恐怖症最常见的自主神经症状表现是（　　）

A. 头痛　　B. 恶心　　C. 晕厥

D. 心动过缓　　E. 脸红、口干

33. 社交恐怖症的核心症状是（　　）

A. 在社交场合都会持续感到紧张或恐惧

B. 过分关注自己的表现，对他人的批评不在意

C. 虽有意回避社交，但不会出现明显的社交隔离

D. 在人群、公共场所、外出时都会产生严重的焦虑

E. 承受着焦虑与痛苦来经历必须参与的社交活动

34. 下列关于社交恐怖症的社交行为说法正确的是（　　）

A. 在社交场合持续感到焦虑

B. 紧张不安，但敢与他人对视

C. 社交恐怖症都伴有回避型人格障碍

D. 社交恐怖的症状可发生于任何社交情景中

E. 害怕在公众面前可能出现的被羞辱的社交行为

35. 社交恐怖症患者出现焦虑症状的场合是（　　）

A. 所有社交场合

B. 与熟悉的人交流

C. 熟悉的学校环境

D. 与人共同进餐时

E. 害怕的社交场合但必须进入此场合

36. 涉及多个社交场合的社交恐怖症患者的特点是（　　）

A. 年龄更大

B. 文化程度高

C. 有辍学、失业经历

D. 不害怕他人负性评价

E. 社会功能受损不明显

37. 下列对社交恐怖症患者的特点描述准确是（　　）

A. 不可以独自在家

B. 身体动作灵活

C. 可以与他人对视

D. 家属陪伴不能减轻症状

E. 出现脸红、出汗、口干等症状

38. 下列有关广场恐怖症说法正确的是（　　）

A. 不属于焦虑症

B. 正常的工作、生活不受到影响

C. 极力回避导致恐惧的客观事物或情境

D. 对在所有公共场合停留都会产生极端恐惧

E. 恐惧发作时常伴有明显的抑郁和自主神经紊乱

39. 下列有关广场恐怖症的临床表现说法正确的是（　　）

A. 均伴随惊恐发作

B. 常有明显的回避性行为

C. 患者喜好山谷类空旷场所

D. 一般不会并发物质滥用

E. 发作的场所仅限于人员较多的地方

40. 下列有关“惊恐发作广场恐怖症”说法正确的是（　　）

A. 害怕离家外出，不害怕在家独处

B. 严重时甚至可能出现人格解体

C. 离开恐怖的场所发作不会缓解

D. 害怕处于被困、窘迫或无助的环境

E. 一般不会出现对所恐惧场所的回避行为

41. 下列关于广场恐怖症的诊断要点说法正确的是（　　）

A. 回避成为缓解焦虑的主要方式

B. 焦虑的程度与恐惧的对象是相符的

C. 广场恐怖症病程是稳定的，较少有波动

D. 能认识到其恐惧是不合理的，但能控制

E. 广场恐怖症的病程是波动的，可好转至痊愈

42. 关于广场恐怖症药物治疗说法正确的是（　　）

A. 心理治疗和药物治疗有效

B. β受体阻滞剂对该病无效

B. 抗抑郁药中的SNRI一般无效

D. 苯二氮䓬类药物可建议长期服用

C. 抗抑郁药中的SSRI不作为一线药物

43. 当指导恐怖症患者时，护士应知道（　　）

A. 症状开始时服用药物

B. 待在屋子里将会防止恐慌发作

C. 去屋外散步将会去除恐慌发作

D. 自我控制将会降低恐慌发作

E. 恐慌发作持续的时间会逐步消散

二、A2型题（根据以下病历，选出最佳的选项）

1. 患者，女，24岁，1周前夜间路上遇劫，未受外伤，回家后即双目失明，自述只能看到模糊的一片白光，不能看见物体，经眼科检查无器质性疾病证据。最可能诊断为（　　）

A. 精神分裂症

B. 广场恐怖障碍

C. 脑器质性疾病

D. 急性应激反应

E. 分离（转换）型障碍

2. 患者，女，16岁，平素要强，学习成绩好，1周前上课过程中，老师提问未能正确回答，受到老师批评，回家后即不能用语言交谈，常用手势或书写表达自己的思想，但患者可以正常咳嗽，检查唇、舌、腭、声带无任何器质性障碍，最适合的处理方式是（　　）

A. 抗抑郁剂治疗

B. 行为矫正治疗

C. 看耳鼻喉门诊

D. 医学保护性约束

E. 心理暗示治疗

3. 患者，女，19岁，在与同学争吵过程中突然晕倒，呼之不应，四肢发硬，僵卧于床，双目紧闭，眼睑颤动，同学急抬入病房，询问家

属，患者既往有类似发作史，神经系统检查未见阳性体征。最可能诊断为（　　）

A. 癔症　　B. 恐怖症　　C. 焦虑症
D. 抑郁症　　E. 人格障碍

4. 患者，女，32岁，患神经衰弱3月余，未经治疗，主要表现头痛、失眠、脑力疲乏、精神易兴奋，应选择下列哪种药物进行治疗（　　）

A. 安定　　B. 氯氮平　　C. 氯丙嗪
D. 阿米替林　　E. 氯丙咪嗪

5. 患者，男，30岁，3天前早晨收拾衣服从家出发，下午发现自己已到离家不远的县城，自己也不知道怎么来的县城，脑电图检查正常。此人可能出现的症状是（　　）

A. 分离性遗忘
B. 分离性神游症
C. 癔症性精神病
D. 分离性恍惚状态
E. 分离性身份障碍

6. 患者，女，48岁，发现丈夫有外遇后，突然出现严重智力障碍，其自身状况都不能作出正确回答，但回到家后可以正常地照顾子女，对生活安排井然有序。到医院检查，无脑器质性病变，该患者的症状是（　　）

A. 童样痴呆　　B. 假性痴呆　　C. 转换障碍
D. 分离性遗忘　　E. 分离性恍惚状态

7. 患者，女，54岁，与丈夫吵架后，突然失去对自己往事的全部记忆，对原来的身份不能识别，以另一种身份进行日常社会活动。该患者的症状是（　　）

A. 思维障碍
B. 情感障碍
C. 分离性遗忘
D. 分离性恍惚状态
E. 分离性身份障碍

8. 患者，女，45 岁，某日与人发生口角，对方声音洪亮，患者自感不是对手。第二天起无法说话，只能使用手势与人交流，能正常咳嗽，耳鼻喉科检查正常。该患者的表现是（　　）

A. 违拗症　　B. 运动障碍　　C. 躯体化障碍

D. 分离性障碍　　E. 转换性障碍

9. 患者，女，22 岁，由家人送到急诊室。患者表现不清楚发生的事情，把当天（8 月 9 日）说成 8 月 5 日，对具体问题不能确切回答，对以后的事情不能回忆。做麻醉分析时，称自己和朋友在 8 月 5 日开车旅行遇到抢匪，抢匪打死了朋友，而自己逃脱了。该患者最可能的情况是（　　）

A. 联想障碍　　B. 妄想性回忆　　C. 分离性遗忘

D. 强迫性回忆　　E. 分离性身份障碍

10. 某男，45 岁，三个月前突然离家出走，家人通过多种途径寻找到他时，他矢口否认自己的身份。请问，此人最有可能的诊断是（　　）

A. 癫痫　　B. 老年痴呆　　C. 分离性遗忘

D. 分离性漫游　　E. 分离性身份障碍

11. 患者，女，46 岁，诊断为分离性转换障碍，应激相关障碍与分离转换性障碍的共同之处在于（　　）

A. 反复发作

B. 暗示治疗有效

C. 发病与心理因素有关

D. 精神症状内容与创伤无关

E. 表现为夸张色彩或表演色彩

12. 患者，女，18 岁。以焦虑障碍入院，护理措施中最重要的是（　　）

A. 鼓励患者描述焦虑的感受

B. 护士应与患者保持一定距离

C. 深入了解引发患者焦虑的来源

D. 保护患者安全，降低焦虑程度

E. 指导患者认识个人的焦虑行为

13. 患者，男，65岁，患有焦虑障碍症。鉴别焦虑与恐惧的区别是（　　）

A. 有无精神焦虑　B. 有无焦虑情绪　C. 有无惊恐发作
D. 有无悲伤愤怒　E. 有无环境或情境

14. 患者，女，38岁，常常恐慌，终日心烦意乱，感到要有不幸的事情发生，搓手顿足，紧张不安，入睡难，易惊醒，多汗、口干，恶心、腹泻等自主神经功能兴奋症状，其护理问题不包括（　　）

A. 睡眠障碍　B. 焦虑、恐惧　C. 舒适的改变
D. 有自杀的危险　E. 有营养失调的危险

15. 患者，女，40岁，近来总认为自己病情严重无法治疗，一直惶惶不可终日。此患者的症状属于（　　）

A. 夸大妄想　B. 疑病妄想　C. 被害妄想
D. 嫉妒妄想　E. 广泛性焦虑

16. 患者，男，46岁，上班乘坐公交车时总是担心会出现危险，尤其是车厢内人员拥挤的时候，症状加重，出现心悸、头晕、出汗、发抖、胸闷，好像透不过气来。该症状为（　　）

A. 外部力量强加的
B. 产生于无明确客观对象
C. 产生于某一客观对象
D. 源于自己的主观体验
E. 不受自己主观意愿控制

17. 患者，女，43岁，以广泛性焦虑障碍入院，广泛性焦虑障碍的征兆不包括（　　）

A. 濒死感　B. 坐卧不宁　C. 莫名恐惧
D. 尿频、尿急　E. 出汗、心跳加快

18. 患者，男，63岁，以焦虑障碍入院，治疗焦虑障碍时最常用的药物是（　　）

A. 安定类　B. 氯丙嗪　C. 多虑平
D. 奋乃静　E. 阿米替林

19. 患者因焦虑障碍入院，每天晚上总是躺在床上翻来覆去睡不着

觉，一直到凌晨 1 点，患者表现属于睡眠障碍的哪一种（　　）

A. 浅睡眠　　B. 入睡困难　　C. 时睡时醒

D. 彻夜难眠　　E. 睡眠规律倒置

20. 患儿，女，3 岁。患法洛四联症，择期手术。患儿入院 5 天来，不让父母离开身边，见到医护人员及陌生人员靠近会躲避，睡眠中常有惊醒。患儿出现上述表现的主要原因是（　　）

A. 对黑暗恐惧　　B. 分离性焦虑　　C. 对死亡恐惧

D. 对手术焦虑　　E. 对医源性限制的焦虑

21. 患者，男，18 岁，以焦虑障碍入院，患者整日处于不安中，服用苯二氮䓬类药物治疗，目前最首优的护理措施是（　　）

A. 改善睡眠环境

B. 观察药物不良反应

C. 降低焦虑程度

D. 深入了解焦虑来源

E. 鼓励参加工娱治疗

22. 患者，男，54 岁，以焦虑障碍入院，患者整日处于不安中，常因小事发脾气，服用苯二氮䓬类药物治疗，目前的护理措施不恰当的是（　　）

A. 帮助患者认识症状

B. 接受患者的病态行为

C. 鼓励患者参加工娱治疗

D. 关注患者过多不适的主诉

E. 尽量满足患者的合理要求

23. 患者，男，22 岁，大学班干部，在一次班级活动中，发言失误引发全班同学的哄堂大笑，此后不敢在班级公众场合说话，一说话就脸红、心跳、局促不安、口吃。最后不敢与同学交往和说话，该患者属于哪种疾病（　　）

A. 焦虑症　　B. 恐怖症　　C. 疑病症

D. 强迫症　　E. 精神分裂症

24. 患者，男，70 岁。两月前诊断为焦虑障碍，常发脾气，护士下

列用语不当的是（　　）

A. 请您在我指导下放松

B. 您能谈谈您焦虑的感受吗

C. 下面给您介绍焦虑症的性质

D. 您是因为胃炎可能癌变才焦虑吗

E. 我们可以通过冥想来缓解身心不适

25. 患者，女，41岁，诊断为焦虑障碍，整日处于惶恐不安中，感觉“太难受了”，有自杀企图，服药苯二氮䓬类药物治疗。该患者的主要护理问题是（　　）

A. 焦虑障碍　　B. 社交障碍　　C. 预感性悲哀

D. 自杀的危险　　E. 思维过程的改变

26. 患者，女，25岁，以焦虑障碍入院，护士在给患者做药物指导时应提示患者（　　）

A. 易出现依赖

B. 长期服用药物

C. 小剂量服用药物

D. 症状控制后停药

E. 症状控制后服6～8周

27. 患者每次在进入病室之前，总要在门口停顿一下再走进去，如果被打断，还是要重新出来再走进去。这属于（　　）

A. 强迫性仪式动作

B. 强迫检查

C. 强迫思维

D. 强迫怀疑

E. 强迫意向

28. 患者，男，37岁。每天都在想是先有蛋还是先有鸡，自己是从哪来，死后将要到哪里去。明知道这些没有意义，但是无法控制自己，请问此症状是（　　）

A. 强迫性穷思竭虑

B. 强迫联想

C. 强迫表象

D. 强迫情绪

E. 强迫怀疑

29. 患者，女，43 岁，患者有击打物体、面部肌肉紧张，并有暗示性的语言，说话声音较大具有强迫性等，预防暴力发生应评估（　　）

A. 行为　　B. 社会　　C. 情感

D. 心理　　E. 意识状态

30. 患者，男，26 岁，近半年多来经常担心记不住存折密码，脑内反复重复密码号码，不停地核对，反反复复，明知不对，但又无法控制。该类疾病的核心症状是（　　）

A. 强迫行为　　B. 思维广播　　C. 过分担心

D. 强迫观念　　E. 不合理恐惧

31. 患者，女，19 岁。常常不相信自己，为了消除疑虑带来的焦虑，常反复要求他人给予解释或保证。该患者的症状属于（　　）

A. 强迫联想　　B. 强迫询问　　C. 强迫怀疑

D. 强迫意向　　E. 强迫性穷思竭虑

32. 患者，女，30 岁。表现为对某些事物的担心或厌恶，明知不必要或不合理，但无法摆脱。该患者的症状属于（　　）

A. 强迫联想　　B. 强迫情绪　　C. 强迫怀疑

D. 强迫意向　　E. 强迫行为

33. 患者，女，38 岁，患者向来小心谨慎，只要一拿钱，就重复数个不停，买东西前，要先列清单，并反复检查清单，生怕会有遗漏。出门后，门与灯虽已关了，但她仍不放心，一而再，再而三地重复检查。此患者为（　　）

A. 强迫行为　　B. 强迫意向　　C. 强迫联想

D. 强迫思想　　E. 强迫回忆

34. 患者，女，23 岁，1 年来觉得到处不干净，有细菌，经常长时间洗手。虽然自己也觉得这样的做法没有必要，但总是无法控制。那么该患者的症状属于（　　）

A. 强迫怀疑　　B. 关系妄想　　C. 被害妄想

D. 强制性思维　　E. 物理影响妄想

35. 患者，男，20岁，自述“在天桥上看到火车开过来，就出现想跳下去自杀的念头”。虽不伴有相应的行为，但却因此感到焦虑、紧张。护士评估时考虑为（　　）

A. 强迫怀疑　　B. 强迫情绪　　C. 强迫意向

D. 强迫行为　　E. 强迫性穷思竭虑

36. 患者，女，40岁，近1年来总是无原因地紧张、恐惧，似乎即将大难临头，自己明知没有必要这样担心，但却总是控制不了，常常伴有心悸、尿频、手颤。此症状是（　　）

A. 焦虑　　B. 思维奔逸　　C. 强迫观念

D. 自知力缺乏　　E. 紧张性兴奋

37. 患者，男，21岁，因在工地工作被钉子扎破手指，向医生谈及被扎破的经过，并反复强调怕得破伤风，知道注射疫苗可以防止破伤风后，却总是不由自主地担心万一疫苗没有用怎么办呢？为此而到处求医。根据患者目前情况护士应该采取的护理措施是（　　）

A. 告知其想法不正确

B. 进行行为矫正治疗

C. 鼓励表达自己的感受

D. 避免诉说自己的焦虑体验

E. 将疾病作为自己和家人生活的中心

38. 患者，女，30岁。每次出门时，必要先向前走两步，再向后退一步，然后才走出门，否则患者便感到强烈的紧张不安，自感无法控制而去门诊就医。患者应用氯米帕明的整个治疗时间不宜短于（　　）

A. 2个月　　B. 3个月　　C. 4个月

D. 5个月　　E. 6个月

39. 患者，男，53岁，患者的临床特征是：头脑中经常突然出现不属于自己的许多想法，无法摆脱。这种表现很可能是（　　）

A. 幻觉　　B. 强迫思维　　C. 思维扩散

D. 思维奔逸　　E. 思维云集

40. 患者，男，35岁，拒食5天，理由是：“植物经过亿万年后，出现了动物，而人是由动物一步步进化而来，因此不论是吃动物还是植物都等于吃自己，所以我只能饮水。”该患者的症状最可能是（　　）

A. 联想障碍

B. 智力障碍

C. 诡辩性思维

D. 强迫性穷思竭虑

E. 逻辑倒错性思维

41. 患者，女，28 岁。每次过马路遇到红灯时总有冲动朝疾驰的车跑去，虽然没有这么做过，但这种冲动不断出现，患者非常不安。护士评估时考虑为（　　）

A. 强迫意向　B. 强迫回忆　C. 强迫思想

D. 强迫怀疑　E. 强迫性穷思竭虑

42. 王某，女，68 岁，近 1 年来无明显诱因出现记忆力减退，找不到钱物，出门后找不到家，病情最有可能的诊断是（　　）

A. 帕金森病　B. 亨廷顿病　C. 血管性痴呆

D. 遗忘综合征　E. 阿尔茨海默病性痴呆

43. 李某，男，22 岁，主诉“鼻部不适、担心身患重病”来院就诊，患者既往曾在自感不适的一年中反复到多家医疗机构就诊，均未见异常，患者最可能的诊断是（　　）

A. 疑病症　B. 焦虑症　C. 强迫症

D. 慢性鼻炎　E. 精神分裂症

44. 陈某，女，31 岁，主诉“有虫爬入鼻腔，鼻部不适 8 个月”，四处就医后均被告知鼻部无异常，在家属反复劝说后来精神专科医院就诊，诊断“疑病症”，下列关于该病预后说法正确的是（　　）

A. 疑病症长期预后不好

B. 男性比女性预后好

C. 用暗示疗法预后较好

D. 病前性格敏感多疑者预后较好

E. 因生活压力所致疑病症者预后较差

45. 张某，男，35 岁，坚信自己患了某种严重的疾病，四处求医，做了很多检查都未发现异常，医生反复向其解释各项检查结果都证明他没有病，但患者仍然不相信而反复进行检查和四处求医。该患者的症状属于下列哪项（　　）

A. 焦虑症　　B. 疑病症　　C. 抑郁症

D. 躯体化障碍　　E. 精神分裂症

46. 周某，女，30岁，已婚。腹痛10个月行诊断性刮宫，术后有阴道出血。当听到同事说有癌症的可能时，患者对此感到紧张、心慌、气促、坐立不安，注意力不能集中，希望家人带她到医院治疗。该患者最可能的诊断是（　　）

A. 强迫症　　B. 焦虑症　　C. 恐惧症

D. 疑病症　　E. 精神分裂症

47. 张某，女，28岁，每见尖物即感恐惧不安，心慌，手抖，面红，出汗，拿开后慢慢恢复正常，自知没有必要，但不能控制，该患者最可能的诊断是（　　）

A. 强迫症　　B. 恐惧症　　C. 焦虑症

E. 疑病症　　D. 神经衰弱

48. 陈某，男，28岁，坚信自己患了某种严重的疾病，四处求医，做了很多检查都未发现异常，患者自觉痛苦难忍，欲服药自杀，被家属及时制止，你认为现阶段护理诊断最重要的是（　　）

A. 暴力危险　　B. 营养失调　　C. 自理缺陷

D. 社会交往障碍　　E. 自伤、自杀的危险

49. 张某，男，30岁，诊断为疑病症，辅以心理治疗时，下面说法正确的是（　　）

A. 精神分析疗法对长期疗效

B. 森田疗法是本病治疗的基础

C. 支持性心理疗法为治疗的基础

D. 暗示疗法对缓解疾病症状

E. 认知疗法对于症状的彻底缓解有效

50. 李某，女，29岁，教师。近1个月来，经常无明显原因出现突发心慌、心悸，呼吸困难，患者极度恐惧，大汗，每次持续10余分钟

后能渐渐自行缓解。为此担心病情随时会发作而提心吊胆，体检和辅助检查无异常，该患者处于何种状态（　　）

A. 躁狂状态　　B. 抑郁状态　　C. 焦虑状态

D. 恐惧状态　　E. 疑病障碍

51. 张某，女，16 岁，诊断为疑病症。与该患者建立治疗性关系的初期（介绍期）护士最重要的工作内容是（　　）

A. 关心症状

B. 解决问题

C. 明确问题

D. 仔细评估情况

E. 建立信任关系

52. 李某，男，23 岁，入院前半年自觉鼻部不适，反复在各大医院就诊均未发现明确异常，但患者仍担心自己患了不治之症，宁愿辞去工作也要四处就医。该患者可能诊断是（　　）

A. 抑郁症　　B. 疑病症　　C. 焦虑症

D. 强迫症　　E. 双相情感障碍

53. 陈某，男，35 岁，因受到了领导的批评后呼吸困难，头晕倒地，此后经常出现四肢无力、头晕目眩的症状，反复求医，因得不到相关证据的支持和医生的认可，被诊断为癔症收治入院。治疗癔症最有效的方法是（　　）

A. 暗示治疗　　B. 镇静药物　　C. 行为治疗

D. 抗抑郁药治疗　　E. 抗精神病药物治疗

54. 与不同精神症状患者沟通的技巧，以下描述正确的是（　　）

A. 对疑病症患者，护士所述之事应予以否定，以免过度医疗

B. 对抑郁的患者，护士要诱导述说内心的痛苦，多安慰鼓励

C. 对缄默的患者，护士应坐在其身边，让其感受对他的理解

D. 对异性患者，护士的态度应当一视同仁，对患者关爱有加

E. 对木僵症的患者，护士可以当面谈论病情，以免患者多疑加重病情

55. 肖某，女，19 岁，学生。近 1 年来经常脑内反复思考问题。如

做数学题时，反复核对答案，明知不对，但又无法控制，最可能的诊断是（　　）

A. 焦虑症　　B. 强迫症　　C. 神经衰弱

D. 精神分裂症　　E. 分离转换障碍

56. 陈某，女，16 岁，高中生，因怀疑患某种严重疾病反复求医，遂就诊于精神科诊断为“疑病症”。护士王某的儿子与患者在同一所学校，在家长交流中护士王某透露了患者的病情，待患者出院返校后，学校很多人皆对其抱有异样眼光，患者家属知道缘由后向王某所在医院进行投诉。案例中护士王某涉及到哪项法律问题（　　）

A. 侵犯人身自由权

B. 侵害患者安全权

C. 侵犯患者自主权

D. 侵犯患者隐私权

E. 限制患者会客和通讯权

57. 李某，女，22 岁，自幼害羞、胆小，进入高中后逐渐出现看到男同学就紧张、面红耳赤，为避免尴尬，时常逃课。该患者最可能的诊断是（　　）

A. 焦虑症　　B. 惊恐障碍　　C. 人格障碍

D. 社交恐怖症　　E. 精神分裂症

58. 刘某，男，21 岁，门诊诊断为“社交恐怖症”，该病最突出的特点是（　　）

A. 幻听或幻视

B. 不敢与人对视

C. 设法回避社交场合

D. 出汗、脸红、口干

E. 持续地害怕出现在公众场合

59. 刘某，男，25 岁，有一次单独在某空旷的广场上，突然产生一种莫名的惊慌，随之呼吸加快，觉得自己要窒息，双腿软瘫无力。门诊诊断为“广场恐怖症”，下列说法正确的是（　　）

A. 发病时会出现人格解体或晕厥

B. 伴有的惊恐发作属于原发反应

C. 常伴有明显的焦虑和交感神经紊乱

D. 即使有人陪伴，恐惧症状也难以减轻或消失

E. 在难以迅速离开或逃离的地方出现明显焦虑

60. 陈某，女，38 岁，害怕出门，每次外出都面临很大困难，门诊诊断为“广场恐怖症”。针对该患者的心理治疗方案，下列说法正确的是（　　）

A. 暴露疗法效果较好

B. 优先选择认知行为治疗

C. 系统脱敏疗法效果良好

D. 抗精神分裂症药物可改善认知

E. 苯二氮䓬类药物可控制焦虑症状

三、A3 型题（从以下选项中选出每道题最佳的答案）

（1 ~ 3 题共用题干）

患者，女，46 岁，患者因关窗户扭而伤腰部无法下床活动，每天多数时间卧床，要求家人带其去检查，骨科医生认为腰伤不会导致患者不能下床活动。后其丈夫提出离婚，患者情绪激动，不愿意离婚，哭泣，腰部不舒服加重，不能行走，整日卧床，生活不能自理。

1. 该患者的症状属于（　　）

A. 分离性神游症

B. 分离性运动障碍

C. 分离性身份障碍

D. 分离性木僵状态

E. 其他分离障碍

2. 该患者主要护理问题是（　　）

A. 自伤的危险　　B. 睡眠型态紊乱　　C. 有受伤的危险

D. 个人应对无效　　E. 有废用综合征的危险

3. 有效的护理措施是（　　）

A. 尊重其行为模式

B. 尽量满足其合理要求

C. 正确认识心理社会压力

D. 重建适应性应对方法

E. 暗示法训练自身的生活能力

（4～6题共用题干）

患者，男，70岁，2年前被诊断为焦虑障碍，常因小事发脾气，患者整日处于惶恐不安中。

4. 护士下列用语哪项是共情（　　）

A. 焦虑是一种疾病

B. 你不用在意出现的症状

C. 焦虑出现的症状很难受

D. 焦虑严重时忍一忍就过去了

E. 我能感受到疾病带给你的痛苦

5. 威胁焦虑症患者生命安全的最大因素是（　　）

A. 运动型障碍

B. 药物不良反应

C. 自杀、自伤倾向

D. 引发的睡眠障碍

E. 引发的高血压和心脏病

6. 关于焦虑症患者的护理措施，不恰当的是（　　）

A. 帮助其认识症状

B. 关注其过多不适的主诉

C. 尽量满足合理要求

D. 告知其倾诉焦虑体验

E. 学习并使用放松的方法

（7～9题共用题干）

患者，女，32岁，公务员。自诉近1年来由于工作太忙，加之一些家庭矛盾而逐渐出现失眠，以入睡困难为主，自觉工作能力不如以前。近半年以来，常莫名其妙地感到紧张、担心。担心小孩会出事，担心自己会得病，担心会发生不好的事情，因而时刻提心吊胆。近半月以来症状更加明显，几乎通宵不能入睡，坐立不安，心慌、心悸，情绪不稳。曾有两次听到有人叫她的名字而没有看到人的情况出现，觉得单位同事在议论她有精神病。

7. 广泛性焦虑的病期要求是（　　）

A. 至少一个月　　B. 至少三个月　　C. 至少六个月

D. 至少十个月　　E. 至少一年

8. 广泛性焦虑障碍的核心症状是（　　）

A. 药源性焦虑

B. 肌肉紧张

C. 精神性焦虑症

D. 自主神经功能紊乱

E. 躯体疾病相关的焦虑

9. 焦虑必然伴有的症状是（　　）

A. 抑郁　　B. 惊恐发作　　C. 肌肉紧张

D. 自杀观念　　E. 自主神经反应

（10～12 题共用题干）

患者，女，38 岁，常常恐慌，终日心烦意乱，感到要有不幸的事情发生，捶胸顿足，紧张不安，入睡难，易惊醒，有多汗、口干、恶心、腹泻等自主神经功能兴奋症状。

10. 该患者的诊断是（　　）

A. 躁狂症　　B. 焦虑症　　C. 疑病症

D. 强迫症　　E. 精神分裂症

11. 首优的护理问题是（　　）

A. 情绪紧张　　B. 睡眠障碍　　C. 舒适的改变

D. 有自杀的危险　　E. 有营养失调的危险

12. 护士在给患者做药物指导时应提示患者（　　）

A. 长期服用

B. 小剂量服用

C. 易出现依赖

D. 在医生指导下用药

E. 症状控制后服 6～8 周

（13～15 题共用题干）

患者，男，16 岁，初中生，近 4 个月来每天吃晚饭时要询问母亲"人为什么要吃饭，不吃饭为什么不可以呢？"，母亲给了正确回答和解释，似乎已经明白。但是几分钟后仍然要问同样的问题，一顿晚饭的时间要询问 20 多次。他母亲很不耐烦又拿他没办法，前来咨询。

13. 该患者得了何种疾病（　　）

A. 焦虑症　　B. 恐怖症　　C. 疑病症

D. 强迫症　　E. 精神分裂症

14. 患者的主要表现是属于（　　）

A. 强迫行为

B. 强迫性怀疑

C. 强迫性回忆

D. 强迫性穷思极虑

E. 强迫性对立思维

15. 关于上述疾病的描述，下列哪项错误（　　）

A. 主要表现为强迫观念和强迫动作

B. 病因可能和脑内 5-HT 功能下降有关

C. 护士应该与其建立良好的护患关系

D. 没有自知力，所以强迫症状难以控制

E. 认知行为治疗对其是一种有效的治疗方法

（16～18 题共用题干）

患者，女，25 岁，患者参加工作后不适应工作环境，自觉特别紧张，怕别人说自己，出现反复洗手、洗脸，次数逐渐增多，每次 20～30 遍，长时要 1 个多小时，早上醒后就要先想事，并要按一定顺序穿衣洗漱，如果穿衣洗漱的顺序被打乱要从头开始，整个过程长达 3 小时。走到街上，有人从身边经过，就担心自己的手、脸或衣服被碰脏了，回家后要不停地洗手、洗脸、洗衣服，为此不愿别人进自己的卧室，近半年不愿出门，被单位辞退，饮食、二便尚正常，有时睡眠不好，因病情加重影响生活、工作，自己感到特别痛苦，主动要求住院治疗。

16. 该患者得了何种疾病（　　）

A. 焦虑症　　B. 恐怖症　　C. 疑病症

D. 强迫症　　E. 精神分裂症

17. 关于上述疾病的护理措施，下列哪项不正确（　　）

A. 对自身伤害严重时，立即制止

B. 要严密看护，及时清除危险物品

C. 没有自知力，所以强迫症状难以控制

D. 护士应该与其建立良好的治疗性护患关系

E. 密切观察患者的行为，采取相应的保护措施

18. 健康宣教的内容正确的是（　　）

A. 及时纠正自己不正确的行为模式

B. 运用顺其自然的方式调节紧张情绪

C. 告知强迫动作一旦出错，需重新来过

D. 鼓励独处，避免他人扰乱其生活节奏

E. 家属应协助其完成晨间洗漱，顺序不能乱

（19～21 题共用题干）

患者，男，20 岁，大一学生。近半年来出现反复洗手，有时一洗要十几遍，为此耽误上课。问为什么，称怕脏，认为有必要这样洗，有一种冲动和力量控制自己去洗，不洗不行，伴睡眠不好、有时头疼、交谈时注意力不集中、情绪不稳。

19. 首先考虑的诊断是（　　）

A. 抑郁症　　B. 强迫障碍　　C. 适应障碍

D. 精神分裂症　　E. 注意缺陷与多动障碍

20. 治疗首选（　　）

A. 安定　　B. 氟西汀　　C. 利培酮

D. 丙戊酸钠　　E. 阿普唑仑

21. 对该患者的药物治疗强调（　　）

A. 小剂量用药

B. 超大剂量用药

C. 好转后立即停药

D. 多种药物合并使用

E. 早期、足量、足疗程

(22～24 题共用题干)

陈某，男，48 岁。1 年前在夜间睡觉时自感有虫爬入耳道，遂感耳部不适，先后于多家医院耳鼻喉科就诊，此次在家属反复劝说下来精神专科医院就诊。躯体神经系统检查：无异常。精神检查：轻度焦虑，余无异常。辅助检查无异常。心理测试发现存在躯体疾病的先占观念。

22. 该患者最有可能的诊断是（　　）

A. 癔症　　B. 焦虑症　　C. 疑病症

D. 强迫症　　E. 精神分裂症

23. 关于该患者的治疗说法正确的是（　　）

A. 药物治疗基本无效

B. 认知行为治疗效果较好

C. 该病在得到治疗后可迅速治愈

D. 心理治疗无益于改变患者对疾病的认知

E. 继续完善各种检查，以期尽快明确诊断

24. 关于该病危险因素说法错误的是（　　）

A. 孤僻、内向

B. 具有自恋倾向

C. 负性生活事件

D. 错误的传统观念

E. 敏感多疑、易受暗示

(25～27 题共用题干)

李某，男，35 岁。坚信自己患了某种严重的疾病，四处求医，做了很多检查都未发现异常，医生反复向其保证各项检查结果都证明他没有病，但患者仍然不相信，焦虑不安，害怕自己因治不好病而死亡，每晚睡眠 2～3 小时，反复进行检查和四处求医。

25. 疑病障碍的核心症状是（　　）

A. 焦虑障碍　　B. 疑病观念　　C. 抑郁发作

D. 躯体化障碍　　E. 精神分裂症

26. 该患者最主要的护理诊断是（　　）

A. 恐惧　　B. 焦虑　　C. 思维过程改变

D. 睡眠型态紊乱　　E. 个人应对无效

27. 针对该患者的心理治疗说法正确的是（　　）

A. 治疗困难，疗程较长

B. 认知行为，治疗无效

C. 精神分析疗法是治疗本病的基础

D. 社交活动不能使其逐渐摆脱疾病

E. 运用心理学技能可纠正其错误观念

（28～30题共用题干）

赵某，男，22岁，大四学生。自诉近一年来头疼非常严重，四处求医，各项检查结果未发现异常，但患者坚信自己得了重病，反复查询相关的书籍，担心、紧张，夜间睡不着，注意力不能集中，成绩下降。患者要求退学继续求医。

28. 疑病障碍患者的就医特点是（　　）

A. 焦虑　　B. 强迫　　C. 抑郁

D. 神经衰弱　　E. 心境恶劣

29. 此患者选用哪种治疗方案为宜（　　）

A. 单用心理治疗

B. 布洛芬＋心理治疗

C. 利培酮＋心理治疗

D. 脑复康＋心理治疗

E. 阿普唑仑＋心理治疗

30. 关于该患者的预后说法正确的是（　　）

A. 预后与病程长短无关

B. 该类患者多数可以治愈

C. 病程以急性波动为特征

D. 该类患者长期预后不好

E. 伴有疑病的抑郁症和疑病症的预后是一样

（31～33 题共用题干）

患者，男，21 岁，自幼内向，社交能力较差。高中后逐渐出现见到女同学就控制不住脸红，交谈中感不自在，害怕被人看出眼神不对，为避免紧张，时常逃课，因成绩不好，未能考上大学。参加工作后与单位女性同事关系不佳，自感痛苦，遂来院就医。门诊诊断为“社交恐怖症”。

31. 该患者的诊断要点正确的是（　　）

A. 个体对自己的言行造成的后果不关注

B. 主动回避社交或带着强烈的害怕去忍受

C. 害怕或焦虑不会引起具有临床意义的痛苦

D. 个体在任何社交场合都会感到恐惧和焦虑

E. 害怕或焦虑与社交情况所造成的实际威胁相符

32. 下列关于该患者的治疗说法正确的是（　　）

A. 认知行为治疗效果较差

B. 心理治疗无法改变患者的治疗依从性

C. 药物治疗副作用较大，患者接受程度差

D. 心理治疗有利于帮助患者了解自身疾病

E. 心理治疗无法改变患者接受治疗的动机

33. 关于该病的危险因素说法正确的是（　　）

A. 该病无遗传风险

B. 父母有精神病史不容易患此病

C. 害怕负面评价的个体不容易患该病

D. 儿童期受虐不是患此病的风险因素

E. 在前扣带回皮质、杏仁核和海马区域的血流增强

（34～36 题共用题干）

夏某，女，15 岁，中专学生。自诉经常感到莫名其妙的害怕、不安，担心独处，外出时必须要有人陪同，晚上经常失眠，常用来回走动赶走害怕。在公共场合容易脸红，害怕到社交场所，自感身心疲惫，情绪稍有低落，无自杀想法。

34. 该患者最有可能的诊断是（　　）

A. 社交恐惧症　　B. 特定恐惧症　　C. 广场恐惧症

D. 精神分裂症　　E. 广泛性焦虑症

35. 针对该患者的治疗说法正确的是（　　）

A. 常规使用β受体阻滞剂

B. 认知行为治疗是首选方法

C. 避免使用苯二氮䓬类药物

D. 尽快使用抗抑郁药预防自杀

E. 不要联合药物治疗与心理治疗

36. 关于该疾病描述正确的是（　　）

A. 女性多于男性

B. 惧怕特定的物体

C. 患者害怕的对象不固定

D. 患者多起病于幼儿时期

E. 大多急性起病，病程较短

四、A4 型题（从以下选项中选出每道题最佳的答案）

（1～3 题共用题干）

患者，女，35 岁，农民。1 个月前做输卵管结扎术，手术顺利，但无意听到医生说“碰到了”“夹断了”，术后感觉双下肢麻木，紧张，渐不能行走，躯体检查未见异常。

1. 首先考虑的诊断是（　　）

A. 转换障碍　　B. 恐怖障碍　　C. 感觉障碍

D. 急性应激障碍　　E. 躯体疾病所致精神障碍

2. 治疗首选（　　）

A. 地西泮　　B. 利培酮　　C. 氟桂利嗪

D. MECT 治疗　　E. 帕罗西汀

3. 最适用于该患者的心理治疗为（　　）

A. 认知治疗　　B. 森田疗法　　C. 暗示疗法

D. 行为疗法　　E. 生物反馈

（4～6 题共用题干）

患者，男，11 岁，小学四年级学生。就诊时表现不自主点头、眨眼、耸肩、扭脖子。家长报告半年前被老师批评后出现上述症状，紧张时加重。

4. 护理问题（　　）

A. 对护理不合作　　B. 生活自理缺陷　　C. 急性意识障碍

D. 有自伤的危险　　E. 营养失调

5. 服药护理（　　）

A. 患儿不愿服药可进行心理治疗

B. 家长可根据症状自行调整药量

C. 服药期间每月检查肝功能

D. 遵医嘱严格按剂量服药

E. 症状好转后可停药

6. 对家长的健康宣教（　　）

A. 要关注孩子的表现随时提醒

B. 出现不良动作给予行为矫正

C. 合理安排作息，避免紧张

D. 鼓励孩子自行保管药物

E. 症状好转后可停药

（7～9 题共用题干）

患者，男，34 岁。近 1 个月来多次因阵发性恐惧、胸闷、濒死感在医院急诊科就诊，症状持续约半小时后消失。多次查血常规、心电图及头颅 CT 等未见明显异常。患者为此担心苦恼，但仍能坚持工作。

7. 该患者的主要症状是（　　）

A. 急性焦虑发作　　B. 高血压危象　　C. 心前区疼痛

D. 慢性焦虑　　E. 转换症状

8. 最可能的诊断是（　　）

A. 甲状腺功能亢进症

B. 广泛性焦虑障碍

C. 二尖瓣脱垂

D. 疑病障碍

E. 惊恐障碍

9. 对该患者的心理护理，不恰当的是（　　）

A. 帮助认识症状

B. 指导放松训练

C. 鼓励倾诉内心感受

D. 建立好的治疗性护患关系

E. 非常关注躯体不适的主诉

(10～12 题共用题干)

患者，女，22 岁，自己在外地上学，有一次给家里打电话时听见母亲的咳嗽声，知道母亲感冒了。后来就害怕，如果自己不在父母身边，父母得心脏病死了就再也见不到了。自己上的是一所普通大学，看见男同学抽烟就会提心吊胆，害怕房子着火，自己会被烧死。无心上学，失眠，心慌，非常痛苦，想休学，怎么也摆脱不了痛苦，主动来咨询。

10. 该患者最可能的诊断是（　　）

A. 躁狂症　　B. 焦虑症　　C. 疑病症

D. 强迫症　　E. 精神分裂症

11. 广泛性焦虑症的病程特点是（　　）

A. 发作性病程

B. 持续性病程

C. 慢性波动性病程

D. 病程呈进行性加重

E. 病程呈阶梯式进展

12. 广泛性焦虑的判断条件是（　　）

A. 持续两周，已经影响生活

B. 总有疲惫感，精力难以集中

C. 持续 3 个月以上，已经影响生活

D. 持续 6 个月以上，已经影响生活

E. 大事小事都紧张、烦躁，坐立难安

(13～15 题共用题干)

患者，女，45 岁，干部。近半年工作较忙，渐出现情绪低落，记忆力减退，思维迟缓，易紧张，有时还表现敏感多疑，睡眠差。体检甲状腺Ⅱ度肿大，心率快。

13. 首先考虑的诊断是（　　）

A. 抑郁发作

B. 躁狂发作

C. 精神分裂症

D. 广泛性焦虑障碍

E. 躯体疾病所致精神障碍

14. 治疗首选（　　）

A. 阿普唑仑　　B. 阿米替林　　C. 舍曲林

D. 碳酸锂　　E. 奥氮平

15. 对该患者解决首要问题是（　　）

A. 治疗原发躯体疾病

B. 提供充分的营养供应

C. 保持与患者良好的护患关系

D. 控制精神症状应足量、足疗程

E. 提供安全的环境和防止意外发生

（16～18 题共用题干）

患者王女士，35 岁，告诉护士，在她能够离家之前，她必须检查所有的灯，反复 26 次确定它们已经关闭。她知道她的行为毫无意义，但她不能够停止。由于每次与朋友约会她都要晚到很长时间，朋友们已经厌烦了，所以她难以继续与朋友保持会面。另外，因为“所有的事情一直处于紧张的工作状态”，她忙得没有时间去见朋友。

16. 对于这一患者最不适宜的护理诊断是（　　）

A. 强迫检查　　B. 社交恐惧　　C. 焦虑障碍

D. 社交隔离　　E. 分散性活动缺乏

17. 当护士观察到患者处于仪式性行为时，护士采取的最佳行为是（　　）

A. 终止的仪式性行为

B. 隔离以免干扰其他人

C. 密切观察行为的显著反应

D. 提醒她尽量控制自己的行为

E. 不干扰其行为以免引发情绪激动

18. 在与强迫症患者交流时，护士最需具备的特质是（　　）

A. 耐心　B. 怜悯　C. 友善

D. 自信　E. 同情

（19～21 题共用题干）

患者，女，58 岁，退休工人。半年前丈夫生病住院，自觉当时陪护较累，后丈夫康复出院。近一个月来出现心情不好，觉得干什么都没意思，还觉得乏力，浑身难受，疑自己得了绝症，有轻生想法。另外，自感心慌、尿急、尿频，食欲下降，记忆力下降、反应迟钝、脑子不好使伴失眠早醒。

19. 首先考虑的诊断是（　　）

A. PTSD　B. 焦虑障碍　C. 惊恐障碍

D. 抑郁障碍　E. 躯体形式障碍

20. 治疗首选（　　）

A. 奥氮平　B. 西酞普兰　C. 多奈哌齐

D. 劳拉西泮　E. 丙戊酸钠

21. 该类患者最可能发生自杀、自伤的时期（　　）

A. 疾病急性期　B. 病愈出院后　C. 症状减轻时

D. 疾病缓解期　E. 症状完全消除

（22～24 题共用题干）

患者，女，22 岁，脑子里出现一个观念或看到一句话，不由自主地联想到另一个观念或语句。由于这种观念的出现违背患者自己的主观意愿，感到非常苦恼。

22. 该患者的症状属于（　　）

A. 强迫意向　B. 强迫联想　C. 强迫行为

D. 思维奔逸　E. 思维破裂

23. 关于强迫障碍的治疗，下列正确的是（　　）

A. 症状缓解后持续用药半年

B. 常规可以使用抗精神病药物

C. 难治性强迫症可合用丙戊酸钠

D. 氯米帕明的治疗量为 75～150mg/d

E. SSRIs 的使用量与治疗抑郁症时一样

24. 关于强迫障碍的描述错误的是（　　）

A. 患者会有反强迫观念

B. 需要药物及行为治疗

C. 焦虑是强迫的原发症状

D. 表现为强迫观念及强迫行为

E. 体验到观念及冲动来源于自己内心

（25～27 题共用题干）

患者，男，30 岁，大学文化。认为自己患有“心脏病”一年余，一年前曾到医院就诊，并完成了体格检查、心电图、胸透、脑电图、超声波等各种检查，无异常发现，但患者对检查结果不放心，怀疑自己得了不好治疗的大病，紧张、担心，夜不能寐，干脆不上班而到多家医院找医生看病。虽然在多家医院的检查及化验均为阴性，医生也给予耐心解释，但患者仍不相信“无大病”的结论。

25. 该患者最有可能的诊断是（　　）

A. 恐惧症　　B. 焦虑症　　C. 疑病症

D. 强迫症　　E. 精神分裂症

26. 该患者目前最主要的护理诊断是（　　）

A. 焦虑　　B. 恐惧　　C. 舒适的改变

D. 个人应对无效　　E. 睡眠型态紊乱

27. 针对该护理诊断采取的最恰当的护理措施是（　　）

A. 认真倾听其感受，对症状给予委婉的否定

B. 针对症状，足量用药，确保短时间缓解恐惧

C. 小剂量应用抗焦虑药物（如劳拉西泮片）来缓解焦虑

D. 白天减少午睡，鼓励其睡觉前泡脚，以保证夜间睡眠

E. 采用系统脱敏疗法来缓解患者症状，提高生活质量

（28～30 题共用题干）

患者，男，35 岁，高中文化，已婚。患者几年前因照顾病重的母亲而十分操劳，自感面容憔悴，出门时认为别人注视自己难堪的面容而不敢抬头。一年之后，与熟人碰面时也觉脸红，以后干脆不去公共场所，但尚可

以正常工作。半年前的家庭事故之后患者恐惧对象日渐增多，经常拒绝朋友邀请，尽管知道推辞会影响与朋友的友谊，也明白这样毫无道理，但仍不能鼓起勇气应邀。在单位与同事讲话时为避免目光对视，总是望向别处。患者自觉问题已十分严重，担心患有精神疾病而来门诊就诊。

28. 该患者最有可能的诊断是（　　）

A. 强迫症　　B. 特定恐怖症　　C. 广场恐怖症

D. 社交恐怖症　　E. 精神分裂症

29. 该患者涉及的护理诊断错误的是（　　）

A. 社交恐惧障碍　　B. 睡眠型态紊乱　　C. 有孤立的危险

D. 个人应对无效　　E. 娱乐活动缺乏

30. 针对该护理诊断采取的护理措施是（　　）

A. 对症状给予委婉的否定

B. 治疗首选暴露疗法

C. 随时对症状给予纠正

D. 应确保将药物服药，并观察其反应

E. 在治疗过程中出现的问题不必请示医生

（31 ~ 33 题共用题干）

患者，女性，25 岁，一年前逛街时看见街上人山人海，突然出现头晕、心慌、胸闷、出汗等症状，甚至全身颤抖，后在朋友的帮助下恢复正常。之后害怕一个人出门，害怕到会场、剧院等拥挤的地方。有人陪伴时，患者的恐惧会减轻。

31. 该患者最有可能的诊断是（　　）

A. 焦虑障碍　　B. 特定恐怖症　　C. 广场恐怖症

D. 社交恐怖症　　E. 精神分裂症

32. 该患者最主要的护理问题是（　　）

A. 睡眠障碍　　B. 社交障碍　　C. 睡眠型态紊乱

D. 个人应对无效　　E. 娱乐活动缺乏

33. 针对该护理诊断采取的护理措施最适宜的是（　　）

A. 护士对其症状给予否定

B. 对其痛苦表达理解和尊重

C. 采用暴露疗法来缓解症状，提高生活质量

D. 采用系统脱敏疗法来缓解症状，提高生活质量

E. 利用沟通技巧，建立良好的护患关系，取得信任

参考答案

A1 型题

1. B　2. E　3. C　4. C　5. C　6. C　7. A　8. B　9. B　10. B　11. E　12. D　13. E　14. E　15. E　16. C　17. E　18. E　19. D　20. A　21. B　22. C　23. A　24. A　25. B　26. E　27. A　28. E　29. B　30. A　31. D　32. E　33. E　34. E　35. E　36. C　37. E　38. C　39. B　40. D　41. A　42. A　43. E

A2 型题

1. E　2. E　3. A　4. A　5. B　6. D　7. E　8. E　9. C　10. D　11. C　12. A　13. E　14. D　15. E　16. B　17. A　18. A　19. B　20. B　21. A　22. B　23. B　24. C　25. D　26. D　27. B　28. A　29. A　30. A　31. B　32. B　33. A　34. A　35. C　36. A　37. C　38. E　39. E　40. E　41. A　42. E　43. A　44. A　45. B　46. B　47. B　48. E　49. C　50. C　51. E　52. B　53. A　54. C　55. B　56. D　57. D　58. E　59. E　60. B

A3 型题

1. E　2. E　3. E　4. E　5. C　6. B　7. C　8. C　9. E　10. B　11. D　12. D　13. D　14. D　15. B　16. D　17. C　18. B　19. B　20. B　21. E　22. C　23. B　24. D　25. B　26. C　27. A　28. B　29. E　30. D　31. B　32. D　33. E　34. A　35. B　36. A

A4 型题

1. A　2. A　3. C　4. A　5. D　6. C　7. A　8. E　9. E　10. B　11. B　12. D　13. E　14. A　15. A　16. E　17. C　18. A　19. D　20. B　21. C　22. B　23. C　24. C　25. C　26. A　27. C　28. D　29. B　30. D　31. C　32. B　33. E

（程俊香　孟宪东　李莉辉）

第六章　精神活性物质所致精神障碍的护理

精神活性物质（psychoactive substance）指来自体外可影响精神活动并导致成瘾的物质。常见的精神活性物质有酒精、阿片类、大麻、催眠药、抗焦虑药、麻醉药、兴奋剂、烟草等。精神活性物质滥用可导致中枢神经出现兴奋、致幻、麻醉等效果，且引发意识混乱、神经中毒反应、精神病性症状等，甚至死亡。

当前精神活性物质滥用和成瘾呈上升趋势，据联合国毒品与犯罪问题办公室估计，全球非法药物滥用者达3.5%～7.0%，超过1.63亿人使用大麻，0.34亿人使用苯丙胺，800万人使用摇头丸，0.14亿人使用可卡因，0.15亿人使用阿片类。滥用精神活性物质已经成为严重的公共卫生问题和社会问题。与其他精神疾病相比，精神活性物质所致精神障碍具有症状表现丰富、病情复杂多变、共病情况明显等特点，并呈现低龄化趋势。在我国，以阿片类药物造成的滥用最为严重，其中海洛因依然是我国主要毒品之一。但近年来以冰毒、摇头丸、K粉为代表的新型化学合成毒品呈现蔓延趋势，青少年已经成为这些毒品的主要消费人群，给我国禁毒工作带来新的挑战。

第一节　阿片类所致精神障碍

阿片类物质指任何天然的、合成的，对机体产生类似吗啡效应的一类药物，包括阿片（opium）、阿片中提取的生物碱吗啡（morphine），吗啡衍生物海洛因（heroin），以及人工合成的哌替啶、美沙酮等。阿片类药物具有特殊的改变心情、产生强烈快感的作用，以及镇痛、镇静作用。它有抑制呼吸、咳嗽中枢及胃肠蠕动，同时能兴奋呕吐中枢和起到缩瞳作用，还具有止泻、扩张皮肤血管、改变内分泌等作用。这些药物通常也是主要的吸毒药品，医疗上使用阿片类的目的主要是利用它们强有力的镇痛作用，但由于其致欣快和抗焦虑作用而被滥用。

案例 1

病程 1　患者吕某，46 岁，男性，已婚，吸食海洛因 10 余年。10 年前受朋友诱惑开始吸食毒品，方式为吸食海洛因。自吸毒后，渐消瘦，精神较差，夜眠差、食纳可，大、小便无异常。后改为注射海洛因，注射后自感意识模糊，有明显欣快感及幻觉，期间因多次吸食毒品受到公安机关处理。

病程 2　患者曾先后多次尝试戒毒，但均因难以忍受的各种不适症状而失败。初始表现为情绪抑郁、焦虑、烦躁不安、坐卧不宁、睡眠障碍，随后出现抽搐、嗜睡、幻觉，并在严重躯体不适及幻觉支配下发生自伤自残、伤人毁物行为，同时表现出对毒品强烈的渴求感。具体表现为 3 月前，患者逐渐开始出现疑人跟踪。在自己开车过程中，觉得路过的车辆是在跟踪自己，觉得在街上看手机的人也是在跟踪监视自己。近 1 月来，经常听到耳边有嗡嗡的声音，但具体内容不清，后患者行为变得孤僻、退缩，不能正常工作、生活，在家自语自笑。5 天前患者无故欲跳楼，多次打开窗户，用手势表示自己要跳楼，被父母拉住。眼神敌对，易激惹，因为别人看了自己一眼，就要攻击别人；在家摔东西，仇视、殴打父亲；多次欲外走，怒气冲冲，过程中伴有大汗淋漓的情况。

今家属报警，在警察协助下送入急诊就诊，急诊以“阿片性药物依赖”诊断收入院。

案例分析

【问题一】病程 1

1. 临床表现　阿片类物质依赖常见为海洛因依赖。阿片类物质连续使用 2 周至 1 个月即可成瘾，具有强烈的精神依赖、躯体依赖及耐药性。一旦形成依赖，个体的心理特征、精神状态、社会功能出现特征性的变化，吸毒成为生活中唯一的目标，最终沦为没有人格、没有社会生产能力、违法犯罪的瘾君子。

（1）滥用者的体检及一般表现：初尝阿片类物质时许多人会有恶心、呕吐、头昏、全身乏力、焦虑等感觉。随着重复用药，这种难受的感觉逐渐消退，而快感则逐渐显露，并成为强化效应而很快产生依赖等一系列症状。形成依赖后，每3~6小时需要重复用药才能维持身体的功能状态，以致耐受性不断增加。

（2）精神症状：情绪低落、消沉、易激惹，服用药物后则情绪高、思维活跃。性格变化明显，自私、说谎、诡辩、缺乏责任感。另外，还表现为记忆力下降、注意力不集中、主动性及创造性减低、失眠、睡眠质量差，昼夜节律颠倒，智能障碍不明显。

（3）躯体症状：营养状况一般、食欲丧失、体重下降、便秘、皮肤干燥、性欲减退，男性患者出现阳痿，女性患者出现月经紊乱、闭经。此外，还表现为头晕、冷汗、体温升高或降低、心悸、心动过速等。

（4）神经系统症状：可见震颤、步态不稳、针尖样瞳孔、腱反射亢进等。

2. 护理评估

（1）患者生命体征、营养、进食、排泄、睡眠、大小便、皮肤、修饰是否正常。

（2）患者是否感知觉异常，且行为受其支配。

3. 护理问题

（1）营养失调（低于机体需要量）：与消化系统功能障碍、缺乏食欲等有关。

（2）睡眠型态改变：与阿片类物质使用依赖等有关。

（3）感知改变：与阿片类物质使用依赖等有关。

（4）思维过程改变：与阿片类依赖导致中枢神经系统受损有关。

4. 护理措施

（1）生活护理：①饮食护理：给予易消化、营养丰富的饮食，以流质或半流质为宜，鼓励患者多饮水。②睡眠护理：在药物调整基础上，鼓励患者白天参加各种工娱疗活动，减少卧床时间；改善睡眠的环境，睡前不宜太饿或太饱，不宜大量饮水；睡前避免剧烈运动、过度兴奋或其他刺激，放松心情；听一些轻柔的音乐，睡前用温水洗澡或泡脚，注意足部保暖，严密观察记录患者的睡眠时间。

（2）安全护理：①将患者安置于工作人员的视线内活动，定时巡视。②严格检查患者随身所携带的物品，及时处理异常情况，避免发生意外。

（3）对症护理：精神行为症状非药物治疗。创建良好的环境，避免嘈杂，以免刺激患者，尽可能固定房间及照护者，选择合适的交流方式，有原则地妥协，不要事事进行纠正，当患者出现情绪激动时可采用转移注意力的方式。

【问题二】病程 2

1. 临床表现 戒断综合征。由于所使用阿片类物质的剂量、对中枢神经系统作用的程度、使用时间的长短、使用途径、停药的速度等不同，戒断症状强烈程度也不一致。短效药物，海洛因一般在停药后 8 ~ 12 小时出现，急性期在 48 ~ 72 小时，持续 7 ~ 10 天。长效药物，如美沙酮戒断症状出现在 1 ~ 3 天，性质与短效药物相似，急性期在 3 ~ 8 天，症状持续数周。典型的戒断症状可分为两大类：①客观体征，如血压升高、脉搏增加、体温升高、瞳孔扩大、流涕、震颤、腹泻、呕吐、喷嚏、失眠等；②主观症状，如恶心、肌肉疼痛、骨头疼痛、腹痛、不安、食欲差、无力、疲乏、发冷、发热。在戒断反应期间，患者可出现强烈的心理渴求、不择手段的求药行为。

2. 护理评估

（1）患者生命体征、营养、进食、排泄、睡眠、大小便、皮肤、修饰是否正常。

（2）患者是否感知觉异常，且行为受其支配。

（3）患者戒断综合征严重程度，具体躯体不适表现。

（4）评估患者的自伤自杀风险及攻击行为风险程度。

3. 护理问题

（1）有暴力行为的风险（针对自己或针对他人）：与阿片类中毒、戒断反应或个人应对机制无效有关。

（2）感知改变：与阿片类戒断反应等有关。

（3）思维过程改变：与阿片类依赖导致中枢神经系统受损、戒断反应有关。

（4）意识障碍：与阿片类戒断症状有关。

（5）焦虑：与调适机制发生严重的困难，需要未获满足及戒断症状等有关。

4. 护理措施

（1）安全护理：①由于戒断反应严重，患者常常难以克制生理上的痛苦和心理上的依赖，要求提前出院或想外走，因此要密切关注其言谈举止。分析掌握心理活动，保证患者的安全。以平静、理解的态度给予保证及介绍环境，以减轻患者恐惧。必要时给予隔离或保护性约束，防止患者自伤或伤人。②发现异常情况时立即报告医师，并做好抢救准备。

（2）对症护理：①密切关注患者的生命体征变化，保持水、电解质及能量代谢的平衡，保持呼吸道通畅，预防并发症。②密切观察戒断症状的出现，适时用药，减轻患者痛苦。③患者在戒断反应期间应卧床休息，避免剧烈活动，减少体力消耗，站立时要缓慢，不能突然改变体位，防止受伤。

【问题三】精神活性物质所致精神障碍中的基本概念

1. 依赖　是一组认知、行为和生理症状群，使用者尽管明白使用成瘾物质会带来问题，但难以控制，导致药物耐受性增加，并诱发冲动性觅药行为，产生严重的戒断症状。一般将依赖分为躯体依赖（physical dependence）和精神依赖（psychical dependence）。躯体依赖也称身体依赖或生理依赖，是由于反复用药所造成的一种病理性适应状态，中断用药后产生强烈的躯体方面的损害，表现为精神和躯体产生一系列的相应症状。精神依赖也称心理依赖，使人产生愉快满足或欣快的感觉，对药物强烈的渴求状态驱使用药者周期性或连续性地使用该药物，导致强制性觅药行为。

2. 滥用　指反复使用药物或不恰当地使用某些不必要的药物，又称有害使用。滥用强调的是明显的不良后果，如不能完成学业，损害躯体、心理健康，甚至导致法律问题等，而无明显的耐受性增加或戒断症状。

3. 耐受性　指机体对药物反应的一种状态。同一剂量的药物反复应用后，机体对该药的反应减弱，药效降低。为了达到与原来相等的药效，则必须加大药物剂量。

4. 戒断状态　指停止使用精神活性物质或减少剂量或使用拮抗剂所出现的特殊的心理生理症候群，是产生躯体依赖性的特征性表现。症状和病程与所使用的精神活性物质种类及剂量相关，不同药物导致的戒断症状有所不同，一般表现为与所使用药物的药理作用相反的症状。

【问题四】精神活性物质的分类

1. 中枢神经系统抑制剂　如巴比妥类、苯二氮草类、乙醇等，能抑制中枢神经系统。

2. 中枢神经系统兴奋剂　如咖啡因、可卡因、苯丙胺等，能兴奋中枢神经系统。

3. 致幻剂　如仙人掌毒素、氯胺酮等，能改变意识状态或感知觉。

4. 大麻　主要成分为四氢大麻酚，可使人欣快。增加剂量可使人进入梦幻状态，陷入深沉爽快的睡眠之中。

5. 阿片类　如海洛因、吗啡、鸦片、美沙酮、哌替啶等，包括天然、人工合成或半合成的阿片类物质。

6. 挥发性溶剂　如汽油、甲苯。

7. 其他　如烟草等。

【问题五】阿片类戒断症状的评估

阿片戒断症状量表（opiate withdrawal scale，OWS）是由 Bradley 于 1987 年编制，主要用于对阿片类药物依赖戒断症状严重程度的评定。该量表（见附录）共 32 个条目，反映了阿片类戒断症状的基本分布，具有操作比较简单、切合实用的特点。

每项症状体征根据严重程度分为 0 ~ Ⅲ级：0 级 = 无任何症状/体征；Ⅰ级 = 轻微或偶尔出现的症状/体征，无须特殊治疗或处理；Ⅱ级 = 中等程度的症状/体征，要求治疗；Ⅲ级 = 严重的症状和体征，一天中大部分时间受此症状或体征困扰，有强烈要求治疗的欲望。

OWS的统计指标有单项分和总分。单项分是根据原始记录评定的0级、Ⅰ级、Ⅱ级、Ⅲ级分别记0分、1分、2分、3分。单项分的高低反映此项症状的严重程度。总分为各单项分的总和，反映了阿片类药物戒断症状的严重程度，分数越高表示戒断症状越严重。

在单项评分中，患者烦躁不安、全身不适、抑郁、肌肉抽搐、昏睡等评分为Ⅲ级，提示患者有该项严重的症状和体征。同时，患者睡眠障碍、幻觉等具体表现也处于严重状态。OWS评分总分为38分，提示患者目前戒断症状较为严重。

【问题六】风险评估

1. 攻击风险 采用《攻击风险因素评估表》评估患者攻击风险，该患者目前有主动的躯体攻击行为，在家无故殴打其父亲，造成父亲轻微伤；警察协助送往医院途中，患者又多次攻击警察。攻击风险评定为Ⅳ级，需要立即对其攻击行为予以干预处理。

2. 自杀风险 采用《护士用自杀风险评估量表》进行评估。该患者目前存在阿片滥用、被害感、采取欲跳楼等自杀行为，自杀风险评分为7分，为中度风险。

案例2

患者弓某，女，44岁，已婚，既往体健。2年前开始吸食海洛因后进食差，逐渐消瘦。患者将家中所有积蓄用于购买海洛因进行吸食。为求进一步精神快感，发展为海洛因注射。入院前2天患者突发胡言乱语，行为紊乱。表现为：有时大喊大叫，说看见窗外有面目狰狞的魔鬼，惊恐万分；有时从地上突然跳上床，说地上有蛇。夜眠差，整夜不停在室内走动，打开窗户对外自言自语，哭笑无常；有时则门窗紧闭，躲在角落里，双手捂面，说附近有人在找她，要杀害她；走在大街上感觉被跟踪，在自家门前要绕几圈才回家。为求治疗，家属将患者带来就诊，以“精神活性物质所致精神障碍”诊断收入院。患者与医生交谈时表现抵触，态度较差，情绪易激惹，不停地抱怨、发牢骚。

案例分析

【问题七】病程

1. 症状识别　患者思维过程发生改变，言语混乱，行为紊乱，睡眠紊乱，存在明显的幻听幻视等精神病性症状：有时大喊大叫，说看见窗外有面目狰狞的魔鬼，惊恐万分；有时从地上突然跳上床，说地上有蛇。哭笑无常，内心情感与外界环境不符。有被害妄想：有时则门窗紧闭，躲在角落里，双手掩面，说附近有人在找她，要杀害她；走在大街上感觉被跟踪，在自家门前要绕几圈才回家。同时还存在睡眠障碍。

2. 护理问题/诊断

（1）有暴力行为的危险（对他人）：与精神症状（如幻视、妄想）有关。

（2）睡眠紊乱：与幻觉等精神行为症状发生有关。

（3）营养失调：低于机体需要量。与进食差、消化功能障碍有关。

（4）生活自理能力缺陷：与认知障碍、精神症状、躯体疾病有关。

（5）有外走的风险：与患者幻觉状态有关。

（6）有感染的危险：与静脉注射海洛因有关。

3. 护理措施

（1）生活护理：保证患者的正常进食，必要时可使用肠外营养进行补充。使用药物及非药物治疗手段建立患者的规律睡眠节律。

（2）安全护理：护士要与患者建立良好的沟通信任关系，提供舒适安全的环境，避免嘈杂、声、光等刺激，降低患者激惹性，不与其争辩。发生激越行为后，可采取“降温”或转移注意力的方式，对于安抚无效的患者，在无其他可替代的措施下，可暂时实施医学保护性约束或隔离，待患者平稳后解除约束或隔离。

（3）对症护理：精神行为症状除遵医嘱进行药物控制外，积极进行非药物治疗：创建良好的环境，选择合适的交流方式，有原则地妥协，不要事事进行纠正，当患者出现情绪激动时可采用转移注意力的方式。

(4) 药物护理：使用抗精神病药物时，注意观察是否存在药物不良反应，及时报告医生进行处理。

(5) 心理护理：肯定患者的感受，以实际行动关爱、支持和鼓励患者。

【问题八】护理评估

1. 生活自理能力评估 采用Barthel指数评估患者日常生活活动能力。患者日常生活能力评分为85分，为轻度依赖。

2. 外走风险评估 采用《外走危险因素筛查表》评估患者外走风险。患者目前无自知力，存在明显的精神症状，由家属强制就医，对治疗不配合，外出风险评估综合评分为8分，外走风险较高。

3. 攻击风险评估 该患者目前有被动的言语攻击行为，表现为激惹性增高，如无对象地抱怨、发牢骚、说怪话。交谈时态度不好、抵触、有敌意或不信任，评估为Ⅱ级风险。

知识扩展

正确认识和应用阿片类药物在癌症镇痛中的作用

众所周知，疼痛是癌症患者最普遍的症状。疼痛是困扰癌症患者心理、社会功能，影响其生活质量最主要的因素之一，因此我们必须采用较为现实的方式处理癌症疼痛：①阿片类药物镇痛效果确实，特别是对剧烈疼痛和晚期癌症疼痛，其他类型镇痛药无法替代；②在正常临床应用中，特别是癌痛治疗实践中，尽管会出现耐受性、戒断症状，但心理渴求、滥用的比例很小。我们在宣传降低药物滥用危害的同时，也应正确认识依赖性药物的医用价值，科学、合理使用这些药物。

WHO专家推荐镇痛三阶梯方法（three-step analgesic method），即把疼痛分成轻、中、重三度，把镇痛药的强度分成弱、中、强三级，疼痛由轻到重，镇痛药的选择由弱到强。对轻到中度疼痛患者，首先用弱效止痛药即第一阶梯用药，主要为解热镇痛药，代表药物是阿司匹林。使用一段时间后，如疼痛仍持续或增加，应加用弱效阿片类镇痛药，即第二阶梯用药，代表药物是可待因、氢可酮、羟考酮、右丙氧芬、曲马多、布桂嗪等，可待因或氨酚待因、安度芬、丙氧氨酚等可单独用于中度疼痛患者。如果疼痛持续加重，则应使用第三阶梯药物，即强效阿片类镇痛药，代表药物是吗啡，替代药物有氢吗啡酮、氧吗啡酮、美沙酮、丁丙诺啡、哌替啶、芬太尼等。

通常要按药物的有效镇痛作用时间，定期不间断给药，而不是等患者痛时才给药。如普通吗啡片，有效时间为 4 小时，则让癌痛患者每 4 小时服一次，一天规律地服 6 次，不因患者不痛而停用，天天如此，直至生命结束。若发现作用时间缩短或镇痛效果减弱，说明有耐受形成，需及时增加剂量，通常不采用缩短给药时间间隔的办法。

第二节　酒精所致精神障碍

随着经济和文化的快速发展，酒产量及人均消耗量日趋增高，由饮酒造成的各种危害、酒依赖住院率也随之增加。世界卫生组织指出，2002 年酒精的有害性已占疾病总负担的 4%，在部分发展中国家，其比例可高达 9.2%。目前酒精依赖患者的社会人口学特征为：以男性为主，男性饮酒量为女性的 13.4 倍；重体力劳动者为主；少数民族患者为主。有统计结果表明，酒依赖的患病率逐年上升；另外，饮酒低龄化趋势明显。过度饮酒可造成不同程度的躯体、心理、社会等多方面的损害，消化系统、神经系统等损害已明确，部分人格改变、性功能障碍、焦虑、抑郁等均有相关研究表明与酒精摄入相关，因饮酒所致的暴力、犯罪、外伤、残疾等情况所致的经济损失也已成为社会不可忽视的负担。与发达国家相比，尽管我国的人均饮酒量、酒相关问题发生率较低，但我国酒消耗量及与之相关的疾病却有明显的增加，应引起社会各界重视。

案例 3

病程 1　患者，男，40 岁，初中文化。因长期大量饮酒 10 余年，停饮后出现乱语、骂人、自语自笑，妄闻 4 天伴失眠于 2011 年 6 月 4 日第一次入院。患者 10 年前开始饮酒，量中等，能控制，期间表现正常。近三年开始酒量增加，500～1000ml/日，酒后睡觉，晨醒后乱语需继续饮酒。进食较差，体型消瘦，不能干活和料理生活。睡眠差，入睡困难。

病程2 4天前患者家人强制让其停饮，出现言语紊乱，骂人，自语自笑，耳闻人语，双手震颤，行走不稳，外出走失不知归家，后被家人寻回后强制就医。入院精神检查：意识模糊，被动接触，表情呆滞，交谈不合作，答非所问，不知所处，大声喊叫，双手不停地抓捏，自语自笑，凭空听到人语，对空说话，存在幻听、幻视及支配下的攻击行为。注意力涣散，情感反应不协调，意志活动减退，行为紊乱，无自知力。

病程3 近两年患者饮酒不分场次，醉酒次数增多，经常因醉酒误事，外出打工次数减少，酒后冲动损物伤人。经常怀疑妻子不忠，对其辱骂殴打，对家人冷淡，不关心家务。在家属劝说下曾自动戒酒，出现手抖身颤，乏力无神，曾凭空视物，饮酒后缓解，自行戒酒失败复饮。家属强制其戒酒，患者出现藏饮、偷饮行为，整日以酒为伴。被家属送住院戒酒3次，均诊断为使用酒精所致精神与行为障碍，给予地西泮替代治疗，并给予保肝、护心、抗谵妄治疗。出院后最长戒酒坚持3月开始复饮。

3天前患者停饮后出现意识模糊、谵妄，震颤抽搐、饮食与睡眠障碍，产生幻觉，凭空与人对话。肢体粗大震颤，步态不稳，共济失调。家属再次将其带至医院就诊。

案例分析

【问题一】病程1

1. 临床表现 患者临床表现为酒精依赖（酒精成瘾）。酒精是世界上应用最广泛的成瘾物质。酒瘾者主观意识到难以克制饮酒，包括难以控制开始与终止饮酒、控制酒量。案例中患者养成了刻板单调的规律性饮酒习惯，如果停酒会发生戒断综合征，于是需有意识地重复饮酒，以防止和解除戒断综合征，因此出现了在清晨饮酒（晨饮）的情况。

2. 护理评估

（1）评估患者一般情况：患者衣着整洁，意识模糊，日常生活需他人协助料理，睡眠差，入睡困难。二便正常。

（2）认知活动：患者引出明显幻听、幻视，凭空与人对骂。思维过程改变，表情呆滞，答非所问，无自知力。

（3）情感活动：患者注意力涣散，停饮酒后出现乱语、骂人、自语自笑，心理状态与周围环境不符。

（4）意志行为活动：意志活动减退，无法进行日常的生活劳动，形成刻板单调的规律性饮酒习惯。

3. 护理问题

（1）思维过程改变：与酒精过量中毒导致中枢神经系统受损、戒断反应有关。

（2）营养失调（低于机体需要量）：与消化系统功能障碍、缺乏食欲等有关。

（3）睡眠型态改变：与物质依赖所致欣快作用、行为模式异常或戒断症状有关。

（4）有外走的危险：与认知障碍、自控能力降低有关。

4. 护理措施

（1）生活护理：①饮食护理：给予易消化、营养丰富的饮食，鼓励患者多饮水。②睡眠护理：酒依赖患者在戒断后往往存在顽固性失眠，如不及时纠正，患者的注意力就会集中在躯体的不适感上。在药物调整基础上，鼓励患者白天参加各种工娱疗活动，减少卧床时间；改善睡眠的环境，睡前不宜太饿或太饱，不宜大量饮水；睡前避免剧烈运动、过度兴奋或其他刺激，放松心情。③个人卫生护理：做好晨、晚间护理，保持床单位整洁、干燥，清洁皮肤，防止卧床时间过长引发压力性损伤。

（2）症状护理：精神行为症状非药物治疗。创建良好的环境，避免嘈杂，以免刺激患者，尽可能固定房间及照护者，选择合适的交流方式，有原则地妥协，不要事事进行纠正，当患者出现情绪激动时可采用转移注意力的方式。防止患者在幻觉支配下发生冲动行为。

【问题二】病程 2

1. 临床表现 为酒精戒断综合征。戒断综合征指长期或大量饮酒过程中相对或绝对停酒的时候，产生的一系列精神与躯体症状。精神症状主要为内感性不适、焦虑、恐惧、抑郁，严重者有意识模糊、朦胧、谵妄，也可出现妄想、精神运动性兴奋。躯体症状主要为自主神经功能紊乱、震颤、抽搐，并可有性功能、饮食与睡眠障碍。恢复饮酒可避免戒断症状。这样的酒瘾者，常有长期或反复饮酒史，对酒精的渴求很强烈。戒断症状一般在戒酒后 8 小时内出现，24 ~ 72 小时达高峰，在此期间，应加强对患者戒断症状的观察及处理。

2. 护理评估

（1）评估患者目前的生命体征、躯体情况以及日常生活能力。

（2）评估患者症状，包括定向障碍、思维障碍、注意力障碍、意识障碍程度等。

（3）评估患者的精神异常行为、人格的改变等。

3. 护理问题

（1）感知觉紊乱：与酒精过量中毒导致中枢神经系统受损、戒断反应有关。

（2）思维过程改变：与酒精戒断反应有关。

（3）有跌倒的危险：与酒精戒断反应致行走不稳有关。

（4）有暴力行为的危险（对他人）：与精神症状如幻视、妄想有关。

（5）有外走的危险：与认知障碍、自控能力降低有关。

4. 护理措施

（1）生活护理：患者由于受精神症状的影响意志减退、行为紊乱，个人生活自理能力下降甚至丧失，可能不能表达自己的需求和不适，因此护理工作的重点是日常生活的照顾，满足患者合理的需求、正常的作息安排、娱乐活动，同时，培养患者生活自理能力，恢复自我照顾能力和社会功能。

（2）安全护理：一是要防范患者自行外出走失，二是预防患者跌倒。具体措施：①患者入院初期，因难以克制生理上的痛苦和心理上的依赖，有出院需求或外走想法，医护应密切观察患者的言行举止，分析掌握其心理活动，保证患者在院安全。②患者由专人照护，协助患者洗漱、活动、如厕，专人搀扶，保持病室安静整洁，地面清洁干燥，光线柔和，减少不必要刺激和干扰，保证患者充足睡眠，睡前避免过多饮水，减少起夜次数，若起夜，专人搀扶如厕，必要时床旁设置便器；③检查患者衣着，为患者提供舒适的衣物，避免衣服过于肥大，鞋子要合脚，鞋底要防滑。

（3）对症护理：精神行为症状非药物治疗：创建良好的环境，避免嘈杂，以免刺激患者，尽可能固定房间及照护者，选择合适的交流方式，有原则地妥协，不要事事进行纠正，当患者出现情绪激动时可采用转移注意力的方式。防止患者在幻觉支配下发生冲动行为。

（4）睡眠护理：建立有规律的活动及时间表，帮助患者养成良好的睡眠习惯和方式。

（5）健康教育：指导患者有效戒酒，养成健康的生活方式。

【问题三】病程 3

1. 症状识别　患者目前为饮酒戒断所致的一系列精神及躯体症状，表现为意识模糊、谵妄、震颤抽搐、饮食与睡眠障碍，随后进一步发展为短暂发作的震颤谵妄。震颤谵妄是一种短暂发作的中毒性意识障碍状态，通常在长期饮酒突然停酒、饮酒量显著减少或在躯体疾病后数日内出现。意识清晰度下降，产生错觉、幻觉或感知综合障碍。可有被害妄想或惊恐、激越行为。肢体粗大震颤、共济失调，可伴有发热、瞳孔扩大、心率增快等自主神经功能亢进症状。如不及时处理，可危及生命，恢复后对病中情况完全或部分遗忘。

2. 护理措施

（1）症状护理：患者有明显的幻觉及谵妄，在其谵妄幻觉状态支配下，可能出现兴奋躁动、表情恐怖、焦虑不安、行为紊乱等。此时应将患者安置在安静、舒适的单人房间内，卧床休息，加床栏，必要时给予保护性约束，陪护人员守护在患者身边以增加其安全感。震颤谵妄一般病情重且变化快，护理人员应密切观察并详细记录各项指标。待患者清醒后，护理人员还应指导患者如何控制情绪，鼓励患者用语言表达自己的感受及负性情绪而非攻击性行为，让患者多参加团体活动，减少冲动行为的发生。

（2）心理护理：心理护理应贯穿整个治疗过程，护士应和患者建立良好的护患关系，取得患者的信任。在患者入院初期，在症状支配下此类患者常表现为焦虑、紧张、恐惧，护理人员应采用引导、转移等方式让患者配合治疗。在患者意识恢复、症状改善后，向患者讲解症状来源及后果，鼓励患者在住院期间以良好的心态战胜疾病。同时护士还应做好家属的思想工作，从各方面给予支持、帮助和理解。酒精中毒性震颤谵妄患者起病急、进展快，切实做好患者谵妄期的各项护理工作，实施有效的心理护理，能最大限度地减少并发症的发生，实现戒酒成功的长远目标。

（3）健康教育：患者文化程度低，对酒精的危害性认识不足，尤其是对酒精引起的精神障碍相关知识缺乏，护理人员应采取各种方便理解的方式向患者及家属做好有关酒依赖、慢性酒精中毒等知识的宣传教育；同时，酒依赖的戒断症状有其牢固的心理依赖背景，因此，心理护理和健康教育是戒酒能否成功的关键，酒依赖患者家属的心理状况也是影响患者是否尽快康复及防止复饮的主要因素。要培养广泛兴趣，丰富生活内容，同时做好患者家属的健康教育工作，共同配合，巩固疗效。

【问题四】酒精所致精神障碍的类型

1. 酒精依赖（酒精成瘾） 酒瘾指反复饮酒引起的特殊心理状态，表现为对酒精的渴求和经常需要饮酒的强迫性体验，可连续或间断出现，停止饮酒常出现戒断症状，恢复饮酒则这类症状迅速消失，因此酒瘾是饮酒导致对酒精的精神或躯体依赖。酒瘾者为了谋求饮酒后的精神效应或避免停酒产生的戒断综合征，渴望饮酒或努力觅取酒。他们对酒精往往耐受性高，饮酒量大，为了饮酒常影响生活、工作、学习、社交、娱乐和兴趣。尽管清楚饮酒带来不良的躯体与心理社会后果，但仍饮用，且多次试图戒酒而失败。

2. 饮酒所致戒断综合征 戒断综合征指长期或大量饮酒过程中相

对或绝对停酒的时候，产生的一系列精神与躯体症状。精神症状主要为内感性不适、焦虑、恐惧、抑郁，严重者有意识模糊、朦胧、谵妄，也可出现妄想、精神运动性兴奋。躯体症状主要为自主神经功能紊乱、震颤、抽搐，并可有性功能、饮食与睡眠障碍。恢复饮酒可避免戒断症状。这样的酒瘾者，常有长期或反复饮酒史，对酒精的渴求很强烈。

3. 震颤谵妄　是一种短暂发作的中毒性意识障碍状态，通常在长期饮酒突然停酒、饮酒量显著减少或在躯体疾病后数日内出现。意识清晰度下降，产生错觉、幻觉或感知综合障碍。可有被害妄想或惊恐、激越行为。肢体粗大震颤、共济失调，可伴有发热、瞳孔扩大、心率增快等自主神经功能亢进症状。如不及时处理，可危及生命，恢复后对病中情况完全或部分遗忘。

4. 急性酒精中毒所致精神障碍

（1）单纯醉酒（普通醉酒状态）：为一次过量饮酒后出现的中毒状态。绝大多数醉酒状态属此种情况，系酒精直接作用于中枢神经系统所致。症状的轻重与血液中酒精的含量和代谢的速度密切相关。临床表现为：①意识清晰度下降或意识范围狭窄。例如嗜睡、昏睡，甚至昏迷。②情绪兴奋、言语动作增多、自制力减弱、易激惹、好发泄；或者行为轻佻、无事生非、不顾后果，类似轻躁狂状态；或者情绪抑郁、少语、悲泣。③有的患者可有眼球震颤、面部潮红、吐词不清、共济失调、步态不稳等。

（2）病理性醉酒：系酒精引起的特异质反应。多见于对酒精耐受性很低的人，往往在一次少量饮酒后突然发生，主要表现为意识障碍（如朦胧和谵妄）、紧张恐惧，或惊恐、极度兴奋、有攻击行为；病理性错觉，幻视或幻觉和被害妄想较为常见；可有痉挛发作；一般发作持续数小时至 24 小时，常以深睡结束发作，醒后对发作经过不能回忆。

（3）复杂性醉酒：通常是在脑器质性损害或严重脑功能障碍（如颅脑损伤、脑炎、癫痫、脑病史，或脑器质性损害症状和体征）或有影响酒精代谢的躯体疾病（如肝病）的基础上，对酒精的耐受性下降而出现急性酒精中毒反应。其饮酒量一般不大，但意识障碍明显，产生与病理性醉酒类似的症状，病程短暂，通常为数小时，发作缓解后对发作经过完全或部分遗忘。

5. 慢性酒精中毒所致精神障碍

（1）精神症状：指长期饮酒导致精神和躯体均明显受损，并严重影响社会功能。①慢性酒精中毒是导致自杀的重要因素，这类患者可有人格改变、性功能障碍和各种精神症状。②酒精中毒所致幻觉症，是长期饮酒引起的幻觉状态，多为幻听、幻视，后者常为原始性或各种小动物幻视。多在突然停饮或显著减少饮酒量后48小时之内发生，也可在持续饮酒的情况下出现。不伴有意识障碍、兴奋或自主神经功能亢进。可继发妄想以及相应的情绪障碍和冲动行为。病程数小时、数天或数周，一般不超过6个月。③酒精中毒所致妄想症，是长期饮酒引起的妄想状态。患者意识清晰，以嫉妒妄想或被害妄想较常见，常伴有相应的情感反应和行为，起病较慢，病程迁延。④酒精中毒所致脑病，是长期（一般5年以上）或大量饮酒引起的严重脑器质性综合征，表现为急性谵妄、记忆缺损、人格改变或痴呆。较常见的为Wernicke脑病，是指长期饮酒过程中，一次过量饮酒后突然发生谵妄、昏睡、肌肉抽搐、眼球麻痹、去大脑强直或昏迷，清醒后可转为以下两种综合征之一：一是柯萨可夫综合征（遗忘综合征），常在一次或多次震颤谵妄发作后发生，以记忆障碍（近记忆障碍显著，并有错构或虚构）为主，并可有欣快、幼稚、懒散、定向障碍等症状，严重者智能减退，并常伴有周围神经炎等症状和体征；二是酒精中毒性痴呆综合征，缓慢起病，有严重的人格改变、记忆减退、痴呆，患者的社会功能和生活自理能力减退或丧失。⑤人格改变，既可作为上述综合征的组成部分，也可单以人格改变为主要表现。

（2）躯体症状：慢性酒精中毒容易感染和发生脑外伤。常见神经系统损害为末梢神经病变、癫痫发作、共济失调、视神经萎缩和痴呆等。营养不足很常见，胆囊炎、胃炎、胃溃疡、心肌炎、肾硬化和肝硬化均可发生。酒精中毒性肝硬化是重要的死亡原因之一。长期饮酒可引起胎儿酒精综合征，表现为体重低、低智能和生长发育障碍。

【问题五】酒精依赖评估

采用《饮酒问卷》（详见附录）对患者酒精依赖程度进行评估，该患者为严重酒依赖患者，目前因断酒表现出一系列戒断症状：言语紊乱，骂人，自语自笑，耳闻人语，双手震颤，行走不稳，外出走失不知归家。双手不停地抓捏，自语自笑，凭空听到人语，对空说话，存在幻听、幻视及支配下的攻击行为。饮酒问卷得分为 39 分，提示患者目前酒依赖发展到了严重的程度。

【问题六】风险评估

1. 跌倒风险 采用《Morse 跌倒风险评估量表》评估患者跌倒风险，患者因饮酒常常步态欠稳，且处于幻觉状态，入院后进行静脉输液治疗。Morse 跌倒风险评估得分为 45 分，跌倒风险为高风险。

2. 攻击风险 采用《攻击风险因素评估表》评估患者攻击风险，患者存在幻听、幻视及支配下的主动攻击行为，攻击风险评估为Ⅳ级。

3. 外走风险 采用《外走危险因素筛查表》评估患者外走风险，患者有外走历史，由家属送医，且存在明显幻觉，对治疗亦不配合。外走风险评估得分为 11 分，外走风险极高。

4. 谵妄风险评估 采用《护理谵妄筛查量表（Nu－DESC）》。患者目前存在空间定向障碍，行为异常，言语交流异常，存在明显幻觉。谵妄风险评估得分为 7 分，提示患者有谵妄的风险。

知识扩展

酒精的药物代谢动力学

酒精代谢动力学指机体对酒精的作用，包括酒精在体内的吸收、分布、代谢与排泄。酒精（乙醇）易在小肠被吸收，在肝脏经乙醇脱氢酶氧化为乙醛，再经乙醛脱氢酶氧化为乙酸，最后氧化为二氧化碳和水。体内的酒精 90% 被氧化，10% 经呼吸与肾脏排泄。在以上代谢中，需要一些酶及辅酶的参加，产生了一些中间产物，如氢离子、丙酮酸、嘌呤类物质。临床上，我们常常可以见到在大量饮酒后，出现高乳酸血症、高尿酸血症（痛风发作）。长期大量饮酒使体内的脂肪氧化受阻，大量的脂肪酸以及中性的脂肪积蓄、堆积在肝脏内，形成脂肪肝、高脂血症、动脉硬化等，大量酒精能损害肝细胞，导致酒精性肝炎、肝硬化等。

酒精对个体的抑制程度与血液内酒精浓度的关系

慢性酒精中毒患者每日饮酒常超过150g纯酒精（约50度白酒300g，或15度葡萄酒1000g，或5%啤酒3000g）。当血中乙醇浓度达到50m/dl时可有欣快、话多；从50mg/dl到80mg/dl的过程，逐渐由兴奋转向抑制；血浓度达到150mg/dl为饮酒过量，到300mg/dl引起明显意识障碍，甚至死亡。WHO定义过量饮酒（酗酒）为一次饮酒超过12单位。1单位酒精约为10g，12单位酒精接近50度白酒250g。

思考题

一、A1型题（从以下5个备选答案中选出最佳的一项）

1. 以下哪种不属于酒精所致精神障碍（　　）

A. 幻觉症

B. 妄想症

C. 震颤谵妄

D. 类帕金森病

E. 急性酒精中毒

2. 心理依赖可以使患者产生（　　）

A. 抑郁　　B. 欣快　　C. 焦虑

D. 恐惧　　E. 愤怒

3. 在精神活性物质滥用和依赖中起到诱因作用的是（　　）

A. 遗传因素　　B. 个性问题　　C. 生物易感性

D. 心理因素　　E. 社会因素

4. 阿片类物质的药理作用是（　　）

A. 瞳孔扩大　　B. 情绪不稳　　C. 镇痛、镇静

D. 警觉增加　　E. 血压升高

5. 遗忘综合征的三大特征是（　　）

A. 谵妄、虚构、定向障碍

B. 幻觉、虚构、定向障碍

C. 谵妄、近记忆障碍、虚构

D. 近记忆障碍、虚构、定向障碍

E. 近记忆障碍、幻觉、定向障碍

6. 长期服用苯丙胺会出现哪些表现（　　）

A. 躯体依赖　　B. 躯体合并症　　C. 觉醒度减少

D. 暴力、攻击　　E. 自杀、自伤

7. 苯丙胺中毒出现躯体症状主要有（　　）

A. 代谢性酸中毒　　B. 代谢性碱中毒　　C. 肌腱反射亢进

D. 心肺功能损害　　E. 全尿路炎性损害

8. 酒精的代谢场所主要是在（　　）

A. 肾脏　　B. 肝脏　　C. 脾脏

D. 肺部　　E. 胃肠道

9. 酒精性幻觉、妄想症使用抗精神病药治疗需要注意的问题是（　　）

A. 长期服药　　B. 给小剂量　　C. 给大剂量

D. 需维持治疗　　E. 可使用镇静剂

10. 震颤是酒依赖者戒断的典型症状，常发生于断酒（　　）

A. 48 小时后　　B. 24 小时后　　C. 12 小时后

D. 1～2 小时后　　E. 7～8 小时后

11. 酒精依赖者神经系统特有症状是（　　）

A. 思维障碍　　B. 人格障碍　　C. 情绪障碍

D. 睡眠障碍　　E. 记忆障碍

12. 药物依赖是指个体对药物产生（　　）

A. 精神依赖　　B. 躯体依赖　　C. 耐受性增加

D. 耐受性降低　　E. 精神和躯体依赖

13. 阿片类物质戒断综合征出现的时间一般为停药后（　　）

A. 7 天　　B. 1～3 天　　C. 3～5 天

D. 3～4 小时　　E. 6～12 小时

14. 哪个药品停药后不会出现戒断反应（　　）

A. 大麻　　B. 古柯叶　　C. 哌替啶

D. 美沙酮　　E. 普鲁卡因胺

15. 酒精性妄想症的主要表现是（　　）

A. 在意识清晰下出现的谵妄

B. 在意识清晰下出现的嫉妒妄想

C. 在意识障碍下出现的嫉妒妄想

D. 在意识障碍下出现的谵妄

E. 在意识清晰下出现的思维中断

16. 单纯戒断症状使用苯二氮䓬类药物的注意事项是（　　）

A. 首次要足量，缓慢加药

B. 首次要小量，缓慢加药

C. 首次要足量，快速加药

D. 首次要小量，快速加药

E. 没有症状不用给药

17. 慢性酒精中毒的震颤谵妄的临床表现是（　　）

A. 停酒后缓慢出现的记忆障碍

B. 停酒后出现的急性精神症状群

C. 长期饮酒过程中出现的行为改变

D. 长期饮酒过程中出现的记忆障碍

E. 长期饮酒过程中出现的慢性精神症状群

18. 饮酒戒断多长时间出现癫痫样发作（　　）

A. 停饮 6～12 小时

B. 停饮 2～8 小时

C. 停饮 8～16 小时

D. 停饮 12～48 小时

E. 停饮 12～72 小时

19. 引起 Wernicke 主要因素是（　　）

A. 维生素 B_6 缺乏所致

B. 维生素 B_{12} 缺乏所致

C. 维生素 C 缺乏所致

D. 维生素 B_2 缺乏所致

E. 维生素 B_1 缺乏所致

20. 柯萨可夫综合征是下列哪种疾病的特有症状之一（　　）

A. 抑郁症　B. 酒精依赖　C. 慢性铅中毒
D. 精神分裂症　E. 一氧化碳中毒

二、A2 型题（根据以下病历，选出最佳的选项）

1. 患者，男，25 岁。有一天饮一两白酒后出现意识不清，怀疑同饮酒者欲加害于他，言语行为狂躁，将同饮者打伤，数分钟后进入酣睡，醒后对事件完全不能回忆，幼年受过脑外伤。该患者最可能的诊断是（　　）

A. 妄想　B. 遗忘综合征　C. 病理性醉酒
D. 单纯性醉酒　E. 脑外伤所致精神障碍

2. 患者，男，48 岁，因意识不清，话多凌乱，自诉能看见鬼怪入院。询问病史得知有长期饮酒史，患者的可能诊断是（　　）

A. 精神分裂症
B. 酒精中毒性痴呆
C. 情感性精神障碍
D. 酒精中毒幻想症
E. 酒精中毒性情感障碍

3. 患者，男，45 岁，由于工作紧张、焦虑，导致晚上不能正常入睡，时常用安眠药来帮助睡觉，可导致成瘾的药物是哪种（　　）

A. 氯丙嗪　B. 百忧解　C. 甲喹酮
D. 氯氮平　E. 氯普噻吨

4. 患者，男，31 岁，因失眠长期服药治疗，突然停药 12 小时后出现头痛、虚弱无力及肢体颤抖，所服药物最可能是（　　）

A. 巴比妥类　B. 苯丙胺类　C. 吩噻嗪类
D. 苯二氮䓬类　E. 三环类抗抑郁药

5. 患者，男，45 岁，有饮酒史 20 年，现每天饮黄酒 3 斤，目前存在嫉妒妄想。若予以戒酒治疗，可采取以下措施，除外（　　）

A. 行为治疗　B. 立即停酒　C. 补充维生素
D. 集体心理治疗　E. 小量抗精神病药

6. 患者，男，55 岁，有长期饮酒史，近期出现情绪低沉，想自杀，由家属送来急诊，当时呼吸有明显酒味。对有自杀意图的酒依赖者，最

合适的处理是（　　）

A. 立即住院治疗

B. 使用大剂量镇静

C. 每日心理治疗

D. 每日群体心理治疗

E. 耐心说服不要自杀

7. 患者，男，25 岁，系某大学的教师，平素不饮酒。在一次聚会时饮白酒三两后，摊在地上，此状最可能为（　　）

A. 记忆障碍　　B. 情感障碍　　C. 行为障碍

D. 急性精神障碍　　E. 急性酒精中毒

8. 患者，男，46 岁，长期使用阿片类药物。可能引起精神依赖性的表现是（　　）

A. 欣快感　　B. 精神障碍　　C. 戒断症状

D. 神经系统损害　　E. 渴求和强迫性觅药

9. 患者常年服用阿片类物质，其在体内平均代谢时间为（　　）

A. 1～2 小时　　B. 4～5 小时　　C. 8 小时以上

D. 24 小时　　E. 48 小时

10. 患者，男，45 岁，吸食海洛因 2 年，患者停药后戒断反应的急期常出现于停药后（　　）

A. 4～7 天　　B. 8～10 天　　C. 8～12 小时

D. 12～24 小时　　E. 48～72 小时

11. 患者，男，32 岁，每日饮酒约 200ml。参与酒精代谢的酶是（　　）

A. 脂肪分解酶　　B. 单胺氧化酶　　C. 乙醛脱氢酶

D. 核糖核酸酶　　E. 过氧化氢酶

12. 患者吸食的以下哪种物质，不属于毒品范畴（　　）

A. 酒精　　B. 大麻　　C. 可卡因

D. 兴奋剂　　E. 阿片类

13. 患者，男，42 岁，现使用纳曲酮治疗酒精所致精神障碍，下列说法正确的是（　　）

A. 与酒精同用可产生毒性反应

B. 用于治疗酒精依赖患者中毒症状

C. 用于治疗酒精依赖患者戒断症状

D. 用于维持治疗，可减少饮酒的天数

E. 使用 3 个月后停用，疗效可持续下去

14. 患者，男，43 岁，海洛因成瘾。关于患者的治疗措施以下哪种说法不正确（　　）

A. 家庭治疗有助于防止复吸

B. 冷火鸡疗法是戒毒的方法之一

C. 美沙酮替代治疗能帮助戒断毒瘾

D. 群体治疗有助于预防复吸，促进健康

E. 心理治疗是帮助戒毒的有效方法之一

15. 患者，男，45 岁，长期吸食毒品以后，情绪激昂冲动。停止复吸，戒断很久以后，仍容易出现幻听、幻觉、被害妄想等精神病性症状。该患者可能吸食的毒品为（　　）

A. 酒精　　B. 海洛因　　C. 麻醉类

D. 杜冷丁　　E. 苯丙胺（冰毒）

16. 患者，男，60 岁，戒酒后第 3 天出现言语混乱，不知道自己在哪，也不知道现在是白天还是黑夜，该患者最有可能的诊断为（　　）

A. 癔病　　B. 震颤谵妄　　C. 情感障碍

D. 假性痴呆　　E. 精神分裂症

17. 某酒精中毒出现谵妄患者，把给他打针的护士看成是日本 731 部队的军官手持利刃来解剖他，为此攻击护士。该患者的精神症状是（　　）

A. 错觉　　B. 幻觉　　C. 妄想

D. 认知障碍　　E. 感知综合障碍

18. 患者，男，55 岁，大量饮酒 10 余年，停止喝酒后 2 天出现走路不稳、四肢震颤，看到床上有鱼、虾在跳，分不清方向，判断不了时间。头颅 CT 无异常。该患者最可能的诊断是（　　）

A. 震颤谵妄

B. 酒精性痴呆

C. 精神分裂症

D. 癫痫所致精神障碍

E. 脑器质性精神障碍

19. 某患者意识清晰，有嗜酒史，智能相对良好，但有近事记忆障碍及言谈虚构倾向，该患者最可能是（　　）

A. 痴呆综合征

B. 谵妄综合征

C. 遗忘综合征

D. 酒中毒性妄想症

E. 酒中毒性幻觉症

20. 患者，男，67 岁，因剧烈癌痛使用阿片类药物进行镇痛治疗，应特别注意（　　）

A. 预防和治疗便秘

B. 预防和治疗幻觉

C. 预防和治疗嗜睡

D. 预防和治疗呼吸抑制

E. 预防和治疗恶心、呕吐

三、A3 型题（从以下选项中选出每道题最佳的答案）

（1 ~ 3 题共用题干）

某男，43 岁，不间断饮白酒史 20 年，有时清晨即饮酒，近 1 个月来出现失眠，无端怀疑妻子不忠，若其妻与异性交谈即发怒。自行停饮白酒后出现肢端震颤，意识障碍。

1. 该患者所患疾病考虑为（　　）

A. 抑郁症　　B. 人格障碍　　C. 精神分裂症

D. 酒精性妄想症　　E. 反应性精神障碍

2. 选择治疗方案最佳的是（　　）

A. 行为、心理治疗

B. 抗抑郁药物治疗

C. 长期口服精神病药物

D. 戒酒、适量抗精神药物

E. 脱离刺激环境，服用药物

3. 针对患者酒戒断后震颤谵妄应给予的护理措施是（　　）

A. 参加病房康复

B. 评估意识状态

C. 给予小剂量的酒

D. 72 小时出现症状

E. 给予相关的健康教育

（4～6 题共用题干）

患者，女，35 岁，在家属陪同下首次来院门诊，诉有胆囊结石史且反复疼痛，精神萎靡不振。反复追问病史发现其多年来一直使用止痛剂控制疼痛。

4. 该病例是使用什么药物造成的成瘾（　　）

A. 布洛芬　　B. 泰必利　　C. 哌替啶

D. 阿尼利定　　E. 索米痛片

5. 该药物成瘾会出现哪些依赖（　　）

A. 单独的精神依赖

B. 单独的躯体依赖

C. 药物耐受性增加

D. 精神依赖和躯体依赖

E. 情感依赖和躯体依赖

6. 针对该患者情况，可采用的治疗措施为（　　）

A. 继续服用成瘾药物

B. 无抽搐电休克治疗

C. 社会心理治疗

D. 生物反馈治疗

E. 抗精神病药物治疗

（7～9 题共用题干）患者袁某，在终止饮酒 2 天后，出现激越症状，凭空听到其他患者称他是同性恋，而意识清晰，定向力完整。

7. 患者出现的症状为（　　）

A. 焦虑障碍　　B. 震颤谵妄　　C. 药物中毒

D. 精神分裂症　　E. 酒精性幻觉症

8. 患者若出现严重的近记忆力障碍，遗忘、错构、虚构和定向力障碍则为（　　）

A. 老年性痴呆　　B. Wernick 脑病　　C. 精神发育迟滞

D. 刚赛尔综合征　　E. 柯萨柯夫综合征

9. 临床上应使用下列哪种药物缓解患者酒精依赖戒断症状（　　）

A. 能量合剂

B. 大剂量维生素

C. 新型抗抑郁剂

D. 苯二氮䓬类药物

E. 小剂量抗精神病药物

四、A4 型题（从以下选项中选出每道题最佳的答案）

（1～3 题共用题干）

某年轻女性，平时很少喝酒，即使喝酒每次量也很少。一次，她喝了一大杯白酒后立即出现脸红、恶心。请问：

1. 该女性可能是什么人种（　　）

A. 亚洲人　　B. 非洲人　　C. 高加索人

D. 西班牙人　　E. 美国本土人

2. 出现脸红、恶心是因为（　　）

A. 遗传性 P450 酶活性低

B. 遗传性乙醛脱氢酶活性低

C. 遗传性乙醇脱氢酶活性低

D. 是由于强烈的民族文化反对饮酒

E. 酒精与其他食物发生了某种特异反应

3. 若该女性继续饮酒致急性酒中毒，会出现哪种临床表现（　　）

A. 自杀行为　　B. 癫痫样发作　　C. 记忆障碍

D. 嫉妒妄想　　E. 冲动行为

（4～6 题共用题干）

患者，女，25 岁，近年来难以控制反复持续地服用一种药，药量不断增加，不服或减少服用量则感痛苦难忍，因而无法停服该种药物。

4. 该患者应考虑疾病是（　　）

A. 抑郁障碍　　B. 应激障碍　　C. 药物依赖
D. 精神分裂症　　E. 心因性精神障碍

5. 该患者目前处于（　　）

A. 强迫状态　　B. 焦虑状态　　C. 妄想状态
D. 心理依赖状态　　E. 意识障碍状态

6. 下列哪项是该药的特点（　　）

A. 该药对人体无伤害
B. 不会合并躯体并发症
C. 药物中毒不会出现谵妄
D. 不会出现药物不良反应
E. 精神依赖与躯体依赖同时出现

（7～9题共用题干）

患者，男，38岁，因吸毒被公安机关强制治疗。随后出现戒断症状，现采用美沙酮替代治疗。

7. 患者戒断症状的表现是（　　）

A. 停药后立即出现戒断
B. 出现戒断反应一般持续2天
C. 肌肉、骨头疼痛
D. 记忆力好，判断力增强
E. 精神病性症状

8. 美沙酮维持治疗不具有以下哪种效果（　　）

A. 改善总体健康
B. 减少毒品使用的依赖
C. 减少由于吸毒所致危害
D. 改善社会功能，增加就业
E. 摆脱对阿片类药物的依赖

9. 若该患者有物质滥用共病，则最有可能是（　　）

A. 心境恶劣

B. 焦虑障碍
C. 重性抑郁障碍
D. 其他物质滥用
E. 反社会人格障碍

参考答案

A1 型题

1. D 2. B 3. E 4. C 5. D 6. D 7. A 8. B 9. B 10. E 11. E 12. E 13. E 14. E 15. B 16. A 17. B 18. D 19. E 20. B

A2 型题

1. C 2. D 3. C 4. A 5. B 6. A 7. E 8. E 9. B 10. E 11. C 12. A 13. C 14. C 15. E 16. B 17. A 18. B 19. C 20. D

A3 型题

1. D 2. D 3. B 4. C 5. D 6. C 7. E 8. E 9. D

A4 型题

1. A 2. B 3. E 4. C 5. D 6. E 7. C 8. E 9. D

（杨波　邵静　钱志萍）

第七章　人格障碍的护理

人格障碍（personality disorder）是指在没有认知过程障碍或智力缺陷的情况下人格明显偏离正常，一般在少年或更早发现，直至晚年趋向缓和。常见的人格障碍包括冲动型人格障碍、边缘型人格障碍、反社会型人格障碍等。

第一节　冲动型人格障碍

冲动型人格障碍，又被称为“攻击型人格障碍、暴发型人格障碍”，是一种精神科疾病。冲动型人格障碍主要是指患者的人格特征与正常人相比出现偏差。患者的行为模式与正常人行为习惯存在差异，适应社会能力较差，社会功能受损程度各异，严重者甚至会与他人出现矛盾，产生激烈的冲突，对患者自身和社会都具有安全隐患。人格障碍通常发病较早，幼年发病率较高，在青少年期定型，患病时间可能为终身，具有恒定性和不易改变的特点。

案例 1

病程 1　患者，张某，女，34 岁，已婚。主诉：患者自幼情绪易激动，容易紧张、做噩梦。自诉原生家庭的成长父亲常年不在家，母亲是一个非常严格的人，经常会严厉地责罚孩子，与母亲关系疏离。两年前因婚姻受挫后该症状更为明显。

结婚期间，患者常因小事与丈夫争吵，摔东西，两句话不对就突然觉得自己像少了根筋，就要打人，打了以后很后悔。问起原因，患者回答：“谁对我不好，我就加倍还给他，我不管有什么结果，做了就不去想结果，想结果就不去做”。

病程 2　两年前，患者丈夫突然提出要和自己离婚，其丈夫说性格不合，不适合在一起生活，但患者怀疑丈夫有外遇并未同意离婚。自此张某每次发起脾气来更加控制不住自己。自诉孩子有一次不听话，打他屁股，把屁股都打黑了；还有一次孩子冲凉时哭闹，她用湿毛巾捂住他的口鼻直至青紫，家人发现后阻止才停下来，事后说当时气得恨不得把孩子折成两半。

病程3 患者常常无目的外走，到丈夫单位去找他，如果找不到，就紧张、心慌、拉肚子，还时常感到胸部憋闷、心口疼。有时，患者外出时故意撞拦路标志，撞了之后觉得心里痛快，脑子里也经常出现砸车的画面。患者痛苦万分，常常觉得活着没有意思。后来因昼夜不眠、紧张、焦虑，服用安眠药，3～4片/晚也无法入睡，经常凌晨2～3点就起床。患者警觉性增高，只要有一点声响，就心慌、惊跳，更加不能看到有关第三者的电视剧，看到就想砸电视。张某开始食欲减退，体重下降20斤。门诊以“冲动型人格障碍、抑郁症”收住院。

案例分析

【问题一】病程1

1. 病因 造成人格障碍的病因不明，主要由生物、心理、家庭、社会等多种原因引起。家庭和社会因素是影响该患者发病最主要的因素。家庭的不和谐、恶劣的社会环境以及不合理的社会制度等都是人格障碍形成的原因。患者的行为模式明显不同于正常人，具有适应不良的表现，社会功能不同程度地受损，严重者甚至会与他人出现隔阂，产生激烈的意见不合，对患者自身和社会都极为不安全。

2. 一般情况评估

（1）健康史：①评估患者现病史，如亲人去世，婚姻感情问题刺激；②熟悉原发疾病的进展情况及精神障碍的伴发情况；③评估家族中有无其他精神障碍患者；④熟知患者药物治疗的具体情况，如效果如何、有无不良反应等。

（2）生理状况：①评估患者的一般状况，包括患者生命体征、营养、进食、排泄、睡眠、大小便、皮肤、修饰、个人卫生是否正常；②患者意识状况，如清晰度、意识范围、意识内容、定向力等；③自理活动是否受限，步态及行走方式等。

（3）精神症状：①通过患者的谈话方式如语气、表情等评估其内心情感和认知。如仪态和行为方面是否奇装异服、行为怪异等；认知方面是否表现出气愤、不信任、病理性嫉妒观念、负罪感等。②是否运用防卫机制，对谈话的掌控欲望等。

（4）心理和社会功能：①在个人成长过程中是否遭受重大精神创伤，寻找可能与人格障碍有关的特定危险因素；②患者的人际关系情况，如患者有无亲密朋友，关系如何；患者婚姻和生育情况、对家人所持的态度；与朋友、同事、上司的关系如何；与他人发生冲突时如何处理；③躯体状况，评估患者躯体有无不适；是否有服用药物，药物有何帮助；是否吸烟、饮酒，量是多少；睡眠质量怎么样，睡眠有无障碍。

（5）辅助检查：评估实验室及其他辅助检查，如血尿常规、生化检查、脑电图检查、头部 MRI、脑脊液检查等检查指标是否正常。

【问题二】病程 2

1. 临床表现　此阶段患者以情感暴发，难以自制的冲动为特点。易与他人发生争吵与冲突，特别在冲动行为受阻或受批评时；有突发的愤怒和暴力倾向，对导致的冲动行为不能自控甚至会出现自杀、自伤行为。

2. 治疗原则

（1）确立冲动性人格障碍患者的治疗目标，应该是帮助其寻求一种与行为冲动情感不稳定的人格特征冲突较小的生活途径，减少给患者本人、亲人及他人带来的痛苦和伤害。

（2）认识到治疗的艰巨性和长期性。

（3）与冲动人格障碍患者建立良好的医患关系也很重要。

（4）重视心理治疗和社会治疗的作用，特别是家庭成员的介入不仅很有益处，而且十分必要。

3. 护理风险评估

（1）攻击风险：采用《攻击风险评估量表》，评估患者为Ⅳ级别，为高风险暴力。

（2）自杀风险：采用《护士用自杀风险评估量表》，患者得分为 11

分，为中度风险。

（3）施虐风险：采用《施虐倾向类型量表（VAST）》，评估得分95分，为重度施虐。

4. 护理问题

（1）焦虑：与内心空虚、过度紧张有关。

（2）有对他人施行暴力行为的危险：与不能控制冲动、充满敌意和情感不成熟有关。

（3）有对自己施行暴力行为的危险：与性情不稳定、易冲动及自我认识扭曲有关。

（4）有个人尊严受损的危险：与敏感多疑有关。

（5）社交功能障碍：与不能正确地自我评价和缺乏人际沟通技巧有关。

（6）营养失调：低于机体需要量。与生活自理能力差、情绪焦虑、食欲下降有关。

（7）自我认同紊乱：与缺乏自信有关。

5. 护理措施

（1）心理护理：医护人员要端正工作态度，不恶语相向，没有嫌恶表情，更不能出现害怕表情，以免向患者传递出错误信息，诱发患者不良情绪，尽量使患者处于一个相对平和、安宁的心理状态下。让患者产生被理解、尊重的感觉，缓解患者的不良情绪。

（2）实施更加严格的安全检查制度：定期检查病房内的设施，避免零件或部件丢失，并及时修理好。专人发放、专人保管危险物品，比如指甲剪、手工剪、理发刀，避免患者用于自伤和伤人。当患者出现伤人企图时，要镇静处理，通过言语安抚、疏导患者情绪或转移患者注意力使其放下物品，不可抢夺，以防问题加剧。此外，也可让患者信任的人劝说患者。如果伤人正在发生，可趁患者不备从侧面或背面制止，尽量避免正面制止。

（3）针对冲动行为的护理：冲动型人格障碍忍受挫折的能力非常低，草率行事，缺乏考虑，经常由冲动导致进攻及恐怖行为。护理人员要帮助患者探究诱导冲动的因素，讨论这些行为给自己及他人带来的危害及痛苦，或用其他方式代替冲动。

（4）保证患者充足的睡眠：要为患者营造一个安静、舒适的睡眠环境。护理人员还需帮助患者做好入睡前的准备，如洗漱干净、热水泡脚、关闭亮灯等，必要时给予镇静催眠剂。如出现睡眠规律颠倒的患者，白天应尽量让患者多活动，少卧床。

（5）焦虑、抑郁状态的护理：该患者已出现焦虑、抑郁等情绪甚至出现自杀的想法。对此，护理人员应密切关注患者的情绪变化，若发现患者情绪低落、语量减少或流露出悲观厌世的念头，则应提高警惕、陪伴患者，做好说服、疏导等心理护理工作，并请其家属有效进行配合。

【问题三】病程 3

此阶段患者不能看有关第三者的电视，不能听到有关第三者的话题等，并且存在警觉性增高的特征性表现，如入睡困难。凡有声响，即感到心慌、惊跳，同时合并抑郁、焦虑情绪，伴有胸闷、头痛等躯体症状，社会功能严重受损。

1. 护理问题

（1）营养失调：低于机体需要量。与生活自理能力差、情绪焦虑、食欲下降有关。

（2）自我认同紊乱：与缺乏自信有关。

2. 护理措施

（1）饮食护理：冲动型人格障碍患者应当从饮食当中避开某些易感因素，如咖啡因、酒精等，同时应避免进食辣椒、大蒜等辛辣刺激性食物，从而避免身体对外界的刺激做出应激反应，同时养成良好的饮食习惯，保持均衡的营养，有助于患者体力和精力的恢复。

（2）家庭支持：患者在发病时常常因为某件小事而出现暴怒和攻击行为，家庭成员要避免与患者争吵对峙，要耐心地劝导患者，尤其是在能够解决个体问题的心理治疗方面，家庭成员如果能够参与，效果会更好。

【问题四】施虐风险评估

患者经常与丈夫争吵甚至打人，发脾气不能控制自己，伤害孩子，外出时撞栏杆，脑子中经常出现砸车的画面等，采用《施虐倾向类型量表（VAST)》（详见附录)，评估得分95分，为重度施虐。对于存在施虐风险的患者可采取以下护理措施。

（1）评估患者心理活动及对应激事件的反应模式。

（2）加强病房安全管理，清除危险物品，避免将同类患者与其安置在同一间病室。

（3）告知其医院及科室的规章制度，以增强其自控能力，防止发生冲动行为。

（4）识别施虐前兆，保证相当数量的工作人员，以便展示力量，起到暗示患者克制自己行为的目的，当无其他可替代方式阻止患者施虐行为时，必要时采取医学保护性约束或隔离。

案例2

患者，李某，男，28岁，未婚。一年前与现在女朋友一见钟情，确立恋爱关系，数月前，因女朋友与其他男同事说话被他见到，便开始大发雷霆，不听女友解释，殴打女友。几天后，非常后悔，请求女友原谅，下跪忏悔。家属称自从其幼时上学期间，乐于助人，但稍微遇到不如意便与同学争吵，无法克制。

案例分析

【问题五】冲动型人格障碍的行为特点

该患者情感不稳定，易发怒，难以自控，发作后对自己行为后悔不已，但不能防止再次发生，人际关系不稳定，没有持久的朋友，情绪激动时甚至出现攻击行为。患者起病较早，与人的生理因素及童年创伤体验有关。

冲动型人格障碍的患者男性多于女性，以难以自控的冲动、情感暴发为临床特点，做事缺乏计划，自控能力差，易激惹，常因小事与人发生冲突甚至攻击他人或存在自伤自杀行为。

【问题六】人格障碍分类

根据《美国精神障碍诊断与统计手册》（第4版）（DSM－Ⅳ）和

国际疾病分类（ICD－10）将人格障碍分为以下类型。

DSM－Ⅳ		ICD－10
A组人格障碍（古怪型）	偏执型人格障碍	偏执型人格障碍
	分裂样人格障碍	分裂样人格障碍
	分裂样人格障碍	反社会型人格障碍
B组人格障碍（戏剧型）	反社会型人格障碍	冲动型人格障碍
	边缘型人格障碍	表演型人格障碍
	表演型人格障碍	强迫型人格障碍
	自恋型人格障碍	焦虑型人格障碍
C组人格障碍	回避型人格障碍	依赖型人格障碍
	依赖型人格障碍	自恋型人格障碍
	强迫型人格障碍	不成熟型人格障碍

第二节　边缘型人格障碍

边缘型人格障碍是一种复杂而严重的精神疾病，主要以情绪、人际关系、自我形象、行为不稳定为特征，情感变化无规律，并且伴随着多种冲动行为，亦称之为“情绪不稳定型人格障碍”。患者群中约3%的人为终身患者，在精神科门诊及住院患者中分别占10%～15%和20%，其中少部分患者具有高自杀率，自杀率是常人的50倍及以上。边缘型人格障碍不仅影响患者本人，而且会给其周围人甚至社会正常的生活和发展带来影响。

案例3

病程1　宋某，女，23岁，单身，独女，某公司秘书，因有自杀、自残倾向多次被送到医院急诊室诊治，家里人从小对其过度溺爱及保护。这次入院是因为她又用玻璃碎片割伤自己的双腕、双踝部，出血较多。其诱因是由于刚刚从继续教育学院毕业，学习和工作压力过大。

病程2　宋某入院时，对所有的护理人员态度都非常友好，对护理人员给予她的帮助表示非常感谢，经常微笑地称护士是“白衣天使”。3~4天后，突然对多数她接触过的护理人员感到非常的愤怒，要求重新派护士照顾她，并说“我恨原来照顾我的护士”。

病程3 宋某有严重的酗酒习惯，经常偷偷地将酒带入病房。该患者经常违反医院的规章制度，并且请求护理人员原谅，如果护理人员不满足她，她就威胁要割腕。当护理人员问她：“你为什么要伤害自己?”她哭着说：“我太累了!”她经常感到紧张、焦虑不安，并向护士索要抗焦虑药，当护士问她都什么时候感到焦虑不安，她说：“我不知道，我内心相当的空虚。”经常无所事事，在走廊里来回地踱步，看起来很生气的样子。

临床诊断 边缘型人格障碍。

案例分析

【问题一】病程1

1. 病因 导致边缘型人格障碍的发病原因十分复杂，机制尚不明确。人格是主要的影响因素，若不能得到及时治疗，有抑郁症患者背景的家庭中患者易发展成边缘型人格障碍。脑神经病理学因素及生化因素和心理社会因素也是其发病的重要因素。

（1）遗传因素：边缘性人格障碍具有家族遗传性，除其本人外，患者家庭中也有较多患有心理障碍的亲属。智力、气质等因素是遗传对人格影响的外在表现；而后天环境对性格、信念、信仰、价值观等相关因素可能影响更大。

（2）脑神经病理学：边缘性人格障碍患者精神影像学研究显示，脑结构功能不良，患者海马和杏仁核容积减小，或者仅杏仁核容积缩小。

（3）生化因素：5－羟色胺与攻击行为、冲动行为相关，而乙酰胆碱抑制剂可能介入到边缘型人格障碍的情感不稳定特质。

（4）心理社会因素：幼年经历过性虐待、精神虐待、分离、情感忽视、过度保护等情感创伤的人群往往发病率更高。

2. 护理评估

（1）健康史：①评估患者的现病史，如有无脑血管病、颅内感染、脑外伤、脑肿瘤、癫痫、脑寄生虫病史；②熟悉原发疾病的进展情况及精神障碍的伴发情况，评估患者的生长发育史；③评估家族中有无其他精神障碍患者；④熟知患者药物治疗的具体情况，如效果如何、有无不良反应等。

（2）生理功能：患者的一般状况、意识状况无特殊改变。因为人格障碍以心理和行为问题为主，很少出现生理症状。但人格障碍与其他疾病同时出现时，也可出现生理症状。

（3）精神症状：①评估患者有无定向力障碍或自知力缺损；②有无感知觉过敏或减退，有无错觉及幻觉等；③有无记忆力的减退，如对时间、地点、人名能否记忆，对新近发生的事情是否容易遗忘，有无错构、虚构；④评估计算能力是否受损，智能障碍程度；⑤有无思维障碍，如幻觉、妄想等；⑥患者人格是否有明显改变；⑦情感活动和行为是否异常，如情绪的波动、激惹、欣快、焦虑、抑郁、睡眠障碍等。

（4）心理和社会功能：①评估患者的个性特征、兴趣爱好、生活方式、学习、工作、社交能力，对自身患病的态度，病前有无发生严重的生活事件，患者的反应如何；②评估患者家庭经济状况及支持系统，家属的护理能力和照顾患者的意愿，家属情绪状况等；③评估患者社会功能，如职业、工作环境、社区防治机构的具体情况等。

（5）辅助检查：①实验室检查：体格检查及实验检查无异常发现。②脑电图检查：可有50%受检者常有慢波出现，与儿童脑电图近似；攻击性人格障碍患者的睡眠脑电图颞叶常有阵发性6～14次/秒高波幅脑波。

【问题二】病程2

1. 临床表现　边缘型人格障碍属于情感脆弱型人格障碍，以内心易动摇、习惯依赖他人、性格情绪多变、人际沟通不畅、抗压能力较弱为特点。

（1）不稳定性情感：患者情绪活动不稳定，有情绪低落、焦虑、抗压力弱、人际关系不和谐、自卑等特点。

（2）人际关系不稳定：患者在自我形象、性定位、长期目标、职业的选择、交友、期待别人如何评价自己等方面具有不确定性，患者对事物的评判标准极端，是典型的完美主义者，常在工作和生活中有操纵别人的想法。

2. 护理问题

（1）有对自己及他人施行暴力行为的危险：与性情不稳定、易偏激及自我认识扭曲有关。

（2）有个人尊严受损的危险：与敏感多疑有关。

（3）自我认同紊乱：与缺乏自信有关。

（4）社交功能障碍：与不能正确地自我评价和缺乏人际沟通技巧有关。

3. 护理措施

（1）针对冲动行为的护理：受挫能力低、草率、轻浮、做事无计划、遇事易冲动是边缘型人格障碍患者的部分表现。要使患者自身意识到自身行为的错误就需护理人员帮助患者探究引发冲动的因素，以更易使患者接受的方式告知他们的行为给周围人带来的危害，或提供给患者一种全新的替代冲动的方式。

（2）针对进攻行为的护理：进攻是指任何语言的或非语言的、现实的或潜在针对他人或事物凌辱的一种行为。经常在不良情绪没有及时关注和疏导的情况下产生。因此护理人员应帮助患者找出诱发进攻的危险因素，鼓励患者用语言表达愤怒、挫败的情绪来代替进攻行为。还要帮助患者找到解决问题的技巧和方法来应对不良心理。如果患者发生伤人、自伤的危险行为，护士应通过简单有力的语言告诉患者该行为的后果，从而制止患者不良行为的发生。如以上方法均不奏效，必要时应对其进行隔离和约束。

（3）心理护理：护士应了解与开导患者，同时给予适当的心理行为治疗方法。辩证行为疗法（DBT）是新型认知行为疗法。主要是以生物理论和辩证法为理论基础，同时整合认知行为、精神动力等多种疗法。DBT 通过使患者了解并接受该疾病并愿意听从医护治疗安排与管理来改变患者行为和管理的不良情绪。DBT 的治疗模式主要有四种：个体心理治疗、团体技能训练、电话指导、治疗师团队协商会议。目前，DBT 不只用于边缘型人格障碍的门诊治疗，在住院治疗中也能得到有效应用。

【问题三】病程3

1. 临床表现

（1）自伤行为：患者对自己评价过低，独立思考能力不强，因此依赖他人，总是担心被人抛弃。总希望能够得到他人的帮助，当低于自己预估的结果时，表现为情绪不稳定。为了发泄心中的不满情绪，患者经常采用自伤或自杀的行为对他人进行威胁。

（2）生活层次低：患者内心长时间无充实感，经常出现在酒吧等场所酗酒或吸毒，企图用酒精和尼古丁麻醉自己来逃避现实，减轻现实生活中焦虑的情绪。性生活混乱，性伴侣不固定。生活中挥霍钱财，花钱却无计划性，随意性较强，甚至工作中有偷盗或通过不正当的手段谋取私利甚至接受贿赂等行为。

2. 精神科护理风险评估

（1）自杀风险：采用《自杀意念量表》评估患者的自杀风险，自杀风险较高。

（2）外走风险：采用《外走危险因素筛查表》评估患者外走风险，风险等级为高风险。

（3）攻击风险：采用《攻击风险评估量表》，评估患者为Ⅳ级别，为高风险。

3. 护理问题

（1）焦虑：与内心空虚、自尊心低下和过度紧张有关。

（2）个人调适不良：与缺乏信任感、自私及操纵行为有关。

（3）有对自己施行暴力行为的危险：与性情不稳定、易偏激及自我认识扭曲有关。

4. 护理措施

（1）安全护理：提供舒适、整洁的环境，保证患者用药安全，避免强声、光等刺激，稳定患者紧张、焦虑情绪。对于有自杀史的患者应加强查房巡视，重点关注其情绪变化，必要时护理人员对其进行专人护理。

（2）针对自杀行为的护理：自杀行为是边缘型人格障碍患者的一种常见不良行为，护理人员在对患者进行治疗前应先对其以往的自我伤害行为史进行评估，了解患者自杀自残行为的意图，然后帮助患者回忆出现自杀想法时的场景，梳理清楚患者的人际关系网图。在护理人员交班中对患者的行为进行细致跟踪，医护人员应努力走进患者的内心与患者共情从而有助于进行合理疏导。

（3）建立治疗性信任关系：护理人员应与患者建立良好的护患关系，充分理解患者，并帮助患者找出影响人际关系的原因。随着护患关系的密切，护理人员应教给患者一些必要的社会交流技巧，以便使患者能够扩大自身与外界的接触，参与必要的活动。护理人员一定要时刻检查自己的情绪，即使患者使你气愤时，也要以和蔼友善的态度对待患者，当患者感到能跟你愉快相处时，会敞开心扉，多疑也会相应地减少。

案例4

患者，女性，26岁，酒吧服务员，未婚，因“情绪欠平稳，反复消极自伤10年”入院治疗。患者16岁时男友提出分手后情绪欠佳，哭泣，用针刺自己等，苦苦哀求男友回心转意未果后有割腕行为，因出血量较大至当地医院住院治疗，具体不详。患者出院后表现情绪波动大，急躁易怒，难以自控，常为小事与家人、同学大发脾气，发生冲突后无明显诱因时有自伤行为，多为用针刺伤自己，用刀划手臂。患者自觉仍难以忍受压力，甚至有时会伴有明显头痛或胃痛，每次自伤后不良情绪及躯体不适症状会有所缓解，称“看到温热的血流出感觉自己是活着的”。家人和同学都感到患者喜怒无常渐明显，发脾气时患者有扔砸东西行为，经常发现患者手臂有新鲜伤口。患者来京打工，在工作场所常与顾客、同事发生争吵，因此频繁更换工作。三年前，患者与男友同居，病情较前有所平稳，消极自伤行为有所减少，去年同居男友要出国定居，患者劝说无效自觉情绪低落，喝醉酒后用刀割伤前臂，男友表示暂缓出国计划后情绪稍微平缓。

临床诊断 边缘型人格障碍。

案例分析

1. 临床表现 患者多次因与男朋友分手而情绪崩溃，难以自控，反复出现自伤的行为，边缘型人格障碍患者常常处于真实或自己想象出来的被抛弃的恐惧中，患者对于抛弃非常敏感，但是情绪控制及挫折承受能力较差，从而引发焦虑情绪，大多数边缘型人格障碍患者都曾经出现过自杀自伤行为，人际关系不稳定，患者在治疗上不配合，治疗难度大。

2. 护理评估

（1）自杀自伤风险：患者多次用刀划伤自己，用《护士用自杀风险评估量表（NGASR）》评估患者的自杀风险，患者有绝望感、人际关系不良，最近有负性生活事件，有过自杀未遂史等，患者得分为15分，高度自杀风险。

（2）暴力风险：采用《攻击风险因素评估表》评估患者攻击风险。患者风险等级为I级，低风险。

（3）心理行为评估：边缘型人格障碍患者需评估有无性情不稳定及承受压力无能特点。

3. 护理措施

（1）安全护理：经评估该患者处于自杀高风险，住院期间做到每日评估自杀风险，做好安全检查，尽最大化减少不安因素的存在，将患者安置于重症监护室，保证患者活动于护士视线范围内，做好安全巡视，夜间重点观察患者睡眠情况，并做好交接班工作。

（2）心理护理：与患者建立信任的治疗关系，关心患者，及时沟通，了解其思想动态及心理活动，做好心理护理，可尝试与患者签署预防自杀的协议。

（3）生活护理：观察患者既往的伤口，防止发生感染，在实施医学保护性约束过程中，应对伤口进行保护，避免在伤口处约束。鼓励患者参与有意义的活动，调动社会支持系统，为疾病康复奠定基础。

【问题四】人格障碍患者的治疗

人格障碍患者的治疗主要采用心理治疗合并药物治疗的方式，帮助患者进行人格重建，帮助患者逐渐适应社会。心理治疗需要了解患者的病情、成长经历、家庭环境、社会支持等情况，当患者出现精神病性症状时，可服用低剂量的氯氮平、利培酮等药物；情绪不稳时，可服用情感稳定剂、抗抑郁药物等。合理的健康宣教及训练对患者康复也是有益的。

第三节 反社会型人格障碍

反社会型人格障碍又称无情型人格障碍，对他人基本权益的广泛忽视或故意侵害是其典型特征，是对社会影响最严重的类型。

案例 5

患者，男性，18 岁，未婚，待业，从小跟随爷爷奶奶长大，一直被溺爱，性格固执，经常与同学打架，辱骂老师，在上中学期间因为表现太差，被劝退回家，在家不服管教，与家长对打，多次偷盗邻居的财物，曾被收审，聚众赌博，打架斗殴，几个月前因用棍棒毒打他人，导致被打之人肋骨多处骨折，被公安机关逮捕。

案例分析

【问题一】病程

1. 临床表现 该患者临床表现为冷漠无情，无视社会道德规范、准则、义务，缺乏负罪感，与人难以建立长久的人际关系，易激惹，伤害他人时缺乏内疚感，符合反社会型人格障碍特征。

2. 护理评估 采用《攻击风险因素评估表》评估患者攻击风险。患者风险等级为Ⅳ级，高风险。

3. 护理措施 与患者建立良好的信任关系，鼓励患者表达内心感受，指导患者以一种自己和他人都满意的方式参加日常活动，帮助患者探究诱发冲动的因素，讨论这些行为给自己及他人带来的危害及痛苦，了解患者心理活动及潜意识动机，观察患者对应激、冲动所使用的模式，鼓励患者用语言表达感受，发泄挫败感，加强病房管理，确保危险物品不带进病房，必要时对患者进行医学保护性约束或隔离，为患者家属进行适合的健康教育。

【问题二】反社会型人格障碍的特征

1. 高度攻击性 情感肤浅且冷酷，脾气暴躁，自我控制不良，对人不坦率，缺乏责任感，与人格格不入。

2. 无羞愧感　缺乏良知，对自己的人格障碍缺陷缺乏觉知，缺乏悔恨与羞愧，不能吸取经验教训。

3. 行为无计划　行为大多受偶然动机情绪冲动或本能愿望所驱使，缺乏计划性。

4. 社会适应不良　对自己的人格缺陷缺乏自知力，不能从经验中取得教益，呈现一种持久的社会适应不良。

【问题三】患者家属的健康指导

对家属进行相关疾病知识的宣教，使家属认识到家庭环境及家庭人际关系对患者疾病产生和发展所产生的影响，调整自己的心态及情绪，使患者始终感受到自己被家人所接受，家人不接受的只是患者不恰当的行为，指导家属学会识别疾病症状的方法，督促并协助患者及时纠正异常行为。

【问题四】反社会型人格护理评价

反社会型人格的患者行为转变非常缓慢，如果某一目标不能在短期内完成，应从家庭、社区、社会和法律系统多方面安排长远目标。出院指征包括：①患者能控制冲动行为；②患者能与其他人建立信任关系；③患者或其家庭能主动参与或支持治疗；④患者能及时识别自己的焦虑情绪，并加以控制。

知识扩展

边缘型人格障碍是迄今为止最为普遍的一种人格障碍类型，同时也是争议不断的一种疾病。DSM－Ⅳ于1994年正式确立了边缘型人格障碍的九条诊断标准并沿用至今。边缘型人格障碍患者常常伴有严重的精神问题（比如厌食、酗酒、药物滥用、抑郁以及自杀等），通过各种治疗研究的深入发展，可以帮助患者改善边缘化症状。同时边缘型人格障碍涉及到很多关键性的社会问题（如儿童虐待、亲子关系异常、核心家庭的冲突、离婚、女性角色的改变等），使越来越多的心理学家将研究视角投射到该疾病当中，期望从中更好地探讨当代社会的心理环境特征。目前针对边缘型人格障碍的治疗还存在很多困难，患者在治疗中常表现出某种程度的阻抗，且容易中途退出治疗。这将削弱疗程较长的心理动力性治疗的效果。目前已经有一些研究致力于缩短治疗进程。如 Igor Weinberg 的手册辅助治疗，只需 3 天的治疗即可明显地减少患者的自杀自伤行为，并且效果可以持续 6 个月以上。还有一些研究进行了团体治疗的尝试，这些都预示着边缘型人格障碍治疗的发展趋势。另外，有一些研究者如 Bateman 和 Fonagy 开始使用基于“心理化（mentalisation－based）”的治疗，即使用心理分析的方法来增进患者对环境以及他人的理解。

思考题

一、A1 型题（从以下 5 个备选答案中选出最佳的一项）

1. 关于人格障碍的治疗，以下说法正确的是（　　）

A. 治疗效果较好

B. 不需要服药治疗

C. 直接改变不良行为模式

D. 抗精神药物有可能改变人格结构

E. 具有攻击行为的给予少量心境稳定剂

2. 以下有关人格障碍的说法正确的是（　　）

A. 一般始于成年时期

B. 精神分裂症缓解不全可遗留人格障碍

C. 其症状程度随年龄的增长会越来越重

D. 始于童年时期，会持续到成年乃至终生

E. 在遭受严重的生活事件之后个性偏离正常

3. 早年起病，明显偏离正常且根深蒂固的行为方式是（　　）

A. 人格障碍　　B. 人格改变　　C. 适应障碍

D. 心境恶劣　　E. 精神分裂症

4. 按 DSM－IV 分类，下面属于情感强烈而不稳定的人格障碍是（　　）

A. 偏执型人格障碍

B. 回避型人格障碍

C. 边缘型人格障碍

D. 反社会型人格障碍

E. 被动攻击型人格障碍

5. 常有不考虑后果的行为倾向，容易暴怒、不能控制行为的暴发属于下列哪种人格障碍（　　）

A. 反社会型人格障碍

B. 分裂样人格障碍

C. 强迫型人格障碍

D. 冲动型人格障碍

E. 表演型人格障碍

6. 人际关系强烈而时好时坏，几乎没有持久的朋友属于哪种人障碍（　　）

A. 强迫型人格障碍

B. 焦虑型人格障碍

C. 边缘型人格障碍

D. 依赖型人格障碍

E. 社交紊乱型人格障碍

7. 人格障碍与神经症的鉴别要点是（　　）

A. 两者均与遗传无关

B. 两者均属重性精神病

C. 两者均有幻觉妄想

D. 前者社会适应不良，后者适应良好

E. 前者有攻击或侵犯行为，后者有较好疗效

8. 与违法犯罪关系最为密切的人格障碍是（　　）

A. 偏执型人格障碍

B. 强迫型人格障碍

C. 边缘型人格障碍

D. 分裂型人格障碍

E. 反社会型人格障碍

9. 人格障碍通常始于（　　）

A. 胚胎期　　B. 婴儿期　　C. 童年期

D. 成年期　　E. 青少年期

10. 当一人表现为具有极不稳定的情绪、行为和自我形象等，此人较大可能地患何种类型的人格障碍（　　）

A. 反社会型人格障碍

B. 偏执型人格障碍

C. 强迫型人格障碍

D. 边缘型人格障碍

E. 分裂型人格障碍

11. 有关人格障碍的说法，下列哪项较妥当（　　）

A. 人格障碍就是一种精神病

B. 人格障碍患者社会适应良好

C. 患者一般能应付日常工作和生活

D. 人格障碍患者有强烈的求治愿望

E. 人格障碍患者具有较好的治疗效果

12. 当一位边缘型人格障碍者表扬他的护士说："你是这里最好的护士"时，这位护士应该（　　）

A. 接受其表扬

B. 感谢其好意

C. 保持客观的态度

D. 批评其错误思维

E. 拒绝同其继续交流

13. 边缘型人格障碍患者的哪种行为特点提示医护人员要经常开会讨论该病例（　　）

A. 生活自理能力差

B. 对自残行为的解释

C. 不能获得真实的情感

D. 挑拨医护人员的关系

E. 对压力不能适应和调节

14. 情绪高度不稳定，极易产生兴奋和冲动是下列哪种人格障碍的特点（　　）

A. 偏执型人格障碍

B. 强迫型人格障碍

C. 边缘型人格障碍

D. 分裂型人格障碍

E. 冲动型人格障碍

15. 以下有关人格障碍的说法正确的是（　　）

A. 人格障碍有明确的起病时间

B. 人格障碍一般始于中年时期

C. 人格障碍其症状程度在成年后有所减轻

D. 人格障碍可能是精神疾病发生的因素之一

E. 人格障碍均是成年后的心理社会应激所致

16. 人格障碍与情感障碍的比较（　　）

A. 两者均与遗传无关

B. 两者均属重性精神病

C. 前者无精神病性症状，后者多有幻觉、妄想

D. 前者存在一生的社会适应能力不良；后者社会适应能力良好

E. 前者从小就易激惹，有攻击行为；后者有起病时间，疗效较好

17. 往往在青少年期（18 岁前）即出现品行障碍的人格障碍类型是（　　）

A. 分裂样人格障碍

B. 边缘型人格障碍

C. 强迫型人格障碍

D. 偏执型人格障碍

E. 反社会型人格障碍

18. 表演型人格障碍的特点是（　　）

A. 一贯感到紧张、提心吊胆、不安全及自卑

B. 情感爆发，伴明显行为冲动，事后常后悔

C. 爱幻想，以自我为中心，暗示性强，依赖性强

D. 凡事要求完美，谨小慎微，做事犹豫不决

E. 情感冷漠无情，无视社会道德规范、制度

19. 发病率女性高于男性的人格障碍有（　　）

A. 冲动型人格障碍

B. 强迫型人格障碍

C. 偏执型人格障碍

D. 表演型人格障碍

E. 反社会人格障碍

20. 患者总是严肃认真、固执、猜疑、敏感，应属于下列哪种人格障碍（　　）

A. 焦虑型人格障碍

B. 强迫型人格障碍

C. 偏执型人格障碍

D. 分裂样人格障碍

E. 冲动型人格障碍

二、A2 型题（根据以下病历，选出最佳的选项）

1. 杨某，女，22 岁，被诊断为边缘型人格障碍。杨某曾多次因割伤自己的前臂而入院，这次接收杨某入院的护士对她的经历很同情，精心地照顾她，杨某也非常喜欢这位护士，愿意将自己的经历向这位护士诉说。一周后，杨某突然对这位护士说“你过去对我很好，我喜欢你，但现在我恨你”。针对患者的愤怒，护士可评估该患者的行为是（　　）

A. 操纵　　B. 否定　　C. 恐惧

D. 自然反应　　E. 分裂和操纵

2. 患者，男，27 岁。既往性格倔犟、固执、易发脾气。中学时学习成绩相当好，总觉得同学嫉妒他的才能，总是用一种异常的目光看他。经常顶撞班主任，总觉得班主任的想法经常是错误的。对其他人，包括班里同学甚至自己的父亲，不管他们做什么，说什么话，都从心里怀疑。工作中被调离机关到一个下属公司当了一名普通工作人员。患者就断定有人搞鬼，多次给上级部门写信控告。妻子说他有病，便认为她变心了，怀疑妻子作风问题。因为人际关系不佳，纠纷较多，家属带来就诊。此患者最可能的诊断是（　　）

A. 反社会型人格障碍

B. 冲动型人格障碍

C. 回避型人格障碍

D. 偏执型人格障碍

E. 表演型人格障碍

3. 患者，男，21 岁。自小就不听管教，欺负同学，旷课，敲诈勒索小学生，被小学生家长举报受到学校警告处分。初中毕业后到某中专学习，经常旷课，不参加考试，在学生宿舍里经常欺负农村来的同学，曾邀约同伙到学校“教训”不服他管教的两个学生。读中专一年后自动退学。楼上邻居曾指责他不该深夜唱卡拉 OK，他便于次日深夜将干粉灭火剂喷洒于该邻居的大门上。其母因子宫肌瘤手术住院，他不曾到医院探视，最近一年沉溺于网吧，多次赖账和老板发生冲突并打伤老板。对于此型人格障碍的治疗正确的是（　　）

A. 批评教育

B. MECT 治疗

C. 使用抗精神药物治疗

D. 可以用少量情绪稳定剂

E. 帮助患者建立良好的行为模式

4. 患者，男，30 岁，已婚。待人冷淡，没有愉快感，妻儿病了不管，家里来了客人也不热情，不愿意和别人交往，没有亲密的朋友，喜欢独来独往，还常有奇特的幻想。5 岁时父母离异。患者对婚姻没有需求，在母亲百般催促下结婚。此患者的个性特征可能开始于（　　）

A. 2 年前　　B. 18 岁后　　C. 成年期

D. 3 个月前　　E. 童年或青少年

5. 患者，男，30 岁，已婚。待人冷淡，没有愉快感，妻儿病了不管，家里来了客人也不热情，不愿意和别人交往，没有亲密的朋友，喜欢独来独往，还常有奇特的幻想。5 岁时父母离异。患者对婚姻没有需求，在母亲百般催促下结婚。以下哪项治疗不适合于此患者（　　）

A. 教育　　B. 训练　　C. 药物治疗

D. 电休克治疗　　E. 心理治疗

6. 患者，男，26 岁。既往性格温和。半年前车祸致脑外伤，近几个月来脾气变得暴躁，常因小事发脾气，摔东西，冲动，做事不顾后

果。最可能的诊断是（　　）

A. 人格改变

B. 分裂样人格障碍

C. 偏执型人格障碍

D. 冲动型人格障碍

E. 社交紊乱型人格障碍

7. 李某，男，22 岁，自幼学习成绩好，对自己要求高，不能写错一个字，否则整页重写，大学毕业后工作，做事必须按自己固定方式和先后顺序做事，否则大发雷霆，因此人际关系紧张。该患者最有可能是是哪种人格障碍类型（　　）

A. 反社会型人格障碍

B. 焦虑型人格障碍

C. 冲动型人格障碍

D. 强迫型人格障碍

E. 边缘型人格障碍

8. 患者，男，21 岁，坚信自己在童年被剥夺了充分的关爱，从而感到空虚、愤怒，继而无休止地寻找关爱，一旦得到一点关爱，又害怕失去，并以自杀威胁，这属于（　　）

A. 反社会型人格障碍

B. 焦虑型人格障碍

C. 冲动型人格障碍

D. 强迫型人格障碍

E. 边缘型人格障碍

9. 患者，男，34 岁，人格障碍，婚后怀疑妻子，明知道女儿相貌像极了自己，仍然认为女儿非亲生，殴打妻子，而后懊悔，这种表现源于（　　）

A. 双相情感障碍　　B. 情绪不稳定　　C. 分裂症的表现

D. 以自我为中心　　E. 广泛猜疑和过敏

10. 某运动员，半年来表现越来越易激惹，情绪不稳，曾两次殴打对手被罚。近期无故骂人打砸公物而入院，针对该患者目前的症状，最

主要风险是（　　）

A. 暴力行为　　B. 吞食异物　　C. 外走行为

D. 缄默状态　　E. 自伤行为

11. 患者，女，31 岁，自幼能歌善舞、任性、喜听别人赞扬、情绪波动性大，成人以后虽热情能干，但情感肤浅、夸张做作、幼稚轻信。该患者诊断为（　　）

A. 表演型人格障碍

B. 焦虑型人格障碍

C. 冲动型人格障碍

D. 强迫型人格障碍

E. 边缘型人格障碍

12. 患者，男，32 岁，自小固执，学习不好就找老师的原因，不爱和别人交往，总爱猜疑别人，认为自己是最好的，对侮辱和伤害耿耿于怀，其诊断是（　　）

A. 人格改变

B. 分裂样人格障碍

C. 偏执型人格障碍

D. 冲动型人格障碍

E. 社交紊乱型人格障碍

13. 患者，男，必须按照某种规则把事情做到“恰到好处”，其特征是过分地严格要求、完美主义及内心有不安全感，属于（　　）

A. 强迫型人格障碍

B. 分裂样人格障碍

C. 偏执型人格障碍

D. 冲动型人格障碍

E. 社交紊乱型人格障碍

14. 患者，男，34 岁，被诊断为反社会型人格障碍。他对护士 A 说“你不像护士 B 那样坏”，而后又跟护士 B 说“护士 A 因为某件事与你有矛盾”，该患者的行为属于（　　）

A. 关心　　B. 操纵　　C. 愧疚

D. 客观判断　　　E. 行为无计划

三、A3 型题（从以下选项中选出每道题最佳的答案）

（1～3 题共用题干）

黎女士，25 岁，曾多次因自残割伤自己手腕入院。住院治疗中，对精心照顾自己的某护士特别喜欢，什么都愿意向其诉说，但数天后，黎女士一改之前态度，转而憎恨该护士。

1. 该患者最可能的诊断是（　　）

A. 边缘型人格障碍

B. 偏执型人格障碍

C. 表演型人格障碍

D. 分裂型人格障碍

E. 反社会型人格障碍

2. 该患者治疗中的护理问题是（　　）

A. 暴力行为的危险　　B. 自身形态改变　　C. 自伤的危险

D. 社交孤立　　E. 知识缺乏

3. 对于该患者采取的护理措施哪项是错误的（　　）

A. 当出现自杀自残行为时，应告诉其这是病态的

B. 充分理解，找出影响其人际关系的原因

C. 护士在发放药物时，直接将药放在其桌上

D. 当其在诉述自己经历时，护士可将其打断

E. 当发生冲动行为时，直接给予保护性约束

（4～6 题共用题干）

张某，女，18 岁，被诊断为边缘型人格障碍。张某多次因自残行为住院，由于照料她的护士对她的经历很同情，也很精心地照顾她，张某非常喜欢这位护士，有不愉快的事情愿意向这位护士倾诉。

4. 首选的治疗方法是（　　）

A. 药物治疗　　B. 心理治疗　　C. 康复治疗

D. 教育与训练　　E. 精神外科治疗

5. 下列患者入院时最合适的护理诊断是（　　）

A. 暴力行为的危险

B. 自杀自伤的危险

C. 行为形态改变

D. 社交恐怖

E. 思维改变

6. 一周后，张某对这位护士说：“我以前很喜欢你，但现在我恨你”。护士据此可将张某的行为评估为（　　）

A. 恐惧　　B. 否定　　C. 愤怒

D. 焦虑　　E. 分裂和操纵

（7～8 题共用题干）

李某，男，21 岁，某大学在校生，成绩优异，某次竞选班干部中，仅有两人为其投票。他认为是班上同学嫉妒他的才能，联合起来不选他，上课顶撞老师，认为老师针对他，做事钻“牛角尖”。

7. 患者属于哪种人格障碍（　　）

A. 边缘型人格障碍

B. 偏执型人格障碍

C. 表演型人格障碍

D. 分裂型人格障碍

E. 反社会型人格障碍

8. 对于该患者最主要的问题是（　　）

A. 焦虑　　B. 恐惧　　C. 偏执

D. 愤怒　　E. 应对无效

（9～11 题共用题干）

患者，男，30 岁，已婚。待人冷淡，没有愉快感，妻儿病了不管，家里来了客人也不热情，不愿意和别人交往，没有亲密的朋友，喜欢独来独往，还常有奇特的幻想。5 岁时父母离异。患者对婚姻没有需求，在母亲百般催促下结婚。

9. 此患者的个性特征可能开始于（　　）

A. 2 年前　　B. 18 岁后　　C. 成年期

D. 3 个月前　　E. 童年或青少年

10. 选用何种治疗方式（　　）

A. MECT　　B. 批评教育　　C. 药物治疗

D. 心理治疗　　E. 行为矫正

11. 评估该患者存在的主要护理风险是（　　）

A. 情绪　　B. 冲动　　C. 自杀

D. 社会功能　　E. 自理能力

四、A4 型题（从以下选项中选出每道题最佳的答案）

（1～4 题共用题干）

李某，男，23 岁，觉得大街上人们都在注意他的行为，对他有敌意，房子里有人安装了摄像头，监视他的行动；有时自言自语、自笑，不吃家人做的饭，害怕饭里有毒，要亲自做饭，对家人和同学漠不关心，父亲病重住院，患者无动于衷。

1. 该患者可能患有（　　）

A. 人格障碍　　B. 抑郁障碍　　C. 焦虑障碍

D. 精神分裂症　　E. 阿尔茨海默病

2. 该患者情感属于（　　）

A. 欣快　　B. 情感淡漠　　C. 情感高涨

D. 情感低落　　E. 情感暴发

3. 该患者思维属于（　　）

A. 疑病妄想　　B. 夸大妄想　　C. 被害妄想

D. 罪恶妄想　　E. 物理妄想

4. 改患者的首优护理问题是（　　）

A. 潜在暴力　　B. 营养失调　　C. 外走风险

D. 自杀风险　　E. 自理缺陷

（5～7 题共用题干）

患者，男，31 岁，已婚。一个月前其母亲去世后，情绪低落，兴趣缺乏，少语少食，整日卧床，表示自己没有力气做任何事情，脑子笨，精力不足。认为其母亲去世是因为自己的不孝顺，多次自杀未遂。

5. 该患者最可能的诊断为（　　）

A. 焦虑症　　B. 抑郁发作　　C. 神经衰弱

D. 抑郁性神经症　　E. 创伤后应激障碍

6. 该疾病情绪变化特点是（　　）

A. 无规律　　B. 晨重夜轻　　C. 晨轻夜重

D. 无明显变化　　E. 遇事则严重

7. 该患者的护理中最重要的是（　　）

A. 饮食护理　　B. 睡眠护理　　C. 安全护理

D. 日常生活护理　　E. 个人卫生护理

（8~10 题共用题干）

某精神科病房有一位患者，意识清楚，在身体无明显器质性病变的情况下，卧床不起，不言不动，不饮不食，面部表情固定，对刺激缺乏反应，大、小便潴留，今已第 3 天。

8. 该患者发生了什么情况？（　　）

A. 该患者处于木僵状态

B. 该患者处于昏迷状态

C. 该患者处于朦胧状态

D. 该患者处于昏睡状态

E. 该患者处于亚木僵状态

9. 目前首优的护理问题是（　　）

A. 营养失调　　B. 自理缺陷　　C. 感染的危险

D. 受伤的危险　　E. 暴力行为的危险

10. 对该患者实施有效护理措施是（　　）

A. 实施护理操作时，不需核对解释

B. 实施护理操作时，不用考虑其感受

C. 防止其他患者对其造成干扰和伤害

D. 在其面前谈论病情，无须注意其隐私

E. 将其与较兴奋的患者安置在同一病房

参考答案

A1 型题

1. E　2. B　3. A　4. C　5. D　6. C　7. D　8. E　9. A　10. D　11. C　12. B　13. D　14. E　15. D　16. E　17. E　18. C　19. D　20. C

A2 型题

1. C　2. D　3. E　4. E　5. D　6. D　7. D　8. E　9. E　10. A　11. A　12. C　13. A　14. B

A3 型题

1. A　2. A　3. C　4. B　5. B　6. E　7. A　8. C　9. E　10. D　11. C

A4 型题

1. D　2. B　3. C　4. D　5. B　6. B　7. C　8. A　9. A　10. C

（李梅枝　侯影）

第八章　儿童少年期精神障碍患者的护理

第一节　孤独谱系障碍

孤独谱系障碍（autism spectrum disorder，ASD）又称儿童孤独症，是一种慢性的、持续终身的神经发育障碍性疾病，起病于婴幼儿时期，是导致我国儿童精神残疾的首位原因。它是以社交障碍、兴趣狭隘及行为重复刻板为主要特点的一组神经发育性障碍的通称。1943 年美国医生 Kanner 首次临床描述并命名为孤独症。目前美国精神疾病诊断和统计手册（第 5 版）以及国际疾病分类（第 11 版）都以孤独谱系障碍命名这一类神经发育障碍。

案例 1

病程 1　患儿，男，3 岁 6 个月，幼儿园小班。患儿足月产，产时脐带绕颈两周。家长反映患儿自幼说话迟，不合群。2 岁 6 个月开始喊“爸爸、妈妈”，但是从不主动喊父母。因患儿父母工作比较忙，2 岁半之前一直是被爷爷奶奶抚养，3 岁上幼儿园后才回到父母身边。

病程 2　患儿平时生活中想要物品时会拉着别人的手伸向需要的物品。平时喜欢看电视广告，有时会学电视中的广告词，反复说很多遍。走路喜欢用脚尖走，喜欢吃包装好的肉类食物，如火腿肠等，拒绝吃蔬菜。

病程 3　据老师反映，患儿在幼儿园有时安静有时吵闹，不太和小朋友一起玩，喜欢大喊大叫；每次搬小椅子，都不会好好搬，喜欢像推小推车一样推着小椅子飞奔，老师多次劝说，但没有效果；有时会自言自语地去玩积木了，而且是玩同一种积木，搭同一种“飞机”，平时对画画活动比较感兴趣。

临床诊断 孤独谱系障碍。

案例分析

【问题一】病程 1

该患儿起病时间符合该疾病的 2 岁半至 3 岁起病。多数患儿早期症状在婴幼儿期即出现，至一岁以后症状明显。由于父母缺乏有关婴幼儿心理和行为发育程序的知识，再加上平时观察不密切，对患儿何时起病很难确定。因此，父母早期关注患儿的言语发育的状况非常重要。

【问题二】病程 2

孤独谱系障碍每个患儿的症状表现不一，严重程度不同，但主要为社会交往障碍、交流障碍、兴趣狭窄和刻板行为方式几个方面。社会交往障碍表现在患儿不能与他人建立正常的人际关系；患儿平时生活中想要物品时会拉着别人的手伸向需要的物品为言语交流障碍；走路喜欢用脚尖走，喜欢吃包装好的肉类食物，如火腿肠等，拒绝吃蔬菜，属于兴趣狭窄和刻板重复的行为方式。

【问题三】病程 3

患儿有时安静有时吵闹，喊其名字无反应，一直玩自己手中的玩具，几乎没有目光交流。患儿存在兴奋、淡漠等异常情绪，无幻觉、妄想等精神病性症状，有特别感兴趣的食品及玩耍方式，有像推小推车一样推着小椅子飞奔特殊的爱好。患儿无冲动、自伤、毁物等意志增强的行为，无多动、刻板、强迫、重复、不寻常的依恋行为。

【问题四】孤独谱系障碍患儿社会交往的临床表现

社会化的功能缺陷是主要特征性表现。患儿不能与他人建立正常的人际关系。对人缺乏兴趣，缺乏眼与眼的对视和面部表情，对待父母像对待陌生人一样，婴幼儿期不会望着母亲笑，不与父母亲近，不注意父母的走动，分不清亲人和陌生人，只是哭叫或特别安静。随着年龄的增长，不能用躯体的姿势和手势来调节交往，更不会相互性的社会交往，所以无法与周围小朋友建立友谊。部分患儿可能会出现攻击和破坏公共财物的行为。

【问题五】孤独谱系障碍患儿言语和非言语交流障碍的临床表现

1. 言语交流障碍　约一半患儿言语发育延迟或者不发育，患儿可以从最初的咿呀学语时间延迟开始逐渐加重，随着年龄的增长，语言表达能力缺陷的表现也就越来越明显。部分患儿言语内容、形式异常，这类患儿常常伴有不自然或造作的讲话方式、新造词汇、不断重复某个单词或句子等，有时言语缺乏声调、节奏的变化，有时自言自语，哼哼唧唧或模仿，重复别人说话。

2. 非语言交流中障碍　无法将语言、手势、姿势等协调配合，很少用点头、摇头、摆手等非语言交流方式。

【问题六】孤独谱系障碍患儿兴趣狭窄和刻板重复行为

对一般儿童所喜爱的玩具和游戏缺乏兴趣，而对一些通常不作为玩具的物品特别喜爱，表现出异常的迷恋，如锅盖、砖块、纸盒等。对喜欢的物品则终日拿着，有的数日不让更换，采用不同方式摆弄手上的物品。日常生活习惯不愿被改变，对环境倾向于要求固定不变，如每日要求吃一样的饭菜，坐固定的位置，出门一定要走某一条固定的路线等。沉迷于某些特殊的、没有实际价值的常规动作或行为，如常见的是将手放在胸前来回凝视、反复玩弄手指、摇晃身体、转圈走路等。稍大一点的患儿反复问同一个问题或不可控制地触摸、嗅闻一些物品。

【问题七】孤独谱系障碍患儿的其他临床表现

患儿通常伴有感觉、知觉的异常，有的患儿可以出现感觉过敏、反应迟钝等现象；注意力不集中、睡眠障碍、饮食障碍等表现。有调查显示，大约2/3的患儿有睡眠障碍的病史，表现为难以入睡、早醒、易醒等。3/4的患儿智力≤70分，只有20%～30%智商达到70分以上。个别患儿可表现为“弱智天才”，某一方面的能力特别突出，比如绘画、音乐、手工等。

【问题八】孤独谱系障碍患儿的护理评估

1. 健康史

（1）评估患儿既往健康状况。

（2）评估患儿有无既往病史。

（3）评估患者的生长发育史。

（4）评估家族中有无其他精神障碍患者，家族遗传病史等。

（5）评估患儿有无药物过敏史，既往患儿药物治疗的具体情况，如效果如何、有无不良反应等。

2. 生理状况

（1）评估患儿的一般状况，包括患者生命体征、营养、进食、排泄、睡眠、大小便、皮肤、修饰、个人卫生是否正常。

（2）评估患儿自理能力是否受限，能否自行进食、洗漱、穿衣、如厕等。

（3）评估各项躯体发育指标如身高、体重是否达标，有无躯体畸形，有无营养失调、饮食障碍、睡眠障碍等，运动功能是否受限。

（4）评估患儿步态及行走方式等。

3. 社会功能

（1）评估患儿的个性特征、兴趣爱好、生活方式、学习、社交能力。

（2）评估患儿的交往能力，是否依赖父母，分辨亲疏，有无适当的情感反应，是否与同伴有交流等。

（3）评估患儿的言语能力，有无体态语言，评估言语的语音、语调、语速、言语方式。

（4）评估家庭经济状况及社会支持系统、家属受教育程度、对该病的认识程度、家庭状况等。有无不正确的养育方式，有无现存或潜在的家庭矛盾和危机。家属的护理能力和照顾患儿的意愿，家属情绪状况等。

【问题九】孤独谱系障碍患儿严重程度评估

儿童孤独症评定量表（childhood autism rating scale，CARS）用于评价儿童 ASD 严重程度，30～36 分为轻－中度，＞36 分为重度，评分越高，程度越重。孤独症诊断访谈量表修订版（ADI－R）、孤独症诊断观察量表（ADOS），是与 CARS 配套使用的诊断工具。

儿童行为评定量表（autism behavior checklist，ABC）评定 ASD 儿童行为特征，评分越高，异常兴趣行为与问题行为越多，情绪控制越差，社交障碍越重。

【问题十】护理问题

从患儿本身生活自理能力、安全、沟通、人际交往等以及父母照护两方面来考虑，护理问题主要有以下几点。

1. 有受伤的危险　与自我保护能力下降有关。

2. 生活自理缺陷　如进食、沐浴、穿着修饰、大小便等自理缺陷，与认知功能障碍有关。

3. 语言沟通障碍　与疾病所致语言能力下降或缺失有关。

4. 社交障碍　与学习能力下降、社会适应能力不足等有关。

5. 父母角色冲突　与疾病知识缺乏、家庭照顾困难有关。

【问题十一】护理措施

该患儿的主要护理措施如下所述。

1. 生活护理

（1）帮助患儿制定有规律的生活作息制度，并鼓励其坚持执行，培养良好的习惯，克服学习、生活困难。

（2）保证营养的供给和充足的睡眠。密切观察进食、睡眠、排泄情况，并针对所出现的问题进行护理干预。

（3）协助或提供日常的生活护理。根据病情轻重程度，合理安排日常活动。如定时协助或帮助患儿洗澡、更衣、理发、修剪指（趾）甲等。

2. 安全护理

（1）提供安全的环境，活动场所设施简单实用，排除有危险隐患的物品，如热水瓶、药品、剪刀等物品不要放在患儿活动的区域。

（2）患儿集体活动时要安排充足的护理人员协助，避免互相之间的打闹现象。防止危险及意外事故的发生。

（3）患儿由于反应能力迟钝，躯体不适表现不明显，应注意密切观察，敏锐识别患儿的精神症状和躯体不适，防止延误病情诊治。

3. 社会功能护理　教育和训练可以有效地改善症状，提高患儿对社会的适应能力。需要家长的参与，训练内容由浅入深，逐步提高。方法形象生动，反复强化。主要可以从以下几个方面着手。

（1）社会交往能力训练：首先是注意力训练，利用患儿感兴趣的物品吸引其目光，帮助患儿注视训练者的眼睛和脸，一边追随患儿目光，一边呼唤患儿的名字，直到患儿开始注视，延长时间，反复训练。其次是学习姿势性语言，如点头、摇头等，先示范，后模仿然后反复训练。另外可以训练患儿用语言表达自己的意愿，可利用情景或患儿提出要求时进行。也可以利用游戏改善患儿的交往能力，逐步扩大患儿的交往范围，掌握各种角色的行为方式。

（2）语言能力训练：语言训练要逐步进行，从一个音节的发音开始到完整的句子，通过与家长的协作，创造一定的语言环境，反复教、模仿，配合图片、实物和动作，使患儿掌握更多的词汇。同时帮助患儿应用语言进行交往，在玩中学，将行动与语言联系起来，强化对语言的理解。

（3）行为矫正训练：刻板、强迫行为不要一味地迁就，要有意识慢慢地变动，年龄大的患儿可以提前将变化告诉患儿，帮助患儿接受变化。同时根据患儿的特点，培养患儿正常兴趣，如画画、写字、听音乐、跳舞、劳动等。出现发脾气、冲动行为时，了解原因，针对原因处理，患儿自己平息后要给予关心和爱抚，给予正性强化的方法。

【问题十二】健康教育

该患儿家长的主要健康教育如下所述。

（1）帮助家长正确认识疾病的特征和可能的预后，以积极的态度、平和的心态去教育和训练患儿，切忌操之过急和歧视打骂。

（2）帮助家长面对现实，调整好心态，减少自责和内疚感，父母之间不要相互指责和埋怨。积极与医护人员配合，在家中继续训练患儿。

（3）告诉家长由于儿童尚处在身心发育的快速时期，语言、行为、情感都还在不断地发展，在这个时期良好的教育和训练对患儿今后的生活及疾病的康复都有非常好的帮助。

第二节　智力发育障碍

智力发育障碍（mental retardation，MR）又称精神发育迟滞，是指个体在发育阶段（一般指18岁之前）由于生物、心理、社会的各种不利因素导致的精神发育受阻或不完全，临床上主要表现为显著的智力低下和社会适应能力的损害。不是一种普通的疾病，是一种综合征。

智力发育障碍是导致人类残疾最为严重的疾病之一。它不是一个单纯的医学问题，还与教育、民政、管理部门有关，这些部门常使用弱智、智力低下、智力残疾等名称来描述，事实上是指同一群体。

案例2

病程1　患儿，男，14岁，自幼学习能力差，尚能跟班就读，但成绩差，经常为班级倒数几名。

病程2　1年前升学进入初中，到新学校对新环境难以适应，学习跟不上，经常被老师批评。开学一个月后患儿无明显诱因下出现不自主耸肩、皱眉，自言自语（具体说话内容不详），两眼上翻、发呆，经常用手摸自己的脸，独自傻笑，故意触碰别人下体，看到年轻女性会上前用身子顶撞，一个人外出乱跑，不愿进食，频繁吐口水，经常往食物中吐口水并问别人想不想吃，往别人身上吐食物，家人劝说无效，有时会无故发脾气动手打家人。曾给予阿立哌唑治疗，患儿不自主耸肩现象减少，但言行紊乱无明显改善，因患儿在家不愿进食，服药不规律，生活自理能力较前下降，个人卫生常需父母多次督促，在家难以管理，入院治疗。查韦氏智力测验：智商37分。

临床诊断　精神发育迟滞伴精神障碍。

案例分析

【问题一】病程1

在儿童少年期，智力发育障碍的主要表现为智力低下和社会适应能力不良。临床上表现为认知、语言、情感、意志行为和社会适应等方面的缺陷和不足，在成熟和功能水平上，显著落后于同龄儿童，可同时伴有其他精神障碍或躯体疾病。当然，也可由躯体疾病所致。智力发育障碍可以单独出现，也可以伴有其他精神障碍或躯体疾病。

【问题二】（病程 2）

该患儿智力和社会适应能力为 37 分，属于中度发育迟滞，表现为生活、智能、学习、和他人交往等方面的不足，言行紊乱，学习能力低下，在校生活困难。需要父母的支持和帮助才能基本满足生活要求。此时我们可以看到，患儿处于一种半独立的生活状态。

【问题三】精神发育迟滞划分等级

WHO 根据智力和社会适应能力将精神发育迟滞分为轻度、中度、重度和极重度四个等级。

1. 轻度 智商 50～69，心理年龄 9～12 岁，占 MR 的 75%～80%，早期往往因为表现不明显而被家长所忽视，早年发育较正常儿童略迟，语言发育迟缓，但能获得一定的阅读及计算能力，抽象思维能力较差。往往在幼儿园后期或入学之后，学习跟不上同班其他同学，成绩差，反应不灵活等，才被发现有学习困难，领悟能力低下，综合分析能力不佳，思维简单等问题。有一定的社会交往能力，成年后具有低水平的适应职业及社会能力，大多可以独立生活，基本能满足自身的生活需求，但是常常表现缺乏主见，对待事情显得举棋不定，无法适应周围事件、环境的复杂变化。

2. 中度 智商 35～49，心理年龄 6～9 岁，占 MR 的 12%。语言及运动发育明显落后，患儿通常在 1 岁以内就能表现出生活、智能、学习、和他人交往等方面的不足。自主语言及运动功能发育都较正常同龄儿童缓慢，而且语言发育不完全，词汇贫乏，只能学会简单的生活用语，不能完全表达其意思。学习能力低下，难以在普通学校学习。经过耐心训练，可以从事简单的非技术性工作。在家庭、学校的学习、生活出现明显的困难，需要得到家人或其他的帮助才能勉强完成某项内容；这种情况的儿童，即便是到了成年期，也不会独立生活，通常是和父母在一起，需要父母的支持和帮助才能基本满足生活要求。此时我们可以看到，患者处于一种半独立的生活状态，职业发展上基本无法实现。某些患儿可能合并躯体功能缺陷或神经系统疾病。

3. 重度 智商 20～34，心理能力 3～6 岁，占 MR 的 8%。语言运动功能严重受损。多在出生不久就被发现精神及运动发育明显落后，随着年纪的不断增长，精神、语言、运动等方面的障碍越发明显。理解能力、抽象思维能力极差，难以建立对数的概念，完全不能接受学校教育。年长后也能够学习一些简单的语句，但是无法表达意思，基本无法正常和人交流。

不能学习，不能接受训练，无法掌握简单技能，社会行为能力丧失。即使经过努力的教育和训练，患者能学习一些基本的简短的字词和技术，但是质量和效果都非常差，几乎不能付诸实践。患儿往往伴有某种脑部较严重损害或同时有脑瘫、癫痫等神经系统症状；无法劳动，生活不能自理，大部分生活需求都需要他人协助或提供才能满足日常生活所需。

4. 极重度　智商 <20，心理能力 <3 岁，占 MR 的 1% ~5%。完全没有语言能力，对周围环境及亲人不能认识，对危险不能躲避，仅有原始的情绪反应，比如哭闹、尖叫表示有所需要或不满意等。有时有暴发性攻击或破坏行为，常伴有躯体畸形。生活无法自理，几乎完全依赖他人的照料才能满足生存所需。社会功能完全丧失。这类患儿由于生存能力极差，常在患病后就早年夭折。

【问题四】病因

1. 个人史　第三胎，第三产，母孕期无异常，足月顺产，患儿自幼学习能力欠佳，学习成绩不佳。

2. 家族史　患儿母亲患精神分裂症，患儿外婆患有精神疾病（具体不详）。

3. 精神检查　意识清晰，接触被动不合作，多问少答，能简单执行指令，情感反应不协调，不时傻笑、自言自语，思维内容不暴露，无自知力。

从胎儿到 18 岁前影响中枢神经系统发育的因素均有可能致病。目前已经明确的因素：①家族中有无其他精神障碍患者；②围生期的有害因素：母孕期感染、药物、毒物影响等；③出生后因素：中枢神经系统感染、颅脑损伤、严重躯体疾病等损伤儿童大脑，导致智力低下和社会适应不良。④儿童不能接受文化教育，但是此类儿童的智力和适应能力影响不大，一旦有机会接受文化教育，智力可有所提高。

【问题五】生理及精神症状的评估

1. 生理状况

（1）评估患者的一般状况，包括患者生命体征、躯体发育指标是否达标、营养、进食、排泄、睡眠、大小便、皮肤、修饰、个人卫生是否正常。

（2）评估患者意识状况，如清晰度、意识范围、意识内容、定向力等。

（3）评估自理活动是否受限，步态及行走方式等。

2. 精神症状

（1）评估患者有无自知力缺损。

（2）评估有无感知觉过敏或减退，有无错觉及幻觉等。

（3）评估有无记忆力的减退，如对时间、地点、人名能否记忆，对新近发生的事情是否容易遗忘，有无错构、虚构。

（4）评估计算能力是否受损，智能障碍程度。

（5）评估有无思维障碍，如幻觉、妄想等。

（6）评估患者人格是否有明显改变。

（7）评估情感活动和行为是否异常，如情绪的波动、激惹、欣快、焦虑、抑郁、睡眠障碍等。

【问题六】社会功能评估

（1）评估患者的个性特征、兴趣爱好、生活方式、对自身患病的态度，病前有无发生严重的生活事件，患者的反应如何。

（2）评估患者的学习能力：有无学习困难。

（3）评估患儿语言交流能力：有无言语障碍，能否进行有效言语交流，是否能用语言较好地表达自己的感受与意愿。

（4）评估患儿的自我控制与自我保护能力：有无现存的或潜在的自我控制力、自我防卫能力下降而出现伤害别人或被别人伤害的危险。

（5）评估患儿的社交活动：有无人际交往障碍，是否合群，是否主动与人交往和参与游戏活动等。

（6）评估患儿家庭经济状况及支持系统，有无不当的家庭教育方式，有无家庭矛盾和危机，家长的护理能力和照顾患儿的意愿，家长情绪状况等。

【问题七】护理风险评估

1. 日常生活能力　通过《Barthel 指数评估量表》评估患儿日常生活活动能力：该患儿需要别人部分的帮助才能完成进食，修饰需要别人帮助，最终评分 90 分，为轻度依赖。

2. 跌倒风险　采用《Humpty Dumpty 住院儿童跌倒风险评估量表》评估患者存在跌倒风险。

3. 外走风险　采用《外走危险因素筛查表》评估患者外走风险，经评估患儿有明确的外走史，评分 2 分，有外走风险。

【问题八】护理问题

该患儿的护理问题主要有以下几点。

1. 有受伤的危险　与智力低下、自我保护能力下降有关。

2. 有外走的危险　与智力水平低下有关。

3. 营养失调　与智力水平低下所致食欲减退及不愿进食有关。

4. 生活自理缺陷　与智力水平低下有关。

5. 语言沟通障碍　与疾病所致语言能力下降或缺失有关。

6. 社会交往障碍　与学习能力下降、社会适应能力不足等有关。

【问题九】护理措施

该患儿的主要护理措施如下所述。

1. 心理护理

（1）根据患儿年龄和具体心理特点，同时了解患儿的情绪特征和爱好，制定相应护理措施，让患儿感觉到关爱和温暖，减少患儿的不安全感。

（2）与智力损害程度较轻的患儿交流时说话要简单明了，内容具体，方案要可操作性强，让患儿能够充分理解。和患儿良好的关系有助于提高治疗效果，促进好转。

2. 生活护理

（1）帮助患儿制定有规律的生活作息制度，并鼓励其坚持执行，培养良好的习惯，克服学习、生活困难。

（2）保证营养的供给和充足的睡眠。对重度和极重度智力发育障碍的患儿，注意合理的喂养。密切观察进食、睡眠、排泄情况，并针对所出现的问题进行护理干预。

（3）协助或提供日常的生活护理。根据病情轻重程度，合理安排日常活动。如定时协助或帮助患儿洗澡、更衣、理发、修剪指（趾）甲等。

3. 安全护理

（1）提供安全的环境，活动场所设施简单实用，排除有危险隐患的物品，如热水瓶、药品、剪刀等物品不要放在患儿活动的区域。患儿集体活动时要安排充足的护理人员协助，避免互相之间的打闹现象。防止危险及意外事故的发生。

（2）患儿由于反应能力迟钝，躯体不适表现不明显，应注意密切观察，敏锐识别患儿的精神症状和躯体不适，防止延误病情诊治。

4. 药物治疗护理 患儿对抗精神病药物引起的不适表达较差，因此治疗过程中应严密观察症状改善情况及有无出现药物不良反应，及时针对性处理。

【问题十】康复训练

康复训练常常需要家长的协助配合，训练内容由浅入深，逐步提高。方法形象生动，反复强化。主要可以从以下几个方面着手。

1. 生活自理能力训练 训练内容包括吃饭、穿衣、洗漱、大小便、睡眠、安全等多个方面。如教会患儿如何如厕或使用便器，整理床铺，收拾餐具，使用电器，躲避危险等，从而帮助患儿逐渐适应环境，安排好自己的日常生活。

2. 语言功能训练 语言发育和交流缺陷成为患儿智力发展和社会适应能力发展的障碍。通过与家长的协作，反复教、模仿，配合图片、实物和动作，使患儿掌握更多的词汇。帮助他们应用语言进行交往。

3. 劳动技能训练 应根据患儿智力水平和社会适应能力的程度进行训练，训练的内容从简到难，尽量选择一些简单、易学的工种，从自我生活能力的培养逐步进入社会劳动技术的培养。随着年龄的增长，按照患儿的特点和能力，进行职业技能的培训，如从扫地开始可以逐步培养为清洁工，从整理物品开始培养为理货员。

4. 品德教育　根据患儿的生理、心理特点，训练患儿合理表达自己的需求和控制情绪，提高患儿明辨是非的能力。遵循普通学校品德教育的原则，培养患儿遵纪守法、勤劳善良、有礼貌、爱学习的个人品质。同时要将患儿的病态行为和不道德行为区分，给予正向引导。

【问题十一】健康教育

该患儿家长的主要健康教育如下所述。

帮助家长正确认识疾病的特征和可能的预后，以积极的态度和平和的心态去教育和训练患儿，切忌操之过急和歧视打骂，积极帮助患儿适应生活，拥有正常儿童所拥有的生活和其他权利。由于儿童尚处在身心发育的快速时期，语言、行为、情感都还在不断地发展，在这个时期良好的教育对患儿今后的生活及疾病的康复都有非常好的帮助。这个时期见效快、质量好，如果错过这一时期，将有可能产生难以弥补的损失。

第三节　注意缺陷多动障碍

注意缺陷多动障碍（attention deficit hyperactivity disorder，ADHD）又称为多动综合征，简称多动症，是一种在儿童期发病的神经发育障碍，以注意力不集中、冲动和多动为特点，通常持续到成年。主要表现为与年龄不相称的注意力分散，注意广度缩小，不分场合的过度活动和情绪冲动，并伴有认知障碍和学习困难，其智力正常或接近正常。近年普遍认为该病可能是执行功能受损的神经发育障碍。本病进程缓慢，主要影响儿童正常的学习、生活、社会适应等。ADHD 具有高度遗传性，产科并发症和心理、社会等逆境也是相关的致病因素。

案例3

病程1　患儿，男性，8岁，二年级学生，自上学以来，与同学相处时经常发生冲突，表现出攻击性强、冲动、任性等。

病程2　学校老师反映，患儿经常参与破坏集体活动，上课时很难安安静静地坐着，常常玩弄手指和学具，或是老师在讲台上讲课，他在座位上喋喋不休讲个不停或是发出怪声，在课堂上经常随意离座走动；学习和玩耍时很难长久地集中注意力，总是虎头蛇尾，写作业时经常是写一会儿玩一会儿，字迹歪七扭八，经常抄错题，自己的学习用品经常丢失。家长反映平时在家也不能好好坐下来吃饭，一会儿起来一会儿坐下，几乎每顿饭都要哄喂好长时间，平时很难安静地坐下来集中精力做事和学习。

临床诊断 多动症。

案例分析

【问题一】病程 1

注意缺陷多动障碍（ADHD）患病率高，损害严重，呈慢性、终身性特点，多出现在儿童时期。国外报道学龄前儿童 ADHD 的患病率为 3% ~ 15%，国内大量文献报道我国儿童 ADHD 的患病率为 1.5% ~ 10%。国内儿童 ADHD 总患病率为 6.26%，全球儿童发病率约为 7.2%，男孩多发于女孩。多动症儿童在学习、社会、情感、适应和行为等领域面临诸多挑战，同时还发展出共患的学习障碍或其他心理障碍。60% ~ 80% 可持续到青少年期，有 70% 的 ADHD 患儿症状会持续到青春期，而进入青春期的患者心理发展极其不稳定，如未能及时干预，会对患儿造成学习、情绪和心理上的障碍。患有 ADHD 的青少年处于学习失败、自尊心低、同伴关系差、父母冲突、犯罪、吸毒和物质滥用的高风险中，对学习、工作和社会交往产生严重不良影响。

【问题二】病程 2

该患儿的症状主要体现在注意力难以长久集中，易受到外界的干扰；另外，患儿活动过多，在课堂上随意离开走动，是注意缺陷多动障碍的典型表现。

【问题三】病程 3

患儿自我克制能力差，容易激惹，情绪不稳定，学习存在一定困难，家长老师难以管理，是注意缺陷多动障碍的典型表现。

【问题四】注意缺陷多动障碍的临床表现

注意缺陷多动障碍一般在学龄前（7 岁前）起病，且症状大多持续 6 个月以上，症状表现多种多样，常因年龄、环境和周围人对待的态度不同而不同。该病主要的临床特征如下。

1. 注意障碍　主要特点是在注意的集中性、稳定性、选择性等方面存在异常。主要表现为患儿注意力无法集中或集中的时间短暂。患儿在活动中，容易受到外界其他因素的影响而分心，且年龄越小，注意力集中的时间越短；患儿往往因为注意缺陷而导致其学习困难，学习成绩不佳，患儿在听课、做作业时，也经常出现注意力不集中或集中时间短暂，容易发愣、走神；别人和他说话时，也表现出心不在焉、漫不经心的样子。尽管如此，患儿的智能可以是正常或接近正常。

2. 活动过多　与年龄不相符的活动过多是注意缺陷多动障碍的特征性表现。患儿表现出的活动明显多于其他同年龄、同性别的儿童，可以表现为：①婴儿期，患儿表现为不安宁、过分哭闹、活动增多等。②适龄入学后，患儿在上课时经常坐不住，扭来扭去，小动作不断或不停地敲打桌面，或在桌面、课本上乱写乱画；在下课后患儿异常兴奋、奔跑喧闹，表现过度积极，很难安静下来，没有危险意识地和别人打闹或攀爬。③进入青春期后，患者的小动作虽有所减少，但是主观上感到不安和担心。

3. 情绪不稳、冲动任性　患儿自我克制能力差，容易激惹，表现为做事不假思索，缺乏考虑，不计后果，很多时候全凭冲动做事。特别是情绪不稳定，对于一些不喜欢的事情或不喜欢的什么人，常常过分激动或表现得异常愤怒；做事时经常敷衍了事，玩耍的时候则显得亟不可待，而且在玩耍过程中经常随心所欲地破坏游戏规则，导致其他小朋友非常讨厌，但是他本人却觉得无所谓，显得很任性，经常无故发脾气、哭闹。

4. 学习困难　ADHD 儿童的智力水平大都正常或接近正常，然而由于上述症状，仍然给学习带来一定困难，部分儿童存在知觉活动障碍、综合分析障碍、空间定位障碍等，如不能分析图形的整合，将“6”看成“9”，或把“的”读成“吧”，甚至分不清左右，有的有拼音、书写、语言表达方面的困难。

5. 大脑功能异常 常有精细协调动作笨拙的表现，如患儿反掌、对指、系鞋带、拿细小东西等不灵活，无法顺利完成这些动作。

6. 合并症 注意缺陷多动障碍患儿常合并有情感障碍、抽动障碍、对立违抗障碍、品行障碍等。

【问题五】注意缺陷多动障碍患儿治疗与预后

根据患儿及其家庭的特点制订综合性治疗方案。

1. 心理治疗 主要有行为治疗和认知行为治疗两种方式。行为治疗利用操作性条件反射的原理，及时对患儿的行为予以正性或负性强化，使患儿学会适当的社交技能，用新的有效的行为来替代不适当的行为模式。认知行为治疗主要解决患儿的冲动性问题，让患儿学习预估自己的行为所带来的后果，克制自己的冲动行为，识别自己的行为是否恰当，选择恰当的解决方式。

2. 特殊教育 家长及教师需要根据患儿的特点进行特殊教育，避免歧视、体罚或其他粗暴的教育方法，恰当运用表扬和鼓励的方式提高患儿的自信心和自觉性，及时中断患儿的不良行为。

3. 药物治疗 常用药物为中枢神经兴奋剂如哌甲酯或匹莫林，也可小剂量使用抗抑郁剂、α受体拮抗剂等。药物能改善注意缺陷，降低活动水平，在一定程度上提高学习成绩，改善患儿与同学和家庭成员的关系。

4. 教育和训练 主要对家长的心理教育和教养技巧进行训练。教会父母解决家庭问题及鼓励孩子良好行为的技巧，学会与孩子共同制订明确的奖惩协定，有效地避免与孩子之间的矛盾和冲突。

多数患儿到少年期后症状会逐渐缓解，少数持续至成人。部分患儿成人后仍有人格障碍、反社会行为、物质成瘾、容易冲动等行为问题。社会心理因素对预后影响甚大，家庭破裂、父母离婚、父母有精神障碍者和反社会行为等不良社会心理因素的患儿预后差，且易于伴发品行障碍。

【问题六】护理风险评估

针对该患儿的情况，需要进行以下几方面的评估。

1. 日常生活能力　采用 Barthel 指数评估患者日常生活活动能力，该患儿吃饭、穿衣、修饰需要部分帮助，得分 85 分，为轻度依赖。

2. 儿童行为评估　Conner 儿童行为父母用问卷（Parent Symptom Questionnaire，PSQ）是由美国学者 Conners 于 1969 年编制的父母用儿童行为评定量表，此后在 1978 年由 Goyette，Conners 和 Ulrich 共同修订，我国于 20 世纪 80 年代引入临床使用，主要用于筛查 3～17 岁儿童的品行问题、学习问题、心身问题、冲动多动、焦虑和多动指数。该量表在国内应用广泛，其信度和效度较好，除了能筛查一般儿童行为问题外，对筛选注意缺陷多动障碍患儿有一定优势，且便于父母操作；还可以用于儿童行为问题治疗后改善程度的评估。该量表采用 4 级评分法，以项目总分除以项目数得到 Z 分，可归纳为 6 个因子：品行问题、学习问题、心身障碍、冲动多动、焦虑和多动指数，基本上概括了儿童常见的行为问题。

【问题七】护理问题

1. 有暴力行为的危险　与患儿情绪不稳、易冲动等有关。

2. 社交障碍　与注意缺陷、品行障碍等有关。

3. 生活自理能力缺陷　与患儿注意障碍、活动过多等有关。

4. 有受伤害的危险　与情绪不稳、行为冲动有关。

5. 营养失调低于机体需要量　与患儿活动过度有关。

【问题八】护理措施

1. 安全和生活护理

（1）严密观察，防止病情变化而出现意外，确保环境安全。活动场所的物品应当简化，防止患儿粗大动作或精细协调动作笨拙而导致损伤。防止患儿由于社交障碍和冲动行为，伤害同伴或遭到他人的威胁或伤害。

（2）保证患儿生长发育所需的营养，避免患儿营养不良。

（3）注意患儿的个人卫生，观察大小便情况，必要时可进行训练和督导。

2. 心理护理

（1）护士应该对患儿有足够耐心，关爱和保护患儿，与其建立良好的关系，提高患儿对治疗的依从性，保证治疗的顺利进行。

（2）行为训练：及时对患儿的行为进行正性强化，每当患儿出现期望行为或良好行为时，用奖赏的方法立即强化，这样可增加该行为出现的频率。帮助患儿学会适当的社交技能，用新的有效的行为来代替不恰当的行为模式，比如可以让患儿学会类似“一慢、二看、三行动”的自我提醒方法。让患儿学习如何解决问题，预先估计自己的行为所带来的后果，克制自己的冲动行为，识别自己的行为是否恰当，在多种行为方式中选择最佳的或恰当的方式。当患儿出现问题行为时，及时隔离患儿在单独的地方，明确规定隔离时间，注意保证患儿安全，直到患儿安静下来。避免歧视、体罚或其他粗暴的教育方式，要恰当运用表扬和鼓励的方式提高患儿的自信心和自觉性，掌握使用正性强化和示范法培养患儿的良好行为，使用消退的方式消除患儿的不良行为。

（3）注意力训练和情绪管理：结合日常生活可以进行各种注意力训练，也可以通过游戏进行训练，如投掷游戏、靶向游戏、节奏感强的游戏等。同时帮助患儿学习情绪表达，运用放松技术帮助患儿降低易激惹性及焦虑情绪，指导患儿进行情绪管理练习，反复演练直至巩固并在现实中应用。

3. 药物治疗的护理　监督患儿服药，保证药物服下。同时观察药物疗效和不良反应，及时帮助患儿适应药物不良反应，向家长解释药物不良反应的原因及处理方法。

知识扩展

世界自闭症关注日

自闭症的概念 1943 年由美国约翰斯·霍普金斯大学专家莱奥·坎纳首次提出，自闭症在医学上也称孤独症。2007 年 12 月联合国大会通过决议，从 2008 年起，将每年的 4 月 2 日定为“世界自闭症关注日”，以提高人们对自闭症和相关研究与诊断以及自闭症患者的关注，提醒人类社会：应该实现自闭症患者与普通人间的相互尊重、相互理解与相互关心。

思考题

一、A1 型题（从以下 5 个备选答案中选出最佳的一项）

1. 儿童孤独症一般起病于（　　）
   A. 12 个月以内　　B. 24 个月以内　　C. 36 个月以内
   D. 48 个月以内　　E. 60 个月以内
2. 对儿童孤独症的临床表现描述正确的是（　　）
   A. 言语能力没有质的损害
   B. 善于用语言表达
   C. 大部分呈智力边缘状态
   D. 对某些物品有特殊的依恋
   E. 与同龄儿童建立正常的伙伴关系
3. 目前对儿童孤独症最主要的治疗方法是（　　）
   A. 药物治疗　　B. 心理治疗　　C. 行为治疗
   D. 电休克治疗　　E. 教育与训练
4. 以下关于重度精神发育迟滞描述正确的是（　　）
   A. 智商大致为 35 ~ 49
   B. 能进行日常生活交流
   C. 智力低下，但语言功能良好
   D. 能简单学习和劳动，生活不能自理
   E. 经过训练，能学会吃饭及基本卫生习惯
5. 精神发育迟滞患者起病于（　　）
   A. 3 岁前　　B. 3 岁后　　C. 学龄前
   D. 18 岁以前　　E. 大脑发育成熟前
6. 精神发育迟滞最主要的治疗原则为（　　）
   A. 药物治疗　　B. 心理治疗　　C. 行为治疗
   D. 电休克治疗　　E. 教育与训练
7. 儿童多动症患儿在以下哪种场景中注意维持最困难（　　）
   A. 在游乐场玩游戏时
   B. 在课堂上抄生字时

C. 在帮忙打扫卫生时

D. 在动物园看动物时

E. 在野外写生课上

8. 关于多动症的描述正确的是（　　）

A. 与遗传无关

B. 女孩多于男孩

C. 与家庭教育有关

D. 神经系统发育正常

E. 明显注意力集中困难

9. 儿童注意缺陷最主要的临床表现是（　　）

A. 活动过多　　B. 注意障碍　　C. 学习困难

D. 品行问题　　E. 精神发育异常

10. 中度精神发育迟滞主要表现为（　　）

A. 言语功能严重受损

B. 智商相当于 3 岁儿童

C. 智能发育比同龄儿童迟缓

D. 语言发育差，难以表达完整意思

E. 无言语能力，不躲避危险，不会走路

11. 轻度精神发育迟滞智商为（　　）

A. <20　　B. 20 ~ 34　　C. 35 ~ 49

D. 50 ~ 69　　E. 70 ~ 85

12. 中度精神发育迟滞智商为（　　）

A. <20　　B. 20 ~ 34　　C. 35 ~ 49

D. 50 ~ 69　　E. 70 ~ 85

13. 重度精神发育迟滞智商为（　　）

A. <20　　B. 20 ~ 34　　C. 35 ~ 49

D. 50 ~ 69　　E. 70 ~ 85

14. 儿童多动症全称为（　　）

A. 行为与注意障碍

B. 冲动与注意障碍

C. 抽动与注意障碍
D. 注意缺陷与多动障碍
E. 活动过多与注意障碍

15. 多动症最主要症状是（　　）
A. 活动过多　B. 学习困难　C. 品行障碍
D. 注意障碍　E. 情绪障碍

二、A2 型题（根据以下病历，选出最佳的选项）

1. 患儿 2 岁半开始会喊“爸爸、妈妈”，但是从不主动喊父母，现在想要物品时会拉走别人的手伸向需要的物品。平时喜欢看电视广告，有时会学电视中的广告词，反复说很多遍。诊断为儿童孤独症。目前儿童孤独症最主要的治疗是（　　）
A. 药物治疗　B. 早期训练　C. 行为治疗
D. 心理治疗　E. 物理治疗

2. 患儿，男，14 岁，性格内向，成绩不好，所有功课都不及格，经常被同学嘲笑，查体无明显异常，智商为 65，考虑该患儿的诊断为（　　）
A. 儿童孤独症
B. 轻度精神发育迟滞
C. 中度精神发育迟滞
D. 重度精神发育迟滞
E. 儿童注意缺陷及多动障碍

3. 患儿，男，10 岁，留级两次，发音不清，不能用语言表达完成意思，不会个位数的加减法，日常生活需要他人帮助。考虑该患儿的诊断为（　　）
A. 儿童孤独症
B. 轻度精神发育迟滞
C. 中度精神发育迟滞
D. 重度精神发育迟滞
E. 儿童注意缺陷及多动障碍

4. 王某，男，7 岁，小学二年级学生。患者三岁才开始学步，三岁半开始喊“爸爸、妈妈”，语言发育不清，七岁入小学，老师发现患者上课能安静听课，但反应慢，记忆力差，不能独立完成作业，学习成绩每门功课均不及格。门诊进行智商测试，智商为59。该患者属于轻度精神发育障碍，下列描述正确的是（　　）

A. 语音发育差

B. 理解能力正常

C. 能完成复杂生活

D. 社会交往能力不足

E. 自我情绪调整正常

5. 患者，男，从幼年开始表现出语言发育差，发音含糊不清，词汇贫乏，尤其是抽象概念不能建立，只能计算简单的个位数的加减法，不能适应普通小学的就读检查，医生诊断为精神发育迟滞，具体分析根据其临床表现，属于中度精神发育障碍，主要的临床表现是（　　）

A. 不能理解书面语音

B. 发音含糊、不清

C. 无社会行为能力

D. 明显的发育迟滞

E. 自我行为能力困难

6. 患儿，5岁，自1岁起，家长发现其与他人无眼神交流，不玩任何玩具，不认颜色、不辨大小，大、小便不能自理。查体神经系统检查无异常，其他辅助检查正常。该患儿考虑的诊断是孤独症，主要的临床表现是（　　）

A. 大部分为轻度智力障碍

B. 只能理解简单的手势

C. 计算能力只到个位数

D. 社会交往障碍

E. 日常生活都不能自理

7. 患儿，男，10岁，3年级学生，活动多，喜欢追逐打闹，欺负同学，不能安静听老师上课，与同学讲话、玩弄文具、随意下座位，作业马虎，学习成绩不好，经常和同学发生纠纷，打架。多动症的发生率（　　）

A. 男女生差不多　　B. 男生高于女生　　C. 女生高于男生

D. 男女生一样　　E. 患病率为15%

8. 患儿，男，10岁，因上课注意力不集中，学习困难就诊，一边玩一边做，经常不完成，成绩下降，智商103，此患儿的学习特点是（　　）

A. 理解和分析能力差

B. 语音智商高于操作智商

C. 操作智商高于语音智商

D. 成绩高于智力所达到的水平

E. 成绩低于智力所达到的水平

9. 患儿，男，8岁，一年前无明显诱因出现挤眉弄眼、耸肩、尖叫等，影响上学，患儿为此很困恼，但无法控制，该患儿诊断为儿童抽动障碍，该患者常共患精神障碍中哪项占比最高（　　）

A. 抑郁障碍　　B. 行为障碍　　C. 品行障碍

D. 精神分裂症　　E. 妄想状态

10. 患儿，男，12岁，上课不能集中注意力，爱恶作剧，扰乱课堂纪律，经常与同学发生摩擦，殴打同学，难以照护，送入医院，最重要的护理措施是（　　）

A. 保护性约束

B. 语言训练

C. 心理治疗

D. 满足其生理需求

E. 专人护理，注意安全

三、A3型题（从以下选项中选出每道题最佳的答案）

（1～3题共用题干）

患儿，男，4岁半，1岁后家属渐渐发现其不理任何人，目光不注视人，不与同龄儿童交往，一直无语言，兴趣少，只喜欢广告和天气预报，对玩具无兴趣，不能识别物体颜色、长短、大小等。诊断：儿童孤独症。

1. 最主要的护理诊断是（　　）

A. 有受伤的危险　　B. 社交功能障碍　　C. 营养失调低

D. 意识障碍　　E. 自我贬低

2. 下列短期目标对其最合适的是（　　）

A. 患儿未发生受伤的危险

B. 患儿学习能力有所改善

C. 患儿营养状况有所改善

D. 患儿能进行简单的生活料理

E. 患儿能主动与家人、医护人员简单对话

3. 目前最适合该患儿的措施是（　）

A. 增加药量控制兴奋

B. 立即进行品德教育

C. 行为矫正，增加训练时长

D. 患儿在熟悉的人陪伴下做行为训练

E. 限制、隔离，避免与人发生冲突

(4 ~6 题共用题干)

患者，14 岁，从幼儿开始表现出语言发育差，发音含糊不清，词汇贫乏，尤其是抽象概念不能建立。只能计算简单的个位数加减法，不能适应普通小学的就读。被诊断为精神发育障碍。

4. 该疾病的特点是（　　）

A. 重度智力发育中有 50% 能确定病因

B. 重度智力发育中有 75% 能确定病因

C. 重度智力发育中有 25% 能确定病因

D. 重度智力发育中都可以确定病因

E. 重度智力发育中不能确定病因

5. 最主要的护理诊断是（　　）

A. 有受伤的危险　　B. 生活自理缺陷　　C. 营养失调

D. 意识障碍　　E. 自我贬低

6. 该患者目前最主要的康复训练是（　　）

A. 注意力训练　　B. 学习技能训练　　C. 劳动技能训练

D. 语言功能训练　　E. 生活自理能力训练

（7～9题共用题干）

患者，7岁。家长诉患儿在3岁左右就出现注意维持时间短和活动过多。上学后上课时心不在焉、东张西望，在座位上扭来扭去，手脚小动作很多，在游戏中经常不按规则进行，同伴对他很有意见。诊断为多动症。

7. 该患儿在注意方面的症状是（　　）

A. 注意力不集中　　B. 被动注意增强　　C. 主动注意增强

D. 注意难以持久　　E. 注意力高度集中

8. 该患儿最主要的康复训练是（　　）

A. 学习技能训练　　B. 劳动技能训练　　C. 生活能力训练

D. 语言功能训练　　E. 注意力训练

9. 该患儿目前的治疗应用（　　）

A. 中枢兴奋剂　　B. 抗精神病药　　C. 镇静催眠药

D. 抗焦虑药　　E. 抗抑郁药

四、A4型题（从以下选项中选出每道题最佳的答案）

（1～3题共用题干）

朱某，男，4岁半。1岁后家长渐渐发现其不理任何人，目光不注视人，不与同年龄的儿童交往，一直无语言，想要东西时只是简单叫喊，兴趣少，对玩具无兴趣，只喜欢旋转性物体，并常常将手放在眼前玩弄，至今不能识别亲人。

1. 该患儿最可能是诊断（　　）

A. 儿童孤独症　　B. 儿童多动症　　C. 儿童智力障碍

D. 儿童品行障碍　　E. 儿童情绪障碍

2. 针对患儿病情，目前最主要的护理问题是（　　）

A. 营养失调　　B. 没有安全感　　C. 社交功能障

D. 有受伤的危险　　E. 自理能力下降

3. 正确的干预策略是（　　）

A. 行为治疗　　B. 药物治疗　　C. 教育训练

D. 行为认知治疗　　E. 心理分析治疗

（4～6题共用题干）

王某，男，9岁，五年级学生，上课经常扰乱纪律，老师批评、家长谈话均无效。上课注意力不集中，坐不住，不停讲话或自由出入课堂，上体育课乱跑，常拉同学裤子，老师讲话时经常不停地插话，不能完成作业，常将书包或者作业本遗失，多门功课不及格。

4. 该患儿首先考虑的医疗诊断是（　　）

A. 孤独症　B. 抽动症　C. 精神发育迟滞

D. Tourette 综合征　E. 注意缺陷多动障碍

5. 首选的治疗药物是（　　）

A. 哌甲酯　B. 硫必利　C. 阿立哌唑

D. 帕罗西汀　E. 托莫西汀

6. 该患儿社交障碍的相关因素是（　　）

A. 与活动过多有关

B. 与智力低下有关

C. 与冲动控制障碍有关

D. 在任何场合说话特别多

E. 与情绪不稳定、易激惹有关

（7 ~9 题共用题干）

患儿，男，5 岁，经常出现挤眼、皱眉、耸鼻子、摇头、耸肩等动作，且一天内频繁出现。

7. 下列最适合患儿的护理诊断是（　　）

A. 恐惧恐惧　B. 焦虑与担心　C. 有受伤的危险

D. 社会交往障碍　E. 自身体像紊乱

8. 据患儿目前的病情应确立下列哪项护理目标（　　）

A. 不发生受伤现象

B. 能应对焦虑、恐惧

C. 增加心理的舒适感

D. 生活自理能力逐步改善

E. 控制抽动行为障碍，不伤人

9. 在下列选项中，有助于患儿病情改善的护理措施是（　　）

A. 定期做护理评估与检查

B. 减少与其他幼儿接触的机会

C. 对于该患儿实施全面生活护理

D. 护士不需参与到其学习能力训练中

E. 是否被其他小朋友欺辱或被老师批评

参考答案

A1 型题

1. B　2. E　3. D　4. E　5. D　6. E　7. B　8. E　9. B　10. E　11. D　12. C　13. B　14. D　15. D

A2 型题

1. B　2. B　3. C　4. D　5. B　6. D　7. C　8. E　9. C　10. E

A3 型题

1. B　2. E　3. D　4. B　5. B　6. E　7. D　8. E　9. A

A4 型题

1. A　2. C　3. C　4. E　5. B　6. D　7. E　8. E　9. A

（钱瑞莲　张燕红　李俊英）

第九章　应激相关障碍患者的护理

应激相关障碍是一组主要由心理、社会因素引起异常心理反应而导致的精神障碍，与精神应激有明显因果关系。应激源的存在是否导致精神创伤，与应激事件本身的强度和类型、易感素质、个体对事件的认知和主观体验以及社会支持有关。

第一节　急性应激障碍

急性应激障碍（acute stress disorder，ASD）是指由于暴露于具有极端威胁或恐怖性质的事件或情景而导致的短暂的情绪、躯体、认知或行为症状的发展。患者遭受创伤后立即发病，通常在 1 小时之内。一般在数天内或威胁状况消除后开始消退。症状往往历时短暂，病程不超过 1 个月，预后良好，可完全缓解。

案例 1

病程 1　患者，女，40 岁，初中文化，工人，已婚，与丈夫共同育有 2 孩，目前与丈夫分别在不同的城市打工，夫妻感情好。家属代诉患者 12 天前亲眼目睹一起惨烈的交通事故，当时就惊呆在现场，直到旁人提醒才突然“醒”过来，双腿发软，双手颤抖，全身冒冷汗。

病程 2　一周来，患者反复打电话给丈夫和姐姐，述说自己很害怕，夜晚不敢入睡，说自己“脑子变傻了，头脑也乱乱的”，上班时经常走错工位，无缘无故发呆，被工长劝其休假。

病程 3　家人将患者接回家休养，发现她经常一个人坐着发呆，表情茫然，声称听到有数人在耳边骂她，对家人的询问、安慰无反应。还把家中的物品丢到垃圾桶，做事颠三倒四，神情恍惚。发病以来进食减少，日常生活需要家人督促和照顾。

病程 4 患者今日在家属陪伴下来院诊治，诊断为急性应激障碍。入院时测体温 36.5℃、脉搏 98 次/分 、呼吸 20 次/分、血压 136/85mmHg，说话少，回答问题切题，入院当晚出现冲动、出走的行为，经语言安慰和心理疏导症状没能缓解，在取得家属同意后按医嘱给予保护性约束。患者住院期间时常感到紧张、害怕，睡眠差，多梦。予以药物（艾司西酞普兰）、心理治疗和重复经颅磁刺激控制急性症状、改善睡眠和认知重建，住院治疗 2 周后痊愈出院。

案例分析

【问题一】病程 1

1. 临床表现 急性应激障碍的典型表现为“茫然”状态、意识范围缩窄、意识清晰度下降、注意狭窄，常出现自主神经症状（心动过速、出汗、赤面等）。异乎寻常的应激源的影响与症状出现之间有明确的时间联系。症状多在遭受创伤性事件后数分钟至数小时内出现。

2. 护理评估

（1）应激源的评估：评估应激源（车祸）发生的原因、时间、地点、当时的情景、与疾病发生有无关联等。

（2）跌倒风险评估：《Morse 跌倒评估量表》得分 25 分（存在意识障碍和乏力），为中度风险。

（3）生命体征、意识状态是否正常。

（4）身体状态有无异常。

3. 护理问题

（1）急性意识障碍：与强烈的应激刺激有关。

（2）有外伤的风险：与茫然、注意狭窄和双腿无力有关。

（3）有水、电解质失衡的风险：与大量出汗过多有关。

（4）个人应对无效：与突发、强烈的心理应激有关。

4. 护理措施

（1）安全护理：①及时将患者转移至安全的地方，远离车祸现场，避免应激源对患者的进一步刺激。②专人陪伴和搀扶或专门的交通工具运送患者离开现场，避免患者被他人冲撞或跌倒摔伤。③给患者进行必要的解释，告知患者伤者已得到医护救助，她自己也已处于安全的环境，增加安全感。

（2）对症护理：①意识障碍的护理：密切观察患者的意识状态，通过呼唤患者的名字、定向力和理解力的测定来判断患者有无意识障碍以及障碍的程度，做好基础护理和安全护理。②维持水、电解质的平衡：鼓励进食，补充水分，必要时给予静脉输液，保证生理需要量。

（3）支持性心理护理：①鼓励表达：鼓励患者倾诉对应激事件的感受和应对方式，耐心倾听患者的倾诉，并适时给予解释和安慰。②认同接纳：对患者当前的内心体验和应对机制表示认同和理解，强调患者对应激事件的感受和体验是一种正常的反应，让患者消除自己“胆小”“怯懦”的不良认知和评价。③合理解释和指导：帮助患者分析导致痛苦感受和不良体验的原因，鼓励和指导患者正确看待客观事实，树立战胜困难的信心和勇气。④合理运用非语言沟通技巧：如安静陪伴、关注而柔和的目光注视、紧握患者的双手、扶肩膀、拥抱等，让患者感受来自他人的关心和支持，认识到自己不是孤独地面对应激事件的。

【问题二】病程 2

1. 临床表现 急性应激障碍的典型表现还包括定向错误、对周围的事物理解困难，有些患者可出现严重的抑郁、焦虑等临床表现。

2. 护理评估

（1）定向力：患者对时间、地点、人物的定向有无障碍及程度。

（2）社会功能：能否坚持正常的工作。

（3）睡眠：能否入睡，睡眠质量及睡眠时长如何等。

3. 护理问题

（1）有走失的风险：与定向力障碍有关。

（2）恐惧：与经历强烈的刺激有关。

（3）焦虑：与经历强烈的刺激、恐惧不安有关。

（4）睡眠型态紊乱：与应激事件导致的紧张、恐惧有关。

4. 护理措施

（1）安全护理：①走失风险评估：每天定时和动态进行定向力及

走失风险的评估，在护士站和床头卡做好防走失风险标识。②安置在重症监护室，密切观察病情，外出检查时专人陪伴，告知患者当前身处的位置，增加患者现实感。

（2）缓和负性情绪：①宣泄情绪：鼓励患者倾诉和表达自己的情绪；②评价问题：帮助患者分析和了解自己的负性自动思维模式，探询负性认知在应激刺激与负性情感反应之间的中介作用，判断哪些是可以改变而哪些是无法改变的，试图改变可以改变的（如：司机和行人要自觉遵守交通规则，时刻注意出行安全），接受无法改变的（如：车祸已经发生的事实）；③回避痛苦情景：拒绝去想所面对的困扰，避开导致困扰出现的人或引起不好回忆的事。

（3）改善睡眠：①创造安静、安全的良好睡眠环境。保持室内整洁，空气新鲜，光线柔和，温度适宜，环境安静，床单位干燥、清洁、平整，让患者感到安全舒适。②指导患者进行放松训练，包括呼吸放松、渐进式肌肉放松、正念减压等。③必要时按医嘱给予助眠药物。

【问题三】病程 3

家人将患者接回家休养，发现她经常一个人坐着发呆，表情茫然，声称听到有数人在耳边骂她，对家人的询问、安慰无反应。还把家中的物品丢到垃圾桶，做事颠三倒四，神情恍惚。发病以来进食减少，日常生活需要家人督促和照顾。

1. 临床表现　有些患者在病情严重阶段可出现片断的幻觉、妄想、严重的焦虑抑郁，可达到精神障碍的程度。

2. 护理评估

（1）自杀、自伤风险：《护士用自杀风险评估量表（NGASR）》评分 6 分，患者的自杀风险为中风险。

（2）生活自理能力：《日常生活能力评定 Barthel 指数量表》评分 60 分，为中度依赖。

（3）营养状况：《简易营养状态评估表（MNA）》评分 8 分，有营养不良的风险。

（4）社会功能状况：不能完整履行自己的社会角色功能。

3. 护理问题

（1）有自杀自伤的风险：与对创伤性事件的应对不良有关。

（2）有营养失调的危险：与进食减少有关。

（3）自理能力缺陷：与行为退缩有关。

（4）无效性角色行为：与应激和行为退缩有关。

4. 护理措施

（1）安全护理：①自杀自伤风险评估：每天定时和动态进行自杀自伤风险评估，在护士站和床头卡做好预防自杀自伤风险标识。②患者的安置：将患者安置在重病监护室密切观察，随时掌握患者的动向，尤其在夜间、清晨、午睡、护士交接班等病房值班人员较少或护士工作较忙的时段，更要密切观察和防范。③危险品的管理：在征得家属及患者同意后，将其随身携带的危险物品（如水果刀）交给护士保管，需使用时再从护士站领取。④加强沟通：利用各种机会，运用沟通技巧，鼓励患者表达思想、情感，随时掌握患者的心理动态，并进行心理疏导。⑤严格执行交接班制度。

（2）维持营养：根据患者的饮食习惯安排开餐时间，提供符合其口味、富含营养、易消化的食物，对拒食者耐心进行劝导，必要时少食多餐或喂食，以保证热量和营养。

（3）基础护理：督促和协助患者做好个人卫生，保持整洁和舒适，督促患者规律作息。

（4）给药护理：在治疗过程中注意观察药物的不良反应，如有无食欲减退、恶心、口干、便秘、腹泻等消化道症状，有无嗜睡、失眠、兴奋、焦虑、头痛、眩晕等不良反应，告知应对不良反应的方法，如当出现眩晕时，应立即躺（坐）下来，待症状减轻后方可起立行走。同时要向患者解释坚持服药的必要性，告知患者突然停药的风险。在给药护理时要注意观察患者服药到胃，确保给药安全。

（5）健康宣教：应激导致的心理问题逐步得到大众认识，但少数患者因对精神障碍的偏见而不愿意承认和治疗，导致疾病一拖再拖而致病情不断加重。做好患者的健康教育，指导患者如何应对创伤性事件的方法，告知当面临创伤性事件时如何寻找支持性资源，以减轻应激反应。创伤性事件发生后，社会支持对患者的康复起到非常重要的作用，因此，家属提供有效的支持是非常必要的，但要注意过度支持或“补偿”对疾病康复的负面影响，指导家属理解患者，陪伴患者，及时给患者所需要的物质和心灵的帮助和支持。

【问题四】病程 4

1. 临床表现　严重时达到分离性木僵或激越性活动增加（如外走反应）。

2. 护理评估

（1）是否有寻找外走机会的言语表现和行为。

（2）是否有冲动攻击的行为。

3. 护理问题

（1）外走的危险：与应激状态下的激越性活动增加有关。

（2）暴力攻击的危险：与应激导致的意识混乱有关。

4. 护理措施

（1）风险评估：每天定时和动态进行暴力行为和外走风险评估，在护士站做好风险警示标识，将风险评估结果告知患者家属，取得家属的理解和配合。

（2）暴力攻击风险的干预及护理：当患者出现冲动行为时护士要给予理解和包容，及时给予安慰和心理疏导，劝离其他围观人员，同时要向患者家属做好解释，告知家属这不是患者故意而为，也不是患者矫情，避免家属的焦虑或厌烦情绪给患者增加不良的影响，必要时在征得患者或家属同意后采取保护性约束措施，避免造成患者和其他人员的伤害。

（3）外走风险的干预及护理：患者入院时责任护士要做好健康宣教，强调病区管理制度，解释治疗的必要性。告知陪护人员要关心患者，随时陪伴在患者身边，不能让患者单独外出。责任护士要掌握患者的动向，严格做好交接班。

第二节　创伤后应激障碍

创伤后应激障碍（post traumatic stress disorder，PTSD）是个体经

历、目睹或遭遇的急性的、异常强烈涉及自身或他人的实际死亡或受到死亡威胁、严重伤害或躯体完整性受到威胁的事件后，所导致的延迟出现和长期持续存在的一类精神障碍。

案例 2

病程 1 患者，女，46 岁，单位职员，已婚，和丈夫共同育有一儿子正在读高中。患者自诉半年前丈夫因突发心肌梗死在家中去世，自此一直没能走出悲伤的阴霾。

病程 2 自丈夫去世几个月以来，患者总是自责对丈夫关心不够，没有及时发现丈夫身体的异常，家人及朋友的安慰和开导也不起作用，害怕听到别人谈论家庭情况，丈夫在世时夫妻二人经常晚饭后一起散步，现在散步也不去了，对工作也提不起兴趣，晚上很难入睡，进食量明显减少，身体较前明显消瘦，做事颠三倒四，神情恍惚。

病程 3 患者经常不受控制地想起和丈夫在一起生活时夫妻恩爱的细节，常常不由自主地流泪。晚上时常梦见丈夫去世时的情景，每当梦见丈夫时都会连续伤心好几天，心情更加低落，感到心被掏空了一样。

病程 4 门诊以“创伤后应激障碍”收入院。患者入院时接触良好，测体温 36.2℃、脉搏 82 次/分 、呼吸 20 次/分、血压 98/60mmHg，体形消瘦，面色苍白。住院过程中，自诉经常做噩梦，每次惊醒后都是大汗淋漓，心慌、头痛，因此而害怕晚上睡觉。

案例分析

【问题一】病程 1

创伤后应激障碍的核心症状有三组，即创伤性再体验症状、回避和麻木症状、警觉性增高症状。

【问题二】病程 2

1. 临床表现 回避和麻木症状：回避与创伤有关的话题，回避可能勾起痛苦回忆的事情、场景和人物。回避分有意识回避和无意识回避。患者有意回避谈论涉及家庭（丈夫）相关的话题，回避曾与丈夫共同参与的活动。回避的同时，患者也可出现情感麻木，表现为对周围的人或事反应迟钝，对自己原来的爱好提不起兴趣，不愿与人亲近和交流，对未来生活、工作、事业等失去憧憬，整体上给人木讷、淡然的感觉，甚至有度日如年的感觉，严重者产生轻生的念头。

2. 护理评估

（1）生命体征有无异常。

（2）对创伤性事件的认知，寻求支持性资源的能力。

（3）自杀、自伤风评估：《护士用自杀风险评估量表（NGASR）》评分 6 分，为中风险。

（4）营养状况：有无营养不良。

（5）睡眠情况：睡眠障碍的类型。

3. 护理问题

（1）有自杀、自伤风险：与强烈应激事件引起严重抑郁和过度自责有关。

（2）抑郁：与应激状态下神经内分泌系统失调和精神创伤有关。

（3）睡眠型态紊乱：与严重应激反应有关。

（4）营养失调：与进食量减少有关。

4. 护理措施

（1）安全护理：①自杀、自伤风险评估：入院 24 小时内完成风险评估，将患者安置在重症监护室，保持房间的整洁、舒适和安全。②在护士站有防自杀警示标识，护士要对患者的情况心中有数，重点巡视、观察。③严格执行交接班。

（2）给药护理：目前公认的选择性五羟色胺再摄取抑制剂（SSRIs）类药物帕罗西汀、氟西汀、舍曲林等对 PTSD 有疗效和安全性，还可以提高患者的生活质量，改善睡眠。在治疗过程中注意观察药物的不良反应，如有无食欲减退、恶心、口干、便秘、腹泻等消化道症状，有无嗜睡、失眠、兴奋、焦虑、头痛等神经系统的不良反应。如果病情需要使用苯二氮䓬类药物时，应注意预防跌倒的发生。向患者解释坚持服药的必要性，告知患者突然停药的风险，在给药护理时要注意观察患者服药到胃，确保给药安全。

（3）睡眠护理：给患者创造安静、舒适的睡眠环境，指导和训练患者使用呼吸放松、冥想等方法促进睡眠，对失眠严重的患者要报告医生给予助睡眠的药物，同时观察药物的治疗效果和不良反应。

（4）饮食护理：了解患者的饮食习惯，提供符合口味的食物，鼓励和劝导患者进食，必要时可少食多餐，对进食确实困难者可给予静脉输液，保证基本需要量。

（5）心理护理：①以同理心理解患者的痛苦感受和内心体验，使患者对医护人员产生信任感，告知患者其丈夫的去世是疾病本身导致，并不是她的过错，减轻自责。②鼓励患者建立和恢复亲子关系、人际关系，安排适当的家务活动、工作或社交活动，分散注意力，减轻心理痛苦。③适度有效的社会支持：提供有效的社会支持是非常必要的，但要注意过度支持或“补偿”对疾病康复的负面影响。

【问题三】病程 3

1. 临床表现 创伤性再体验症状：在患者的思维、记忆和梦里，无法控制地、反复、不自主地闯入与创伤有关的场景、人物和内容，如同再次经历创伤性事件，产生相似的情感体验，诱发强烈的心理痛苦和生理反应。创伤性再体验是 PTSD 最常见也是最具特征性的症状。

2. 护理评估

（1）有无创伤性再体验。

（2）有无情绪低落。

（3）有无自杀、自伤风险。

3. 护理问题

（1）焦虑、抑郁：与应激创伤事件的不断“闪回”和创伤性再体验有关。

（2）睡眠型态紊乱：与创伤应激后的抑郁、多梦有关。

4. 护理措施

（1）支持性心理护理：①与患者建立良好的护患关系，理解和接纳患者的情绪反应，及时提供满足患者需求的护理。患者愿意倾诉时，护士应保持真诚的倾听，传达关心，鼓励和指导患者采用恰当的方法宣泄焦虑、抑郁情绪，如在空旷的地方大声喊叫、哭泣、运动等。②放松训练，包括呼吸训练、渐进式肌肉放松训练等，缓解患者的生理高警觉状态。③正念练习，让患者在练习过程中学会和提高自我觉察，改善认知，客观面对应激创伤事件。

（2）睡眠护理：根据患者的需要保持室内柔和的光线，允许其亲密的朋友或家人陪伴，为患者创造安静、舒适、安全的睡眠环境，告知患者多梦是暂时的、常见的现象，必要时给予促进睡眠的药物，同时观察药物的治疗效果和不良反应。

【问题四】病程 4

1. 临床表现　警觉性增高症状：表现为过度的警觉，注意力不集中，易激惹，烦躁不安，焦虑，梦中惊醒，睡眠障碍如入睡困难、易醒，也可伴有心慌、出汗、头痛、躯体不适等症状。警觉性增高一般在创伤发生后第一个月最普遍、最严重，是几乎每个患者都存在的症状。

2. 护理评估

（1）睡眠情况：有无因多梦、噩梦而影响睡眠。

（2）症状评估：有无躯体不适。

3. 护理问题

（1）恐惧：与经历强烈应激、反复出现创入性症状有关。

（2）躯体不适：与应激状态下的神经、内分泌系统功能紊乱有关。

4. 护理措施

（1）向患者介绍创伤反应的知识，强调创伤后出现的悲伤、自责、低落等情绪反应是正常的，降低患者的焦虑和恐惧。

（2）想象暴露：在安全的环境下，鼓励患者回忆并描述与丈夫在一起生活（包括丈夫病发）的情景，并将其想法、感受用语言描述出来，直到困扰减轻。

（3）症状护理：观察躯体不适的症状有无改善或加重，定时测量生命体征，协助患者及时擦干汗液、更换衣服和皮肤清洁，增加舒适度，鼓励患者进食和补充水分，保持水、电解质的平衡。

【问题五】PTSD17 项筛查问卷（PCL－C）

指导语 1：重大生活事件的发生，由于其突然性及其造成的灾难性影响，不可避免地会对涉及事件的许多人造成不同程度的心理和身体影响，会造成人的应激反应，带来消极情绪、思维混乱、行为失控等反应。为了科学地评估重大生活事件对您造成的身体和心理影响，请您仔细阅读指导语，明白意思后根据您自己的实际情况来回答。您所有的评估结果都将受到严格的保密，个人资料也不会被披露。

A. 在事件发生过程中您的角色：

①直接受影响者　②事件目击者　③直接受影响者家属　④医疗救护人员　⑤现场指挥人员

B. 您和事件现场接触的时间：

①一直在　②大部分时间　③小部分时间　④不在现场

C. 您认为事件发生之后，您自己的身体和心理受到影响了吗？

①没有影响　②轻度影响　③中度影响　④重度影响　⑤极其严重影响

指导语 2：当您经历或目睹了无法预测的突发事件后，突发事件产生的痛苦情绪有时会在您的记忆中保留很长的时间，并且每次回忆时都很痛苦。请您自己评估最近一个月您的反应，包括这些反应的严重程度（在最合适的分数上打“√”）

1 分：没有什么反应；2 分：轻度反应；3 分：中度反应；4 分：重度反应；5 分：极重度反应。

条目	评分				
1. 即使没有什么事情提醒您，也会想起这件令人痛苦的事，或在脑海里出现有关画面。	1	2	3	4	5
2. 经常做有关此事的噩梦。	1	2	3	4	5
3. 突然感觉到痛苦的事件好像再次发生了一样（好像再次经历过一次）	1	2	3	4	5
4. 想起此事，内心非常痛苦。	1	2	3	4	5
5. 想到这件事情，就出现身体反应，例如：手心出汗、呼吸急促、心跳加快、口干、胃痉挛、肌肉紧张等。	1	2	3	4	5
6. 努力地回避会使您想起此事的想法或感觉。	1	2	3	4	5
7. 努力地回避会使您想起此事的活动、谈话、地点或人物。	1	2	3	4	5

续表

条目	评分
8. 忘记了此事件中的重要部分。	1 2 3 4 5
9. 对生活中的一些重要活动，如工作、业余爱好、运动或社交活动等，失去兴趣。	1 2 3 4 5
10. 感觉和周围的人隔离开来了。	1 2 3 4 5
11. 感觉情感变得麻木了（例如，感受不到亲切、爱恋、快乐等感觉，或哭不出来）。	1 2 3 4 5
12. 对将来没有远大的设想（例如，对职业、婚姻或儿女没有期望，希望生命早日结束）。	1 2 3 4 5
13. 难以入睡，或睡眠很浅。	1 2 3 4 5
14. 容易被激怒或一点儿小事就大发雷霆。	1 2 3 4 5
15. 很难集中注意力。	1 2 3 4 5
16. 变得很警觉或觉得没有安全感（例如，经常巡视你的周围，检查异常声音，检查门窗）。	1 2 3 4 5
17. 容易被突然的声音或动作吓得心惊肉跳。	1 2 3 4 5

思考题

一、A1 型题（从以下 5 个备选答案中选出最佳的一项）

1. 严重创伤后应激障碍的标准是（　　）

A. 社会功能受损　　B. 职业功能受损　　C. 家庭功能受损

D. 学习功能受损　　E. 躯体症状严重

2. 适应障碍与焦虑症的鉴别在于前者（　　）

A. 一般无精神病性症状

B. 有明显的自主神经功能失调

C. 病程一般比较长，大于 6 个月

D. 病前无任何可重视的应激源可寻

E. 以情绪和行为异常为主要临床表现

3. 在遭受创伤性事件后几小时内，患者出现妄想和严重情绪障碍，称为（　　）

A. 应激反应

B. 适应障碍

C. 急性应激障碍

D. 情感性精神障碍

E. 创伤后应激障碍

4. 急性应激障碍的诊断要点正确的是（　　）

A. 时刻回避创伤记忆

B. 麻木、情感反应迟钝

C. 在创伤性事件后 6 个月内发生

D. 症状出现与时间没有明确的联系

E. 在应激事件后的 24 小时之内发生

5. 急性应激反应的病程一般不超过（　　）

A. 1 周　　B. 2 周　　C. 3 周

D. 1 个月　　E. 3 个月

6. 急性应激障碍的临床特点是（　　）

A. 预后差

B. 病程长

C. 具有暗示性

D. 症状与应激源无关

E. 病前遭受应激性事件

7. 以下哪项符合 ICD－10 关于 PTSD 诊断的时间标准（　　）

A. 在遭受创伤性事件后的 1 小时内

B. 在遭受创伤性事件后的 48 小时内

C. 在遭受创伤性事件后的 6 个月内

D. 在遭受创伤性事件后的 1 个月内

E. 在遭受创伤性事件后的 6 个月后

8. 创伤后应激障碍患者的首要护理措施是（　　）

A. 尽早脱离创伤源

B. 给药安全护理

C. 入院风险评估

D. 保证患者安全

E. 给予心理支持

9. 关于创伤后应激障碍的社会支持，哪种说法正确（　　）

A. 探视的朋友越多越好

B. 家属给予更多的“补偿”

C. 家属应为其做好一切事情

D. 对亲属的心理影响很小

E. 社会支持不应过度

10. 大声噪音可使创伤后应激障碍患者产生严重的焦虑反应，下列解释正确的是（　　）

A. 还存在其他精神问题

B. 环境因素可触发其情感反应

C. 对某些正常的刺激会产生恐惧

D. 不能以一种合适的方式应对刺激

E. 对曾经的经历会产生强烈的情感反应

二、A2 型题（根据以下病历，选出最佳的选项）

1. 患者，男，54 岁，已婚，农民。两天前妻子突然提出离婚，患者坚决不同意。第二天突然说看见很多人追杀他而急忙躲进山洞里，表现紧张、害怕。临床诊断最可能是（　　）

A. 精神分裂症　　B. 偏执性精神病　　C. 急性应激障碍

D. 焦虑恐惧障碍　　E. 情感性精神障碍

2. 患者，女，12 岁，因晚上经常被噩梦惊醒，不愿上学，父母问其原因不愿回答。平时成绩优秀，一个月前外出回家途中疑似被一男性尾随，患者当时全身发抖、面色苍白，诊断为创伤后应激障碍。应激性障碍的特点是（　　）

A. 创伤事件为较为亲密的人

B. 抑郁情绪，有晨重暮轻表现

C. 明显的自主神经功能紊乱症状

D. 症状反应与精神刺激的内容无关

E. 起病在时间上与精神刺激有密切关系

3. 患者，女，30 岁，已婚，工人。曾亲眼目睹一起跳楼自杀事件，

当时感到很恐惧，手脚发抖，感觉迈不开步子，心脏好像要跳出来的感觉，呼吸急促，手心全是汗。其最有可能的临床诊断是（　　）

A. 延长哀伤障碍　　B. 身体忧虑障碍　　C. 躯体形式障碍

D. 急性适应障碍　　E. 急性应激障碍

4. 患者，男，40 岁，工人，未婚，性格内向。工作中代人受过被冤枉扣奖金，自己虽力争但得不到工长的信任，而过错者非但不主动担责而且还幸灾乐祸，患者因此终日郁郁寡欢。关于精神应激是否致病，与下列哪些无关（　　）

A. 有无社会支持

B. 个人的主观体验

C. 家族史或既往史

D. 应激源的性质和强度

E. 内心冲突的严重程度

5. 患者，女，24 岁，初中教师，未婚。因刚参加工作缺乏教学经验，被家长联名投诉要求更换老师。患者认为自己已经很努力了，家长这些要求实在过分。感到很气愤也很想不通，经常睡不着觉，记忆力也不如以前。首优的护理问题是（　　）

A. 评价问题　　B. 评价问题　　C. 回避问题

D. 宣泄情绪　　E. 解决问题

6. 患者，男，57 岁，农民，已婚。因请假而被莫名辞工，变得情绪激动，逢人便说自己的不幸，兴奋，话多，经常自言自语，自称自己已经成王、成神，有花不完的钱，越说越激动，别人劝说就想打人。下列哪项不属于应激相关障碍的易感因素（　　）

A. 性别　　B. 家庭史　　C. 支持系统

D. 应对方式　　E. 躯体状况

7. 患者，女，59 岁，已婚，农民。一月前因儿子肇事被拘后，表现兴奋话多、滔滔不绝，晚上经常起来走动不睡觉，自称自己有大本事，对家属的安慰不予接受，反称别人是坏人。关于创伤后应激障碍，正确的是（　　）

A. 确定是否经历过创伤性事件

B. 发生在创伤性事件后的 1 年

C. 经历创伤后症状是可以痊愈的

D. 不倾向于逃避回忆的话题

E. 有回想事件时的记忆和重复的梦境

8. 患者，女，32 岁，已婚，“120”护士。参与一起跳楼自杀事件现场的急救，亲眼目睹事件当事人从高处坠落，事后经常想起当时伤者的惨状，也经常梦见当时的情景，严重影响到工作和生活，不敢再去现场。下列关于创伤性再体验的特征性描述是（　　）

A. 应激源消退，应激反应持续

B. 临床症状紧围绕丧亲事件

C. 持续的、极度的痛苦体验

D. 侵入性创伤性体验重复

E. 不会去寻求支持或帮助

9. 患者，女，33 岁，工人。表现易激惹，冲动，一言不合就大发脾气，说自己很有钱，住金子做的房子；某日上厕所与保洁阿姨发生冲突，扬言要杀人。患者发病可能与半月前父亲突然去世有关。关于该患者的护理评估，应排除（　　）

A. 有夸大妄想

B. 经历创伤性事件

C. 有冲动伤人危险

D. 患者无自杀危险

E. 摄入量可能不足

10. 患儿，男，6 岁，三个月前听大人说其外出打工的父亲突然发生车祸去世，之后患儿就经常在梦中惊醒、哭泣，白天说话明显减少，听到汽车的声音就全身发抖，不愿去学校，对大人的询问不回答，白天晚上均需大人陪。该患儿可能存在的症状是（　　）

A. 创伤性再体验　　B. 分离性遗忘　　C. 强迫意向

D. 适应障碍　　E. 恍惚障碍

11. 患者，男，39 岁，私营企业主，已婚。在下班途中突遭不明身份人员绑架，虽被解救但自此整夜不眠，整日惶恐不安，不思饮食，无

法处理公司事务。对于该患者预后描述正确的是（　　）

A. 预后不好

B. 病程漫长

C. 终身不愈

D. 事件与症状没有联系

E. 病程一般不超过一个月

12. 患者，女，50岁，一小时前亲眼目睹一起致多人死伤的残忍凶杀案，自己和丈夫也无端受伤。入院时表情淡漠，一脸茫然。晚上突然大喊大叫，自称看到有人手持大刀要杀她，诊断为急性应激障碍。以下描述正确的是（　　）

A. 该病的发生与心理社会因素无关

B. 病因多为强烈、持久的精神创伤

C. 该疾病只发生在儿童、青年人群

D. 该疾病的发生率女性高于男性

E. 该疾病只发生在老年人群

13. 患者，男，52岁，一小时前在高速路上发生汽车连环追尾事故，自己汽车被撞、身体受伤。入院时情绪激动，大喊大叫，惊恐不安，治疗不合作，此阶段的急诊处理措施是（　　）

A. 地西泮10mg肌内注射

B. 氯丙嗪50mg肌内注射

C. 支持性心理治疗

D. 情绪稳定剂治疗

E. 暗示性心律治疗

14. 患者，女，48岁，已婚，目睹了一起跳楼事件，该情景不由自主地出现患者的联想和记忆中，使患者出现幻觉、错觉，仿佛又完全置身创伤性事件发生时的情景，重新表现出事件发生时伴发的各种强烈的情感反应，持续的时间可从数秒到几天不等。这种现象称为（　　）

A. 回避　　B. 闪回　　C. 恐惧

D. 易激惹　　E. 惊跳反应

15. 患者，女，35岁，已婚，教师。父母年迈，有一弟弟25岁无业，平日家里大小事情都由患者操持。一周前弟弟因涉嫌盗窃被拘，认为是自己没管好弟弟，害怕弟弟被判重刑，经常不由自主地想起弟弟被抓走的情景，做事无精打采。导致患者应激反应的应激因素主要是（ ）

A. 生物因素

B. 物理因素

C. 化学因素

D. 心理和社会因素

E. 生理和化学因素

三、A3 型题（从以下选项中选出每道题最佳的答案）

（1～3 题共用题干）

患者，男，23 岁，工人，未婚，中专学历。幼年瘦弱多病，发育较迟，学习成绩一般。病前个性孤僻内向，胆小怯弱。双亲年老多病，家中得于聪明能干的姐姐照料，患者多有依赖。5 天前，姐姐因车祸去世。得知噩耗，患者顿时浑身发抖，号啕大哭。少倾，不认识家人，语言不连贯。

1. 根据患者的临床表现，可能性较大的诊断是（ ）

A. 急性适应障碍

B. 急性应激障碍

C. 反应性精神障碍

D. 创伤后应激障碍

E. 正常反应，无须理会

2. 如果患者的应激反应持续无好转，并出现情绪低落，感到生活无望。安全护理中重点要（ ）

A. 预防自杀　　B. 预防伤人　　C. 保证营养

D. 预防走失　　E. 预防压力性损伤

3. 对患者的治疗及护理，优先适宜的是（ ）

A. 暴露疗法　　B. 保证安全　　C. 无抽搐治疗

D. 保证足够营养　　E. 水、电解质平衡

（4～5 题共用题干）

患者，女，28 岁，已婚，有一 8 岁儿子。半年来丈夫多次以性格

不合提出离婚，患者坚决不同意，10 日前丈夫向法院提出离婚诉讼，并主张儿子的抚养权。患者虽经多方努力也未能使丈夫打消离婚的念头。之后患者就不与人往来，终日闭门不出，沉默少语，经常半夜哭泣。医生检查尚合作，但不愿交谈，未发现其他精神症状。

4. 从临床表现来分析，患者的诊断是什么（　　）

A. 抑郁障碍　　B. 急性适应障碍　　C. 急性应激障碍

D. 双相情感障碍　　E. 创伤后应激障碍

5. 以下哪项是该患者的诊断依据（　　）

A. 逃避与创伤有关的话题

B. 发生事件后的 6 个月内

C. 存在意识模糊

D. 病程短暂

E. 预后良好

（6～8 题共用题干）

陈女士，45 岁，已婚，商店营业员。平素身体健康，性格随和。一周前上班途中发生车祸，随后被对方殴打，当时陈女士突然倒地，呼之不应，周围人掐其人中后苏醒，醒后答话切题，提起车祸经过恐惧不安，四肢发抖。自述脑子变笨了，晚上老是做噩梦。整日坐卧不安，经常仿佛身临其境，表现出车祸中伴发的情感，无法料理家务，谈话时情绪低落、流泪。

6. 陈女士发生车祸和被人殴打后，出现了何种情况（　　）

A. 恍惚障碍　　B. 意识障碍　　C. 惊恐发作

D. 突发心脏病　　E. 急性应激障碍

7. 陈女士的症状有何特点（　　）

A. 明显消极悲观

B. 与个性特征无关

C. 无自主神经症状

D. 侵入性症状为亲人离世

E. 创伤性体验反复侵入

8. 根据陈女士经常仿佛身临其境，表现出车祸中伴发的情感的情

况，该症状为（　　）

A. 事件闪回　　B. 痛苦回忆　　C. 模拟情景

D. 创伤体验　　E. 不良想象

四、A4 型题（从以下选项中选出每道题最佳的答案）

（1～3 题共用题干）

李某，女，51 岁，中学教师，大学文化。2 天前，其儿子与儿媳自驾游发生车祸死亡，当晚李某获知噩耗后赶往公安机关。见到儿子及儿媳尸体当即晕厥，数分钟醒来，出现言语不连贯，意识清晰度下降，拒绝承认尸体是自己的孩子。反复念叨："我的孩子们去旅行结婚了，很快就会回来的，他们不会死的"。服用镇静剂后，方安静下来。第二天醒来号啕大哭，反复责备自己。对别人的劝说很反感。

1. 在以下的心理防御机制中，比较符合李某情况的是（　　）

A. 压抑、置换　　B. 否认、投射　　C. 退行、投射

D. 投射、置换　　E. 置换、否认

2. 如果李某出现激越性活动增加的症状，安全护理方面应做好（　　）

A. 预防跌倒　　B. 生活护理　　C. 营养补充

D. 充足的睡眠　　E. 防意外事件

3. 李某 10 岁时，其母亲因车祸意外死亡，从此变得更加内向，不愿与人往，但学习刻苦，要求完美。在病史采集方面，还需要了解哪些重要信息（　　）

A. 生命体征　　B. 生化结果　　C. 饮食情况

D. 颅脑 CT 检查　　E. 家庭成员的关系

（4～6 题共用题干）

患者，女，40 岁，公司职员，大专文化。6 个月前，丈夫出差时，突遇车祸去世。在出差前，患者曾与丈夫为一件小事而拌嘴，丈夫一气之下说出"我走了，再也不回来了"的气话。丈夫过世后，患者悲痛欲绝，常常自责，认为是自己和丈夫吵架，导致丈夫再也无法回到这个家了。自此以后，患者无法继续上班，不愿意与任何人接触，对孩子也无法照顾，生活需要母亲督促。

4. 引起患者应激反应的应激源是什么（　　）

A. 与丈夫吵架

B. 孩子无人照顾

C. 无法继续上班

D. 与同事发生矛盾

E. 丈夫突遇车祸去世

5. 患者不愿与人谈起丈夫去世时的情景，承认有过自杀的念头。患者的症状是（　　）

A. 主动回避　　B. 行为障碍　　C. 强迫思维

D. 意识障碍　　E. 创伤性再体验

6. 患者采用的不良的心理应付方式是（　　）

A. 攻击他人　　B. 采取自杀　　C. 找人倾诉

D. 解决问题　　E. 面对现实

(7 ~9 题共用题干)

患者，女，40 岁，初中文化，已婚，工人。家属代诉患者 12 天前亲眼目睹一起惨烈的交通事故，因精神受到巨大刺激而发病，表现为紧张、害怕，反复打电话给丈夫和姐姐，述说自己很害怕，感到“脑子变傻了，头脑乱乱的”，夜晚不敢入睡，并称凭空听到有数人在耳边骂她，有时又不讲话，发呆，表情茫然，对家人询问、安慰无反应；到工厂上班表情木然、发呆，无法正常工作；还把家中的物品丢到垃圾桶，做事颠三倒四，神情恍惚。发病以来进食减少，日常生活需要家人督促和照顾。

7. 经治疗后该患者的预后（　　）

A. 病情迁延　　B. 可以痊愈　　C. 人格受损

D. 易反复发作　　E. 社会功能受损

8. 入院当晚出现冲动出走的行为，经语言安慰和心理疏导症状没能缓解，按医嘱给予保护性约束。应至少多长时间松解一次保护带（　　）

A. 30 分钟　　B. 1 小时　　C. 2 小时

D. 4 小时　　E. 6 小时

9. 创伤后应激障碍最主要的临床特点之一为（　　）
A. 情绪兴奋、欣快
B. 意识模糊，紧张
C. 情绪低落、愤怒
D. 言语增多、恐惧
E. 创伤性体验重现、痛苦

参考答案

A1 型题

1. A　2. E　3. E　4. B　5. D　6. E　7. C　8. A　9. E　10. B

A2 型题

1. C　2. E　3. E　4. E　5. E　6. A　7. E　8. D　9. D　10. A　11. E　12. B　13. A　14. B　15. D

A3 型题

1. B　2. A　3. B　4. E　5. B　6. E　7. E　8. D

A4 型题

1. B　2. E　3. E　4. E　5. A　6. B　7. B　8. C　9. E

（骆伟娟　李洁）

附　录

附录一　日常生活能力评定 Barthel 指数量表

项目	完全独力	需部分帮助	需极大帮助	完全依赖
1. 进食	10	5	0	—
2. 洗澡	5	0	—	—
3. 修饰	5	0	—	—
4. 穿衣	10	5	0	—
5. 控制大便	10	5	0	—
6. 控制小便	10	5	0	—
7. 如厕	10	5	0	—
8. 床椅转移	15	10	5	0
9. 平地行走	15	10	5	0
10. 上下楼梯	10	5	0	—
总分				

总分为 0 ~ 100 分，100 分为无依赖，61 ~ 99 分有轻度依赖，41 ~ 60 分为中度依赖，0 ~ 40 分为重度依赖。

附录二 Morse跌倒风险评估量表

项目	标准及评分	评估日期	
患者曾跌倒（3个月内）/视觉障碍	0分：没有 25分：有		
超过一个医学诊断	0分：没有 15分：有		
使用助行器具	0分：没有需要/完全卧床/护士扶持 15分：丁形拐杖/手杖/学步车 30分：扶家具行走		
静脉输液/置管/使用药物治疗	0分：没有 20分：有		
步态	0分：正常/卧床/轮椅代步 10分：乏力/≥65岁/体位性低血压 20分：失调及不平衡		
精神状态	0分：了解自己能力 15分：忘记自己限制/意识障碍/躁动不安/沟通障碍/睡眠障碍		
得分			
评估者			

该量表包括六项评估内容，包括患者近3个月内跌倒史、存在1个或以上医学诊断、使用辅助工具、药物治疗、步态/移动、认知状态，根据评估总分，可分为低度危险：0～24分；中度危险：25～44分；高度危险：≥45分。

附录三 Norton 压力性损伤风险评估量表

采用《Norton 压力性损伤风险评估量表》评估患者跌倒风险，该量表包括5项评估内容，包括一般身体状况、精神状况、行走状况、活动状况、失禁状况，每项评分1~4分，总分5~20分，得分≤10分，极度危险；得分11~12分，高度危险；得分13~14分，中度危险；得分15~16分，轻度危险；≥17分无风险。

附：压力性损伤危险因素评估表使用说明

（一）身体状况

此项患者有多种情况时，以最严重的身体状况评分为准。

1. 年龄 ≥80岁，评分为1；≥70岁，评分为2；≥60岁，评分为3。

2. 体重

（1）体重≥标准10%，评分为3；≥标准20%，评分为2；≥标准30%，评分为1。

（2）体重≤标准10%，评分为3；≤标准20%，评分为2；≤标准体重30%，评分为1。

标准体重 男性：身高（cm）－105＝标准体重（kg）

女性：身高（cm）－100＝标准体重（kg）

3. 低蛋白血症

总蛋白值33~34g/L，评分为4；总蛋白值31~32g/L，评分为3；总蛋白值28~30g/L，评分为2；总蛋白值<28g/L，评分为1。

4. 贫血 轻度－血红蛋白90~110g/L，评分为3；中度－血红蛋白60~90g/L，评分为2；重度－血红蛋白30~60g/L，评分为1。

5. 皮肤情况 皮疹/湿疹，评分为2；局部红肿，评分为2。

严重皮肤病，评分为1；皮肤破溃，评分为1。

6. 浮肿 轻度，评分为3；中度，评分为2；重度，评分为1。

（二）失禁

偶有：24 小时失禁次数≤1，评分为 3；常常：24 小时失禁次数≤3，评分为 2。

附表：Norton 压力性损伤风险评估量表

项目	可能发生的危险因素		评估日期					
	患者情况	分值						
身体状况	好	4						
	一般	3						
	不好	2						
	极差	1						
精神状况	思维敏捷	4						
	无动于衷	3						
	不合逻辑	2						
	昏迷	1						
活动能力	可以走动	4						
	帮助下可以走动	3						
	坐轮椅	2						
	长期卧床	1						
灵活程度	行动自如	4						
	轻微受限	3						
	非常受限	2						
	不能活动	1						
失禁情况	无失禁	4						
	偶有失禁	3						
	常常失禁	2						
	完全大小便失禁	1						
总分								

附录四　标准吞咽功能评定（SSA）

评估步骤	评估项目	评分标准				得分
第一步：临床检查（8项）（各项评分均达1分进行下一步）	意识	1＝清醒；	2＝嗜睡，可唤醒并做出言语应答	3＝呼唤有反应，但闭目不语	4＝仅对疼痛刺激有反应	
	头与躯干的控制	1＝能正常维持坐位平衡	2＝能维持坐位平衡但不能持久	3＝不能维持坐位平衡，但能部分控制头部平衡	4＝不能控制头部平衡	
	呼吸方式	1＝正常	2＝异常			
	唇控制	（唇闭合）				
	软腭运动	1＝对称；2＝不对称				
	喉功能	1＝正常；2＝减弱；3＝消失				
	咽反射	1＝存在；2＝缺乏				
	自主咳嗽	1＝正常；2＝减弱；3＝缺乏				
第二步：饮水（量约5ml）重复3次（各项评分均达1分进行下一步）	口角流水	1＝无/1次；2＝＞1次				
	吞咽时	有喉部运动：1＝有；2＝没有				
	吞咽时	有反复的喉部运动（重复吞咽）				
	咳嗽	1＝无/1次；2＝＞1次				
第三步：饮一杯水（量约60ml）（各项评分均达1分进行下一步）	全部饮完	1＝是；2＝否（饮完需要的时间　秒）				
	咳嗽	1＝无/1次；2＝＞1次				
	哽咽	1＝无；2＝有				
	声音质量	吞咽后喉功能 1＝正常；2＝减弱或声音嘶哑；3＝发音不能				

备注：SSA评定共18项，各因子得分越低说明患者的吞咽功能状况越好，分数越高，说明吞咽功能越差，该量表的最低分为18分，最高分为46分，各项评分至少1分（即总分达18分）即可为患者提供进食及服药。

附录五 住院精神疾病患者噎食风险评估表

姓名　　　　　性别　　　　　年龄　　　　　诊断

序号	可能导致噎食的因素		评估结果
1	既往发生过噎食现象者		
2	药物副反应	锥体外系反应者	
		唾液分泌减少、口干者	
3	脑器质性疾病	中、重度痴呆者	
		抢食者	
		脑血管意外后遗症者	
		有癫痫发作史者	
4	精神症状	极度兴奋者	
		躁狂饥饿感增加者	
		暴饮暴食者	
		进食速度过快者	
		言语过多者	
5	生理因素	老年人牙齿脱落影响咀嚼功能者	
		老年人咳嗽、吞咽反射减退者	

注：存在风险因素之一为噎食低风险，存在两种以上风险因素为噎食高风险。

附录六　攻击风险因素评估量表

<table>
<tr><td rowspan="4">Ⅰ级</td><td colspan="3">有下列情况之一者，若为男性则有两项</td></tr>
<tr><td>（1）男性</td><td>（2）精神分裂症伴有幻听或被害妄想</td><td>（3）躁狂</td></tr>
<tr><td>（4）酒药依赖的脱瘾期</td><td>（5）意识障碍伴行为紊乱</td><td>（6）痴呆伴行为紊乱</td></tr>
<tr><td>（7）既往人格不良者（有冲动、边缘型人格障碍）</td><td></td><td></td></tr>
<tr><td>处理</td><td colspan="3">密切观察病情，防冲动。遵医嘱对症治疗</td></tr>
<tr><td>Ⅱ级</td><td>被动的言语攻击行为，表现为激惹性增高，如无对象的抱怨、发牢骚、说怪话</td><td>交谈时态度不好、抵触、有敌意或不信任</td><td>精神分裂症有命令性幻听者</td></tr>
<tr><td>处理</td><td colspan="3">防冲动、密切观察、安置在重症监护室。遵医嘱使用抗精神病性药物降低激惹性；对症治疗</td></tr>
<tr><td>Ⅲ级</td><td>主动的言语攻击行为，如有对象的辱骂；或被动的躯体攻击行为，如毁物</td><td>在交往时出现社交粗暴（交谈时突然离去、躲避、推挡他人善意的躯体接触）</td><td>既往曾有过主动的躯体攻击行为</td></tr>
<tr><td>处理</td><td colspan="3">防冲动，安置在重症监护室。遵医嘱实施保护性约束，必要时陪护，使用抗精神病性药物降低激惹性</td></tr>
<tr><td>Ⅳ级</td><td>有主动的躯体攻击行为，如踢、打、咬或使用物品打击他人</td><td>攻击行为在一天内至少出现两次以上或攻击行为造成了他人肉体上的伤害</td><td></td></tr>
<tr><td>处理</td><td colspan="3">防冲动，安置在重症监护室。及时报告医生，遵医嘱实施保护性约束，对症处理，必要时陪护，使用抗精神病药降低激惹性</td></tr>
</table>

附录七　外走危险因素筛查表

项目	无证据 0 分	部分证据 1 分	明显证据 2 分
1. 有外走历史			
2. 寻找外走机会的临床表现			
3. 无自知力、拒绝住院			
4. 明显精神症状，如幻觉、妄想等			
5. 被动（或哄骗）或强迫（或约束）入院			
6. 对治疗拒绝或不配合感到恐惧			
7. 强烈思念亲人			
总分			

注：该量表包含 7 个条目，每项条目评分 0 ~ 2 分，单项条目评分 2 分或总分高于 3 分，提示患者存在外走危险，分数越高，外走风险越高。

附录八　护士用自杀风险评估量表（NGASR）

评估内容	赋分	得分
1. 绝望感	3	
2. 近期负性生活事件（如失业、经济困难、面临诉讼）	1	
3. 被害妄想或有被害内容的幻听	1	
4. 情绪低落、兴趣丧失或愉快感缺乏	3	
5. 人际和社会功能退缩	1	
6. 言语流露自杀意图	1	
7. 计划采取自杀行动	3	
8. 严重精神问题和（或）自杀的家族史	1	
9. 近亲人死亡或重要亲密关系丧失	3	
10. 精神病史	1	
11. 丧偶	1	
12. 自杀未遂史	3	
13. 社会－经济地位低下	1	
14. 酒瘾或物质滥用史	1	
15. 罹患晚期疾病	1	
总分		

注：该量表共有15个条目，如果答“否”则记0分，答是则记赋值分数，总分为25分，0～5分为低风险，6～8分代表为中风险，9～11分为高风险，≥12分为非常高的风险。

附录九　简易智能状态检查量表（MMSE）

科室________床号________姓　名________
性别________年龄________住院号________

评估内容		错误	正确	得分	得分	得分
Ⅰ定向力（10分）	现在我要问您一些问题，多数都很简单，请您认真回答。					
	星期几	0	1			
	几号	0	1			
	几月	0	1			
	什么季节	0	1			
	哪一年	0	1			
	省市	0	1			
	区县	0	1			
	街道或乡	0	1			
	什么地方	0	1			
	第几层楼	0	1			
Ⅱ记忆力（3分）	现在我告诉您三种东西的名称，我说完后请您重复一遍。（回答出的词语正确即可，顺序不要求）					
	皮球	0	1			
	国旗	0	1			
	树木	0	1			
Ⅲ注意力和计算力（5分）	现在请您算一算，从100中减去7，然后从所得的数算下去，请您将每减一个7后的答案告诉我，直到我说“停”为止（依次减5次，减对几次给几分，如果前面减错，不影响后面评分）。					
	100－7	0	1			
	－7	0	1			
	－7	0	1			
	－7	0	1			
	－7	0	1			

续表

评估内容			错误	正确	得分	得分	得分
Ⅳ 回忆能力（3分）	现在请您说出刚才我让您记住的那三种东西						
	皮球		0	1			
	国旗		0	1			
	树木		0	1			
Ⅴ 语言能力（9分）	命名能力	请问这是什么？					
		回答出“手表”	0	1			
		回答出“铅笔”	0	1			
	复述能力	请您跟我说如下一句话。					
		“大家齐心协力拉紧绳”	0	1			
	三步命令	我给您一张纸，请您按我说的去做。					
		右手拿起纸	0	1			
		将纸对折	0	1			
		将纸放在左腿上	0	1			
	阅读能力	请您念一念这句话，并按这句话的意思去做（如患者为文盲，该项目评为0分）。					
		“请闭上您的眼睛”	0	1			
	书写能力	请您写一个完整的句子。句子要有主语、谓语，能表达一定的意思（如患者为文盲，该项目评为0分）。					
			0	1			
	结构能力	请您照着这个样子把它画下来。					
		（图：两个相交的五边形）	0	1			
评定总分							
评定结果							
评估日期							
评估者签名							

续表

评价标准：总分范围 0～30 分，正常与不正常的分界值与受教育程度有关，分界值以下为有认知功能缺陷，分界值以上为正常。 认知功能缺陷分界值：文盲组（未受学校教育）≤19 分；小学组（教育年限≤6 年）为≤22 分；中学或以上组（教育年限 >6 年）为≤26 分。

附录十　阿片戒断症状量表
（opiate withdrawal scale，OWS）

症状/体征	无	轻	中	重
出汗增加	0	Ⅰ	Ⅱ	Ⅲ
烦躁不安	0	Ⅰ	Ⅱ	Ⅲ
骨、关节疼痛	0	Ⅰ	Ⅱ	Ⅲ
鸡皮疙瘩	0	Ⅰ	Ⅱ	Ⅲ
全身不适	0	Ⅰ	Ⅱ	Ⅲ
哈欠	0	Ⅰ	Ⅱ	Ⅲ
流泪	0	Ⅰ	Ⅱ	Ⅲ
无食欲	0	Ⅰ	Ⅱ	Ⅲ
全身软弱无力	0	Ⅰ	Ⅱ	Ⅲ
流涕	0	Ⅰ	Ⅱ	Ⅲ
疲惫	0	Ⅰ	Ⅱ	Ⅲ
抑郁	0	Ⅰ	Ⅱ	Ⅲ
冷热交替出现	0	Ⅰ	Ⅱ	Ⅲ
头晕目眩	0	Ⅰ	Ⅱ	Ⅲ
寒冷	0	Ⅰ	Ⅱ	Ⅲ
口干	0	Ⅰ	Ⅱ	Ⅲ
呕吐	0	Ⅰ	Ⅱ	Ⅲ
心悸	0	Ⅰ	Ⅱ	Ⅲ
不真实感	0	Ⅰ	Ⅱ	Ⅲ
小便困难	0	Ⅰ	Ⅱ	Ⅲ
肌肉张力增加	0	Ⅰ	Ⅱ	Ⅲ
肌肉疼痛	0	Ⅰ	Ⅱ	Ⅲ
头痛	0	Ⅰ	Ⅱ	Ⅲ
胃肠绞痛	0	Ⅰ	Ⅱ	Ⅲ
腹泻	0	Ⅰ	Ⅱ	Ⅲ
手颤抖	0	Ⅰ	Ⅱ	Ⅲ
肌肉痉挛	0	Ⅰ	Ⅱ	Ⅲ
昏睡	0	Ⅰ	Ⅱ	Ⅲ
畏光	0	Ⅰ	Ⅱ	Ⅲ
皮肤“蚁走”感	0	Ⅰ	Ⅱ	Ⅲ
其他（请说明）	0	Ⅰ	Ⅱ	Ⅲ

附录十一　简易营养状态评估表（MNA）

条目	得分
A. 过去3个月内有没有因为食欲不振、消化问题、咀嚼或吞咽困难而减少食量?	
0 = 食量严重减少	
1 = 食量中度减少	
2 = 食量没有改变	
B. 过去3个月内体重下降的情况	
0 = 体重下降大于3kg	
1 = 不清楚	
2 = 体重下降1～3kg	
3 = 体重没有下降	
C. 活动能力	
0 = 需长期卧床或坐轮椅	
1 = 可以下床或离开轮椅，但不能外出	
2 = 可以外出	
D. 过去3个月内有没有受到心理创伤或患上急性疾病?	
0 = 有	
1 = 没有	
E. 精神心理问题	
0 = 严重智力或精神心理问题	
1 = 轻度智力或精神心理问题	
2 = 没有智力或精神心理问题	
F1. 体重指数（BMI）（kg/m^2）	
0 = BMI < 19	
1 = 19 ≤ BMI < 21	
2 = 21 ≤ BMI < 23	
3 = BMI ≥ 23	

续上表

条目	得分
F2. 如不能取得体重指数，请以问题 F2 取代 F1，如已完成问题 F1，不用回答 F2。小腿围（CC）（cm）	
0 = CC < 31	
3 = CC ≥ 31	
总分	
结果	

说明：正常营养状况（12 ~ 14 分）

有营养不良的风险（8 ~ 11 分）

营养不良（0 ~ 7 分）

附录十二　饮酒问卷（ADS）

指导语：

1. 请仔细阅读每一个问题及所提供相应的答案，选择一个最符合您实际情况的答案，并在相应的答案上划圈。

2. 请认真考虑，尽快回答所有问卷。

3. 如有什么不明白的问题，请向调查者询问。

姓名________年龄________性别________

调查日期________年____月____日

项目	0分	1分	2分	3分	得分
1. 最近一次喝酒时，您喝了多少？	a. 未过量或刚够量	b. 喝醉了	c. 喝得烂醉		
2. 你经常在节日或周末喝醉后，次日早晨仍头痛、恶心、全身不适（宿醉）？	a. 不是	b. 是的			
3. 您在醒酒后手抖吗？	a. 不	b. 有时	c. 几乎每次都有		
4. 由于喝酒的原因，您曾自感不舒服（如恶心、胃痛）吗？	a. 不	b. 有时	c. 几乎每次喝酒都有		
5. 您曾有过震颤谵妄（震颤谵妄指听到不存在的声音，看到不存在的东西，感到非常不安、焦虑、激动、手抖等）吗？	a. 没有	b. 有过一次	c. 一次以上		
6. 当您喝酒时，曾有过动作不稳，步履蹒跚，说话不清吗？	a. 没有	b. 有时	c. 经常		

续表

项目	0分	1分	2分	3分	得分
7. 由于喝酒的原因，您曾感到全身潮热、出汗吗？	a. 没有	b. 仅有一次	c. 一次以上		
8. 由于喝酒的原因，您曾看见实际不存在的东西吗？	a. 没有	b. 仅有一次	c. 一次以上		
9. 您曾因需要喝酒，但又得不到酒喝而惊慌不安吗？	a. 没有	b. 是的			
10. 您曾经有过在喝酒之后丧失了一段记忆（当时并没有喝得烂醉不醒）吗？	a. 没有	b. 有时	c. 经常	d. 几乎在每次喝酒之后	
11. 您外出时带着酒瓶子或把酒放在您的近处吗？	a. 不	b. 有时	c. 几乎每次都是		
12. 在戒酒后您是否以再次大量饮酒而失败告终？	a. 否	b. 有时	c. 几乎每次都是		
13. 在过去的12个月里，您曾否有过喝得烂醉吗？	a. 否	b. 有时	c. 一次以上		
14. 在喝酒后有过抽搐吗？	a. 否	b. 仅一次	c. 一次以上		
15. 您时时刻刻都想喝酒吗？	a. 否	b. 是			
16. 在大量饮酒之后，您的脑子思维变得糊里糊涂、不清楚吗？	a. 否	b. 是，但仅有几小时	c. 是，有一两天	d. 是，有好几天	
17. 由于喝酒的原因，您觉得心跳得很快吗？	a. 否	b. 是			

续表

项目	0分	1分	2分	3分	得分
18. 您脑子里是否不断地想着喝酒？	a. 否	b. 是			
19. 由于喝酒，您曾听到过实际不存在的声音吗？	a. 否	b. 仅一次	c. 一次以上		
20. 当您喝酒时，是否有过惊异和惊恐的感觉？	a. 否	b. 一两次	c. 经常有		
21. 由于喝酒的原因，您是否曾有过蚂蚁和小虫在您身上爬的感觉？	a. 否	b. 仅一次	c. 一次以上		
22. 关于酒后丧失一段记忆？	a. 从未有过	b. 有，丧失记忆的时间超过一个小时	c. 有，丧失记忆的时间超过几个小时	d. 有，丧失记忆的时间一天以上	
23. 您曾有过试图降低饮酒量，但以失败而告终的经历吗？	a. 否	b. 仅一次	c. 一次以上		
24. 您是否喝酒喝得很快，连续几杯一饮而尽？	a. 否	b. 是			
25. 在喝几杯后，您能够停止不喝吗？	a. 是	b. 否			

饮酒问卷（ADS）是由湖南医科大学精神卫生研究所郝伟教授编制，共有25个问卷条目，可以自评也可用作询问的条目。但调查者需注意：①许多酒瘾者常隐瞒自己的问题，不愿意做真实的回答；②对于阅读、理解能力困难者应以通俗的语言进行解释；③在用ADS调查时，受试者应该是清醒的，若处于醉酒或处于戒断反应时，则所回答的问题可能无效。要求受试者仔细考虑每一问题，在相应的条目上划圈，每一

个问题仅有一种回答，但每个问题都必须回答。

选择 a 则分数计 0 分，选择 b 则计 1 分，选择 c 则计 2 分，依此类推。总的酒依赖分为所有项目分数的总和（0～47 分）。得分可分为以下五个等级。

0 分：无酒依赖的表现。

1～13 分：对酒依赖的水平较低。主要表现为心理的依赖，而非躯体的。此类受试者多愿限制饮酒量，而非欲断酒。

14～21 分：中等水平的酒依赖。可能有与饮酒有关的社会心理问题，但以心理依赖为主。继续发展可能出现躯体依赖、戒断症状。受试者可能愿意减少饮酒量，而非彻底戒酒。

22～30 分：酒依赖发展到相当的程度。可能出现了躯体依赖，可能存在与饮酒有关的躯体障碍和社会心理问题。告诉受试者应该认真考虑彻底戒酒，这是唯一解决问题的办法。

31～47 分：酒依赖发展到了严重的程度。躯体依赖可能性很大并可能出现了与饮酒有关的躯体障碍，如肝脏疾病，应告诫患者彻底戒酒是唯一的治疗方案。

参考文献

［1］唐宏宇，方贻儒．精神病学［M］．2 版．北京：人民卫生出版社，2020.

［2］于欣，方贻儒．中华医学会精神学分会．中国双相障碍防治指南［M］．2 版．北京：中华医学电子音像出版社．2015

［3］中华医学会．临床治疗指南（精神病学分册）［M］．北京：人民卫生出版社．2006

［4］郝伟，陆林．精神病学［M］．8 版．北京：人民卫生出版社．2018

［5］赵靖平，张聪沛．临床精神病学［M］．2 版．北京：人民卫生出版社．2016

［6］刘哲宁，杨芳宇．精神科护理学［M］．4 版．北京：人民卫生出版社，2017.

［7］陆林．沈渔邨．精神病学［M］．6 版．北京：人民卫生出版社，2018.

［8］郝伟，于欣．精神病学［M］．7 版．北京：人民卫生出版社，2014.

［9］杨世昌，冯砚国．精神疾病案例诊疗思路［M］．北京：人民卫生出版社，2008.

［10］许冬梅，邵静．精神科护理风险评估手册［M］．北京：中国医药科技出版社，2019.

［11］雷慧，岑慧红．精神科护理学［M］．4 版．北京：人民卫生出版社，2021.

［12］董丽芳，黄弋冰．精神卫生护理［M］．2 版．北京：高等教育出版社，2021.

［13］李铮，王志英．精神科护理学［M］．北京：中国协和医科大学出版社，2010.

[14] 李凌江，陆林．精神病学［M］．人民卫生出版社，2015.
[15] Springhouse 工作室．轻松精神病护理［M］．北京：北京大学医学出版社，2010.
[16] 阚瑞云，韩永惠．实用精神科护理学［M］．郑州：郑州大学出版社，2014.
[17] 章新琼．精神科护理学［M］．北京：中国医药科技出版社，2016.
[18] 屈建新．精神科疾病诊断与治疗策略［M］．吉林：吉林科学技术出版社，2019.
[19] 霍晓鹏，吴欣娟．北京协和医院临床护理教学指南［M］．北京：人民卫生出版社，2021.
[20] 中国痴呆与认知障碍诊治指南写作组，中国医师协会神经内科医师分会认知障碍疾病专业委员会．2018 中国痴呆与认知障碍诊治指南（五）：轻度认知障碍的诊断与治疗［J］．中华医学杂志，2018，98（17）：1294－1301.
[21] 苏雪，李占江，姜长青，等．疑病症认知特点及其测量工具的研究进展［J］．精神医学杂志，2016，29（6）：477－480.
[22] 周爽伊，邵阳，王振．社交焦虑障碍的认知干预及其疗效的生物学机制研究进展［J］．神经疾病与精神卫生，2019，19（11）：1032－1036.
[23] 王周烨，肖泽萍．社交焦虑障碍药物治疗的循证研究进展［J］．上海精神医学，2010，22（4）：251－253.
[24] 乔万通．广场恐怖症研究综述［J］．科教导刊，2017（19）：164－165，187.
[25] 马春艳．青春型精神分裂症患者的护理［J］．中国社区医师（医学专业），2010，12（30）：185－186.
[26] 张凯，李炜，盛承东，周晓琴，刘寰忠．新冠肺炎疫情期间急性短暂性精神病性障碍伴自杀 1 例［J］．四川精神卫生，2020，33（02）：118－120.
[27] 苏雪萍．人格障碍患者的心理分析及护理对策［J］．中国美容医学，2012，21（12）：411.

［28］凌辉，钟妮，张建人，等．人格障碍研究现状与展望［J］．中国临床心理学杂志，2014，22（1）：135－139.

［29］刘向荣．康复治疗及护理干预对脑出血患者术后运动功能的影响［J］．中国实用护理杂志，2010，26（27）：29－30.

［30］杨磊，金玉红，高志杰，等．康复治疗及护理干预对脑出血患者术后运动功能的影响［J］．中国组织工程研究，2014（21）：13.

［31］韦珊清．冲动型人格障碍患者住院期间安全问题分析及应对［J］．医学信息，2013（17）：487－488.

［32］张军．攻击型人格障碍伴抑郁症患者的人性化护理体会［J］．航空航天医学杂志，2017，28（4）：499－500.

［33］蒲莉蓉，王敏，李志雄，等．边缘型人格障碍与精神疾病共病的研究进展［J］．中国神经精神疾病杂志，2019，45（4）：250－253.

［34］杨帆，王晓彦，童俊．边缘型人格障碍自杀死亡率的 meta 分析［J］．中国心理卫生杂志，2016，30（7）：513－518.

［35］陈明，秦青，李挥，等．用于治疗抑郁症的医疗器械的现状和前景［J］．中国医疗器械信息，2020，26（01）：44－45.

［36］Jianping Jia，Aihong Zhou. The prevalence of mild cognitive impairment and its etiological subtypes in elderly Chinese. Alzheimer's & dementia：the journal of the Alzheimer's Association［J］. 2014 Jul，10（4）：439－447.

［37］Leichsenring F，Leibing E，Kruse J，et al. Borderline personality disorder［J］. Lancet，2011，377（9759）：74－84.

［38］SLOTEMA C W，BLOM J D，MBA N，et al. Comorbid Diagnosis of Psychotic Disorders in Borderline Personality Disorder：Prevalence and Influence on Outcome［J］. Front Psychiatry，2018，9：84－91.